Wounded Humanity – Verletzliches Menschsein

Wounded Humanity – Verletzliches Menschsein

Diana Staudacher

Programmbereich Gesundheitsberufe

Diana Staudacher

Wounded Humanity – Verletzliches Menschsein

Eine Anthropologie der helfenden Berufe

hogrefe

Dr. Diana Staudacher, freie Publizistin und wissenschaftliche Mitarbeiterin des Universitätsspitals Zürich und der Fachhochschule St. Gallen

Wichtiger Hinweis: Der Verlag hat gemeinsam mit den Autoren bzw. den Herausgebern große Mühe darauf verwandt, dass alle in diesem Buch enthaltenen Informationen (Programme, Verfahren, Mengen, Dosierungen, Applikationen, Internetlinks etc.) entsprechend dem Wissensstand bei Fertigstellung des Werkes abgedruckt oder in digitaler Form wiedergegeben wurden. Trotz sorgfältiger Manuskriptherstellung und Korrektur des Satzes und der digitalen Produkte können Fehler nicht ganz ausgeschlossen werden. Autoren bzw. Herausgeber und Verlag übernehmen infolgedessen keine Verantwortung und keine daraus folgende oder sonstige Haftung, die auf irgendeine Art aus der Benutzung der in dem Werk enthaltenen Informationen oder Teilen davon entsteht. Geschützte Warennamen (Warenzeichen) werden nicht besonders kenntlich gemacht. Aus dem Fehlen eines solchen Hinweises kann also nicht geschlossen werden, dass es sich um einen freien Warennamen handelt.

Bibliografische Information der Deutschen Nationalbibliothek
Die Deutsche Nationalbibliothek verzeichnet diese Publikation in der Deutschen Nationalbibliografie; detaillierte bibliografische Daten sind im Internet über http://www.dnb.de abrufbar.

Verantwortliche Person in der EU: Hogrefe Verlag GmbH & Co. KG, Merkelstraße 3,
37085 Göttingen, info@hogrefe.de

Anregungen und Zuschriften bitte an den Hersteller:
Hogrefe AG
Lektorat Gesundheitsberufe
z.Hd.: Barbara Müller
Länggass-Strasse 76
3012 Bern
Schweiz
Tel: +41 31 300 45 00
info@hogrefe.ch
www.hogrefe.ch

Lektorat: Barbara Müller
Herstellung: Daniel Berger
Umschlagabbildung: FatCamera, Getty Images
Umschlag: Hogrefe intern
Bilder Innenteil: CoffeeAndMilk, GettyImages.com
Satz: punktgenau GmbH, Bühl
Druck und buchbinderische Verarbeitung: Finidr s. r. o., Český Těšín
Printed in Czech Republic

1. Auflage 2026

(E-Book-ISBN_PDF 978-3-456-96137-8)
(E-Book-ISBN_EPUB 978-3-456-76137-4)
ISBN 978-3-456-86137-1
https://doi.org/10.1024/86137-000

Inhaltsverzeichnis

Prolog

„Wir sind hineingezogen in das (...) Leiden, das wir behandeln. Die Wunden, die bei unseren Patienten geheilt werden müssen, entsprechen den Wunden, die wir in uns selbst tragen" (Atwood, 2023, S. 1)

Einführung: Ein Menschenbild mit Rissen und Wunden

> Jedes Mal, wenn das Selbst bedroht ist, entsteht ein Riss im Gefüge der Dinge. Eine Zone des Unvorhersehbaren öffnet sich – die Zone des Verletzlichseins. (Le Gall, 2021, S. 25).

Menschenbilder prägen die Art und Weise, wie Menschen andere Menschen wahrnehmen. In jedem Moment leiten sie das Handeln und die zwischenmenschlichen Beziehungen. Gesellschaftlich dominant ist das Bild eines autonomen Individuums – scheinbar von Natur aus unabhängig, selbständig und losgelöst von Erfahrungen des Verletzlichseins. Krankheit, Altern oder das Angewiesensein auf Unterstützung gelten oft als entmenschlichende, entwürdigende Erfahrung. Erkrankte Menschen erleben in unserer Gesellschaft etwas Verstörendes: „Wir verlieren unsere Würde, wenn wir krank sind, wenn wir leiden, wenn wir entstellt sind und nicht mehr in der Lage sind, ohne Hilfe auszukommen" (Pellegrino, 2020, S. 385).

Erkrankte, traumatisierte, trauernde, alternde und sozial fragile Menschen führen der Gesellschaft etwas vor Augen, das nicht leicht zu akzeptieren ist: Menschsein ist Verletzlichsein – Exponiertsein und Offensein gegenüber allem, was dem Menschen zustoßen kann (Bauman, 2016).

Grenzenloses Verletzlichsein

Körper und Psyche haben keine schützende Grenze. Sie sind der Außenwelt und den Anderen ausgesetzt: „Offenheit – das ist die Verwundbarkeit der Haut. Sie ist der Beleidigung und Verletzung ausgesetzt [...] Schutzlos freigelegt, offen wie eine Stadt, die man beim Nahen eines Feindes zur offenen Stadt erklärt ... Das Ich ist verletzlich, vom Scheitel bis zur Sohle – bis in das Mark seiner Knochen" (Levinas, 1987, S. 92). Menschen sind betroffen

- von körperlichen und seelischen Verletzungen, Krankheit und Sterblichkeit
- von lebenszyklischen Erfahrungen in Kindheit und Alter
- von Trennungen, Beziehungsbrüchen, Verlusten, Trauer und Einsamkeit
- von „Social Harm" durch Gewalt, soziale Fragilität, Exklusion
- von Marginalisierung, Stigmatisierung und Diskriminierung
- von „Political Violence" durch Krieg, Genozid, Folter und Repression
- von Natur- und menschengemachten Umweltkatastrophen (Fineman, 2010; Gibbs, 2018; Nixon, 2013; Pemberton, 2015; Sousa, 2013).

Verletzlichsein betrifft alle Menschen und ist universal: „Kein Leben kann sich einer Verletzung oder Verwundung entziehen" (Le Blanc, 2011, S. 10). Insofern stellt Verletzlichsein „unser ursprüngliches Menschsein dar – das, was den Menschen charakterisiert" (Dubasque, 2018, S. 1).

Verletzlichsein als zerbrochenes Verbundensein

Der Mensch ist Teil der biologischen Welt. Im biologischen Sinn ist der Mensch kein Individuum (Gilbert, 2014). Er ist ein symbiotisches Wesen – entwicklungsgeschichtlich vorbereitet auf das Leben in einer „sozialen Ökologie" (Beckes & Sbarra, 2022, S. 36). Seine biologisch erwartete Umgebung ist die soziale Nähe – geprägt durch „Vertrautheit, gemeinsame Aufmerksamkeit und wechselseitiges Teilen von Lasten" (Beckes & Coan, 2011, S. 977). Das menschliche Gehirn geht davon aus, dass jederzeit Zugang zu anderen Menschen besteht – zu Menschen, die Emotionen mitregulieren, die mitdenken, mitfühlen und mittragen. Menschen sind verletzlich – weil sie soziale Nähe benötigen, um zu (über)leben. Verletzlichkeit steigert sich ins Extreme, wenn Sozialität zerbricht, endet oder fehlt. Die „Fragilisierung des Sozialen" verschärft das Verletzlichsein (Châtel & Roy, 2008, S. 39).

In der biologischen Welt sind *symbiotische* Beziehungen allgegenwärtig: „Unsere Vorstellung vom Leben verändert sich, wenn wir [...] die Symbiose als ein zentrales Prinzip der Biologie verstehen – und dadurch die ‚Individualität' des Organismus hinterfragen" (Gilbert, 2014, S. 201). Lebewesen sind eingebettet in biologische Interkonnektivität und ökologische Interdependenz („ecological interdependence") (Dupré & Nicholson, 2018, S. 21). Die komplexe Verflechtung der Lebens- und Austauschprozesse „kann es extrem schwierig machen, die Grenzen eines biologischen Individuums eindeutig festzulegen" (Dupré & Nicholson, 2018, S. 21). Vor diesem Hintergrund ergibt sich eine *nicht-anthropozentrische* Definition des Verletzlichseins: „Menschen sind verletzlich – nicht nur, weil sie altern, krank werden und sterben. Sie sind auch abhängig von komplexen Makro- und Mikroökologien. Diese sind ihrerseits verletzungsanfällig" (Harris, 2015, S. 98).

Der symbiotische Lebensanfang

Das menschliche Leben beginnt mit der pränatalen Erfahrung des Verbundenseins, mit Co-Regulation, Synchronie und geteilten biologischen Rhythmen. Dieses „Verbundensein bildet den sensorischen Hintergrund, vor dem alle anderen Lebenserfahrungen möglich sind. Es geht um ein Sensorium für die Anwesenheit des Anderen [...]. Dieses Mitempfinden des Anderen bildet die tiefen Strukturen und Melodien, die uns miteinander verbinden und voneinander trennen [...]. Darin liegt die dialogische Natur unseres Lebensgefühls – als Hintergrund aller unserer Erfahrungen" (Stuart, 2012, S. 167). Ein Leben lang haben Menschen das Bedürfnis nach Co-Regulation, nach Responsivität, Resonanz und Synchronie (Altmeyer, 2016; Bornstein & Esposito, 2023; Feldman, 2007).

Symbiotische Beziehungen haben jedoch unausweichlich eine „tragische Dimension [...] – durch die universelle Erfahrung der Unbeständigkeit, der Entbehrung, des unvermeidlichen Verlustes und der Endlichkeit" (Slavin, 2016, S. 537). Symbiosen, Verbindungen und Beziehungen sind jederzeit fragil. Sie können versagen, toxisch sein oder abbrechen. Somit sind es die Brüche und Verluste, die Abwesenheiten und Entbehrungen, die dem menschlichen Leben seine fragile, tragische ‚Struktur' verleihen (Marin, 2020).

Verletzlichsein entsteht in Situationen des Verlustes, der Abwesenheit und des Mangels. Menschen verlieren schützende, stabilisierende Strukturen, die ihr Überleben und ihre Entwicklung sicherstellten. Was Menschen gefährdet, ist das Zerbrechen oder Nachlassen von Beziehungen (Châtel & Roy, 2008). Verletztlichsein verstärkt sich, wenn soziale und politische Systeme keine ‚haltenden' Umwelten mehr bieten (Applegate, 2013; Castel, 2013; Paugam, 2009; Soulet, 2009).

Wie gehen Gesellschaften mit Verletzlichsein um?

Verletzlichsein ist eine universale Erfahrung. Sie betrifft jeden Menschen – ohne Ausnahme. Somit wäre zu erwarten, dass Verletzlichsein den Ausgangspunkt bildet, um Gesellschaft zu gestalten. Dies trifft jedoch nicht zu. Gesellschaftliche, rechtliche und politische Systeme „widerspiegeln nicht die grundlegende Realität des menschlichen Daseins – das Verletzlichsein. [...] Sie privilegieren Autonomie, Unabhängigkeit und Selbstgenügsamkeit" (Fineman, 2017, S. 133).

Es sind Gesellschaften entstanden, die nicht responsiv sind gegenüber menschlichem Verletzlichsein (Fineman, 2010). In diesen Gesellschaften gilt Unverletzlichsein als Norm (Gilson, 2011). Krankheit, Altern und Verlust stellen ‚Krisen' oder ‚Ausnahmesituationen' dar. Sie erscheinen als ‚Abweichung' von der Norm. Daher werden sie weitgehend marginalisiert. Sie erhalten wenig soziale und politische Priorität. Was könnte verhängnisvoller sein für eine Gesellschaft als ein

Menschenbild, das insensibel ist gegenüber den realen Bedürfnissen verletzlicher Menschen?

Die Illusion des Unverletzlichseins

Verletzlichsein ist „der Teil von uns, den wir nicht ertragen können" (Striker, 2021, S. 289). Autonomie und Unverletzlichkeit sind Denkfiguren, die den Menschen vor dem ‚nicht zu Ertragenden' schützen sollen. Endlichkeit und Sterblichkeit sollen nicht zum Bewusstsein vordringen. Der Gedanke der Unverletzlichkeit hat eine psychologische Schutzfunktion. Er ermöglicht dem Menschen, „sich als einheitlicher und vollständiger zu betrachten, als er tatsächlich ist [...]. Er hält den Menschen fern von dem, was ihm am meisten Angst macht" (Ruti, 2008, S. 498). Die Fantasie der Unverletzlichkeit „übertüncht das Fragile, Brüchige, Verletzende der menschlichen Existenz – das Ausgesetztsein an Verletzung und Gebrochenheit, an Mangel und Zerstörbarkeit". Die Vorstellung des Unverletzlichseins „verdeckt die inneren Brüche und Antagonismen des menschlichen Lebens" (Ruti, 2008, S. 483).

Die verletzlichsten Menschen einer Gesellschaft machen sichtbar, dass nichts im Leben sicher ist. Sie geben dem stetigen Gefährdetsein des menschlichen Lebens ein Gesicht. Was niemand sehen möchte, was sich niemand bewusst machen möchte – sie machen es deutlich. Sie verkörpern die Unsicherheit des Menschseins und „entblößen unsere eigene Zerbrechlichkeit" (Bauman, 2016, S. 1). Die Gesellschaft tendiert dazu, Menschen auszugrenzen, die ‚Mahnmale' der Fragilität und der Ungewissheit sind. Diese Ausgrenzung soll psychisch entlastend wirken. Sie dient dazu, das Undurchschaubare des menschlichen Lebens nicht zu nah herankommen zu lassen (Bauman, 2011).

Offene und verborgene Risse und Wunden

Fachpersonen in helfenden Berufen begegnen täglich Menschen, deren Leben Risse und Wunden bekommen hat. In ihrem Arbeitsbereich ist menschliches Verletzlichsein allgegenwärtig und unübersehbar. Dennoch dominiert auch hier ein autonomiezentriertes Menschenbild. Es ist weitgehend geprägt durch den Respekt vor der Autonomie des Menschen. Patient*innen „werden in ihrer Würde respektiert, solange sie ‚Meister ihres eigenen Lebens' sind" (Delmar, 2013, S. 980). Dies ändert sich, je kränker, älter und hilfebedürftiger sie sind. Sie werden dann immer weniger als Menschen wahrgenommen, gewürdigt und respektiert (Pellegrino, 2020). Es sagt viel aus über das Menschenbild einer Gesellschaft, wenn Krankheit, Altern und Angewiesensein als dehumanisierende, entwürdigende Erfahrungen gelten. Vor diesem Hintergrund wendet sich das vorliegende Buch an Fachpersonen der helfenden Berufe. Wie sehen sie den Menschen, der vor ihnen steht? Dieses Buch lädt dazu ein, die handlungsleitenden Vorstellungen vom Menschen zu überdenken. Es richtet sich an Fachpersonen, die offen sind für Erkenntnisse der Biologie, der Social Neurosciences und der Entwicklungspsychologie. Diese Wissenschaften haben in den letzten Jahrzehnten „die bisherigen Verstehensweisen des Selbst, der Anderen und der Gesellschaft herausgefordert" (O'Connor & Joffe, 2013, S. 134). Sie haben beigetragen zu einer „fundamentalen Veränderung der Art und Weise, wie wir über uns selbst und unsere Mitmenschen denken" (Farah, 2012, S. 575).

Wie lange wird es dauern, bis diese veränderte Sichtweise Teil des ‚Public Thinking' wird? Dies ist nicht nur eine Frage der Zeit. Es ist auch eine Frage der Wissenschaftskommunikation und einer zugänglichen, verständlichen Wissensvermittlung. Es gehört zu den Anliegen dieses Buches, eine Brücke zu bilden zwischen den Fachdiskursen und der Öffentlichkeit.

Aufbau und Struktur des Buches

Im ersten Teil des Buches steht „Wounded Humanity" im Fokus – ein Menschenbild, das Edmund Pellegrino (1981, S. 72) im Kontext der helfenden Berufe geprägt hat. Wounded Humanity rückt das Verletzlichsein des Menschen in den Fokus des therapeutischen Denkens und Handelns. Auf dieser Grundlage erfolgt eine Annährung an den Begriff des Verletzlichseins. In diesem Buch ist bewusst von *Verletzlichsein* die Rede – nicht von *Vulnerabilität*. Dies geschieht zur Abgrenzung von Vulnerability Studies und medizinethischen Vulnerabilitätsdiskursen (Anhang: Kontexte der Anthropologie des verletzlichen Menschen).

Der zweite Teil des Buches umfasst vierzehn Einzelkapitel zu spezifischen Facetten des Verletzlichseins, beispielsweise

- frühes und letztes Verletzlichsein
- Räume des Verletzlichseins und verletzliches Körpersein
- Bewegung als Umgang mit Verletzlichsein
- Schmerz, Leiden und Trauma als Manifestationen des Verletzlichseins
- kognitives Verletzlichsein
- Einsamkeit und Trauer als sozialer Schmerz des Verletzlichseins.

Aus den einzelnen Facetten ergibt sich eine Anthropologie des verletzlichen Menschen. Jedes Einzelkapitel verbindet Erkenntnisse aus den erwähnten Wissenschaftsbereichen mit fachlichen und gesellschaftlichen Handlungsfeldern.

Der dritte Teil trägt den Titel „Perspektiven": Wie können Menschen in helfenden Berufen Wounded Humanity adressieren? Einleitend ist die Anthropologie des verletzlichen Menschen in vier Bildern des verletzlichen Lebens zusammengefasst. Anschließend sind „Responsivität"/„Antwortlichkeit" und „Therapeutische Präsenz" als beispielhafte Konzepte beschrieben (Bakhtin, 1993; Geller & Porges, 2014). Abschließend stellt sich die Frage nach responsiven sozialen und politischen Umwelten. Dabei steht das soziale Mandat der helfenden Berufe im Fokus.

Der abschließende **vierte Teil** enthält zusammenfassende Thesen zur Anthropologie des verletzlichen Menschen. Die zentralen Konzepte sind hier zusammengeführt – als Anregung an die Lesenden, selbst neue und weiterführende Narrative zu formulieren.

Im **Anhang** sind die Forschungskontexte der Anthropologie des verletzlichen Menschen beschrieben.

Eine andere Sehweise

Das Menschenbild wandelt sich, sobald sich der eigene Blick auf den Menschen und auf sich selbst verändert. Die Veränderung liegt im Auge jeder Leserin und jedes Lesers. In diesem Buch geht es auch um die Konfrontation mit dem eigenen Verletzlichsein: „Wenn wir glauben, dass *wir* autonom sind und nur *die anderen* verletzlich sind, verleugnen wir wir unser eigenes Verletzlichsein" (Dubasque, 2018, S. 1).

Verletzlich sind nicht nur Patient*innen und Klient*innen. Auch die Fachperson ist verletzlich. Bei der Begegnung mit fremden Verletzlichsein erkennt sie, wer sie selbst ist. Das Gesicht des verletzlichen Gegenübers wird „zu einem Spiegel – uns vor Augen gehalten mit einer außerordentlichen Klarheit und Dramatik" (Atwood, 2011, S. 13).

Verletzlichsein ruft oft Scham hervor. Menschen versuchen, ihr Verletzlichsein zu verbergen. Die Gesellschaft lässt es kaum noch zu, dass sich Menschen verletzlich zeigen. Maskiertes, verschwiegenes und verleugnetes Verletzlichsein verhindert eine humane Gesellschaft – und ein humanes Leben:

> Jedes Gesicht ist von Geburt an geprägt von […] verschwiegenen Wünschen, verborgenen Leiden, […] zurückgehaltenen Schreien und verleugneter Trauer […] Jede Falte des Gesichts ist davon gezeichnet – wie die Jahresringe eines Baums. All das enthüllt das Gesicht eines Menschen – ohne dass er es weiß. Und ungeachtet seiner übermenschlichen Anstrengungen, es Tag für Tag zu verbergen (Cheng, 1998, S. 8).

Literatur

Altmeyer, M. (2016). *Auf der Suche nach Resonanz. Wie sich das Seelenleben in der digitalen Moderne verändert*. Vandenhoek & Ruprecht. https://doi.org/10.13109/9783666462726

Applegate, G. (2013). The erosion of the holding environment. In E. Rudderman & C. Torsone, *The holding environment under attack.* (pp. 13–18). Springer.

Atwood, G. (2011). *The abyss of madness.* Routledge.

Atwood, G. (2023). *The unbearable and the unsayable.* http://www.georgeatwood.com/the-unbearable-and-the-unsayable.html

Bakhtin, M. (1993). *Towards a philosophy of act.* University of Texas Press. https://doi.org/10.7560/765344-004

Bauman, Z. (2016). The refugee crisis is humanity's crisis. *New York Times* (16.5.2016).

Bauman, Z. (2011). *Flüchtige Zeiten. Leben in der Ungewissheit.* Hamburger Edition.

Beckes, L. & Sbarra, D. (2022). Social baseline theory: State of the science and new directions. *Current Opinion in Psychology, 3*(43), 36–41. https://doi.org/10.1016/j.copsyc.2021.06.004

Beckes, L. & Coan, J. (2011). Social baseline theory: the role of social proximity in emotion and economy of action. *Social and Personality Psychology Compass, 5*, 976–988. https://doi.org/10.1111/j.1751-9004.2011.00400.x

Bornstein, M. & Esposito, G. (2023). Coregulation: A multilevel approach via biology and behavior. *Children, 10*(8), *1323*, 1–14. https://doi.org/10.3390/children10081323

Castel, R. (2013). *La montée des insecurités.* Points.

Châtel, V. & Roy, S. (2008). *Penser la vulnerabilité. Visages de fragilisation social.* Presses Universitaires de Quebec. https://doi.org/10.2307/j.ctv18pgpvr

Cheng, F. (1998). *Le dit de Tianyi.* Livres de Poche.

Delmar, C. (2013). The interplay between autonomy and dignity: summarizing patients voices. *Medicine Health Care and Philosophy, 16*(4), 975–981. https://doi.org/10.1007/s11019-012-9416-6

Dubasque, D. (2018). *Qu'est-ce que la vulnérabilité? Quelles en sont les différentes approches? Ecrire pour le travail social.* https://dubasque.org/quest-ce-que-la-vulnerabilite/

Dupré, J. & Nicholson, D. (2018). A manifesto for a processual philosophy of biology. In D. Nicholson & J. Dupré (Eds.), *Everything Flows: Towards a processual philosophy of biology* (pp. 1–45). Oxford University Press. https://philpapers.org/archive/DUPAMF.pdf https://doi.org/10.1093/oso/9780198779636.003.0001

Farah, M. (2012). Neuroethics: The ethical, legal, and societal impact of neuroscience. *Annual Review of Psychology, 63*(1), 571–591. https://doi.org/10.1146/annurev.psych.093008.100438

Feldman, R. (2007). Parent–infant synchrony and the construction of shared timing; physiological precursors, developmental outcomes, and risk conditions. *Journal of Child Psychology & Psychiatry, 48*, 329–354. https://doi.org/10.1111/j.1469-7610.2006.01701.x

Fineman, M. (2017). Vulnerability and inevitable inequality. *Oslo Law Review, 4*, 133–149. https://doi.org/10.18261/issn.2387-3299-2017-03-02

Fineman, M. (2010). The vulnerable subject and the responsive state. *Emory Journal of Law, 251*, 255–256.

Geller, S. & Porges, S. (2014). Therapeutic presence: Neurophysiological mechanisms mediating feeling safe in therapeutic relationships. *Journal of Psychotherapy Integration, 24*(3), 178–192. https://doi.org/10.1037/a0037511

Gibbs, J. (2018). *The politics of vulnerability: Affect, relationality, and resistance in UK austerity.* London School of Economics.

Gilbert, S. (2014). Symbiosis as the way of eukaryotic life: The dependent co-origination of the body. *Journal of Biosciences, 39*(2), 201–209. https://doi.org/10.1007/s12038-013-9343-6

Gilson, E. (2011). Vulnerability, ignorance, and oppression. *Hypatia, 26*(2), 308–332. https://doi.org/10.1111/j.1527-2001.2010.01158.x

Harris, A. (2015). Vulnerability and power in the age of the Anthropocene. *Journal of Energy, Climate & Environment, 98*, S. 98–161.

Le Blanc, G. (2011). Politiques de la hospitalité. *Cités, 2*(46), 87–97. https://doi.org/10.3917/cite.046.0087

Le Gall, Y. (2021). *Le roman britannique contemporain au défi de la vulnérabilité: M. Amis, J. Coe, J. McGregor, D. Mitchell, P. Neate*. Université Paul Valéry Montpellier III.

Levinas, E. (1987). *L'humanisme de l'autre homme*. Livre de Poche.

Marin, C. (2020). *Ruptures. Comment les ruptures nous transforment*. Livre de Poche.

Nixon, R. (2013). *Slow violence and the environmentalism of the poor*. Harvard University Press.

O'Connor, C. & Joffe, H. (2013). How has neuroscience affected lay understandings of personhood? A review of the evidence. *Public Understanding of Science, 22*(3), 254–268. https://doi.org/10.1177/0963662513476812

Paugam, S. (2009). *La disqualification sociale. Essai sur la nouvelle pauvreté*. Presses Universitaires de France. https://doi.org/10.3917/puf.paug.2009.01

Pellegrino, E. (2020). The human person, the physician, and the physician's ethics. *Linacre Quarterly, 87*(4), 381–386. https://doi.org/10.1177/0024363920942459

Pellegrino, E. (1981). Being ill and being healed: some reflections on the grounding of medical morality. *Bulletin of the New York Academy of Medicine, 57*(1), 70–79.

Pemberton, S. (2015). *Social harm*. Policy Press.

Ruti, M. (2008). The fall of fantasies: a Lacanian reading of lack. *Journal of the American Psychoanalytical Association, 56*(2), 483–508. https://doi.org/10.1177/0003065108319687

Slavin, M. (2016). Relational psychoanalysis and the tragic-existential aspect of the human condition. *Psychoanalytic Dialogues, 26*, 537–548. https://doi.org/10.1080/10481885.2016.1214465

Soulet, M.-H. (2009). La vulnerabilité – un problème social paradoxal. In V. Châtel & S. Roy, *Penser la vulnerabilité. Visages de la fragilization sociale* (S. 65–87). Presses de l'Université de Québec.

Sousa, C. (2013). Political violence, collective functioning and health: a review of the literature. *Medicine, Conflict, and Survival, 29*(3), 169–197. https://doi.org/10.1080/13623699.2013.813109

Striker, H.-J. (2021). *Comprendre la condition handicapée. Réalité et dépassement*. Érès.

Stuart, S. (2012). Enkinaesthesia: The essential sensuous background for co-agency. In Z. Radman (Eds.), *Knowing without thinking. New directions in philosophy and cognitive science* (pp 167–186). Palgrave Macmillan. https://doi.org/10.1057/9780230368064_9

Teil 1: Wounded Humanity als Zentrum des Menschenbildes

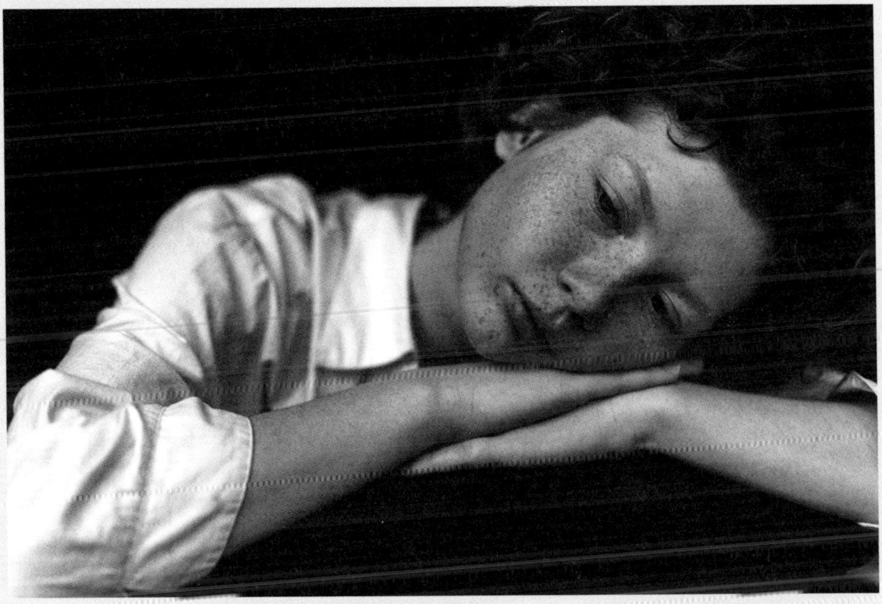

Zu den Fotografien

Die Gestik junger Menschen zeigt unverstellte Grundbedürfnisse nach Umhüllung, Halt, Anlehnung. Die Fotografien in diesem Buch erfassen diese Grundbedürfnisse. Sie dokumentieren die Sprache der Hände. Stets erfüllen die Hände eine umhüllende, haltende Funktion: Sie dienen der Selbstumhüllung, dem Selbstschutz.

Der schwarze Hintergrund verleiht allen Bildern eine immense Trauer – eine Trauer über die fehlende oder verlorene Hülle? Ein Mensch. der versucht, sich selbst eine Hülle zu verleihen?

Der schwarze Hintergrund bringt die Abwesenheit zum Ausdruck: Die haltende, umhüllende Umwelt fehlt. In diesem Augenblick ist niemand da, der „das Leben eines Menschen in den Händen hält ...“.

1 Das Leben eines Menschen in den Händen halten

Wer in einem helfenden Beruf arbeitet, „hält das Leben eines Menschen in seinen Händen" (Løgstrup, 2010, S. 25). Es ist das Leben eines momentan geschwächten, verletzten, von Krankheit gezeichneten, traumatisierten oder sterbenden Menschen. Wie sieht die Fachperson diesen Menschen? Welches Bild hat sie von ihm?

Es war Edmund Pellegrino (1920–2013), der die Bedeutung des Menschenbildes für die helfenden Berufe hervorgehoben hat: Therapeutisches Handeln ist geleitet durch „Vorstellungen und Ideen, die wir vom Menschen haben [...]. Die schwierigsten Fragen der Ethik, der Politik, des Rechts und der Medizin sind in jedem entscheidenden Punkt auf diese Bilder und Vorstellungen zurückzuführen. Die Macht dieser Bilder liegt darin, dass sie leitend sind für Handlungen und Entscheidungen in der Praxis" (Pellegrino, 1976, S. 101). Respekt für den leidenden Menschen stand für Edmund Pellegrino im Zentrum des Menschenbildes. Es ist der geschwächte, traumatisierte, von Krankheit, Alter, Sucht oder sozialer Fragilität gezeichnete Mensch, dem Respekt gilt. Auch wer von der Gesellschaft abgelehnt und ausgegrenzt wird, erhält Respekt. Warum ist Respekt für den leidenden Menschen von entscheidender Bedeutung in helfenden Berufen? In individualisierten Gesellschaften dominiert weitgehend der ‚Respekt vor der Autonomie' eines Menschen. Doch ein autonomiezentriertes Menschenbild erweist sich als unsensibel gegenüber der Lebenswelt verletzlicher Menschen. Es kann die „tragischen Dimensionen des Menschseins" nicht erfassen (Brinkmann, 2006, S. 92). Den Lebenserfahrungen verletzlicher und verletzter Menschen wird es nicht gerecht.

1.1 Wounded Humanity

Edmund Pellegrino (1981, S. 72) prägte den Begriff „Wounded Humanity", um das Erleben des Krankseins zu beschreiben. Menschen erfahren eine Erkrankung oft als Gewalt gegen ihre Person – als Verletzung ihres Menschseins. Jeder Mensch erlebt seine Erkrankung individuell. Jede Person ist auf spezifische Weise verletzt. Wounded Humanity ist somit persönlich und einzigartig. Niemand kann „dieses einzigartige Erleben in seiner ganzen Tragweite nachempfinden – das Erleben, verletzt zu sein, fragil, hilfebedürftig, existenziell verunsichert und angstvoll" (Pellegrino, 1981, S. 71).

Wounded Humanity zu adressieren – darin sah Edmund Pellegrino die Grunddimension des helfenden, therapeutischen Handelns. Die Aufmerksamkeit der helfenden Berufe richtet sich auf „die Art und Weise, wie eine Krankheit das Menschsein der betroffenen Person verletzt" (Pellegrino, 1981, S. 71). Von der Fachperson erfordert dies, „einzutreten in die jeweils einzigartige Erfahrung des Krankseins" (Pellegrino, 1981, S. 76). Das Eingehen auf die Patient*innenerfahrung hat Edmund Pellegrino mit dem lateinischen Begriff *consentiri* („mitempfinden") beschrieben. Consentiri ist die Fähigkeit der Fachperson, „die einzigartige Krankheitserfahrung eines Menschen bis zu einem gewissen Grad nachvollziehen können. [Die Fachperson] sollte in sich selbst etwas von dem spüren, was [...] Kranksein für diese Person hier und jetzt bedeutet" (Pellegrino, 2008, S. 1). Consentiri bildet die Basis, um therapeutisch zu denken und zu handeln – auf eine Weise, die der Erfahrung der Patientin/des Patienten so gut wie möglich entspricht.

Die Maxime der helfenden Berufe lautet: Bemühe dich, etwas von der Erfahrung dieses Menschen in dir selbst zu spüren. Consentiri als ‚in sich selbst spüren' fremder Erfahrung ist ein Erkenntnisinstrument. In diesem Sinn erweist sich Consentiri als Brücke zwischen der Fachperson und der Patientin/dem Patienten: „Wir können uns nie vollständig in den Zustand eines anderen Menschen hineinversetzen. Aber wir sollten uns mit aller Kraft bemühen, diese Situation in uns selbst so weit zu fühlen, wie es unser Empfindungsvermögen zulässt. Patienten fühlen sich alleingelassen und gedemütigt, wenn uns dies nicht gelingt" (Pellegrino, 2008, S. 1).

Mit einer Krankheits- oder Leidenserfahrung allein zu sein, betrifft das Selbstwertgefühl in seiner persönlichsten Dimension: „Wer bin ich, wenn andere meine Erfahrung nicht verstehen und nicht teilen können?" (Pinel, 2018, S. 85). In Krankheits- und Leidenssituationen haben Menschen ein besonders intensives Bedürfnis nach geteilter Realität („shared reality") (Echterhoff et al., 2009). Das persönlich Erlebte mit einem anderen Menschen teilen zu können, „lindert vorübergehend das Empfinden des Alleinseins in der eigenen Welterfahrung. [...] Die Überzeugung, einen Moment auf die gleiche Weise zu erleben wie eine andere Person, ist von großer Bedeutung" (Pinel et al., 2006, S. 244).

1.2 Im Spiegel: Das könnte auch ich sein

Verletzlich, gefährdet und sterblich ist auch die Fachperson. Sie „sieht den Patienten an – und erblickt in ihm sich selbst“ (Pellegrino, 1980, S. 67). Dies ist ein Schlüsselmoment der therapeutischen Begegnung. Wie in einem Spiegel konfrontiert sich die Fachperson mit ihrem eigenen Verletzlichsein, Gefährdetsein und Sterblichsein: Dies könnte auch ich sein! (Mosher & Danoff-Burg, 2007).

Traditionell gilt die helfende Beziehung als asymmetrisch – „als wäre das Verletzlichsein ausschließlich auf der Seite des Patienten“ (Boldt, 2019, S. 5). In Edmund Pellegrinos Spiegel-Modell stehen Fachperson und Patientin/Patient *nicht* auf verschiedenen Seiten. Die Fachperson sieht sich selbst als *einbezogen* in die Situation der Patientin. Früher oder später wird auch die Fachperson in einer ähnlichen Situation sein: „Ich kann anderen nur auf der Grundlage meiner eigenen Verletzlichkeit wirklich begegnen. Zugleich geht mir die Verletzlichkeit der anderen nahe“ (Zielinski, 2019, S. 5). Dies ist der innerste Kern der therapeutischen Begegnung: „Zu erkennen, dass wir die Verletzlichkeit des Gegenübers teilen, ermöglicht [...] einen Blick von gleich zu gleich. Dieser Blick gibt dem Gegenüber seine Würde und Selbstachtung zurück“ (Zielinski, 2019, S. 5).

Der Blick ‚von gleich zu gleich‘ lässt keine Kluft aufkommen zwischen der ‚Welt der Gesunden‘ und der ‚Welt der Erkrankten‘. Die Patientin ist nicht mehr menschlich isoliert: Krankheit und Schwäche sind nichts Trennendes mehr – sie sind das, was zwei Menschen unausgesprochen miteinander verbindet. Somit ist die Fachperson keine distanzierte Zuschauerin. Sie verbirgt sich nicht hinter einer Maske der Professionalität. In der Begegnung mit Patient*innen entdecken Fachpersonen, „wer [sie] selbst sind“ (Atwood, 2011, S. 13). Das Gesicht der Patientin/des Patienten wird zum Spiegel des eigenen Verletzlichseins.

Die Bereitschaft, sich verletzlich zu machen

Möglicherweise ist die Bereitschaft, sich verletzlich zu machen („willingness to be vulnerable“) die wichtigste Voraussetzung des therapeutischen Handelns (Rosen, 2009, S. 254). Jede Begegnung mit einem schwer erkrankten, verletzten oder sozial fragilen Menschen ist auch eine Selbstbegegnung: Das könnte auch mir passieren! Viele Menschen reagieren auf diese Konfrontation mit reflexartigem Selbstschutz (Benjamin, 2014, S. 1). Sie ziehen sich mental aus der Situation zurück. Diese kognitive Distanzierung ist ein natürlicher Schutzmechanismus. Der Anblick menschlichen Leidens kann eine Stressreaktion auslösen. Dies gilt in besonderer Weise für Menschen in helfenden Berufen. Sie „sind permanent mit emotional belastendsten Situationen konfrontiert – mit Krankheit, Sterben und Leiden in jeder Form. Affektive Teilhabe und emotionale Resonanz [...] werden durch Stress blockiert“ (Gleichgerrcht & Decety, 2014, S. 2). Beispielsweise zeigten bildgebende Untersuchungen bei Ärzt*innen eine signifikant geringere neuronale Aktivität in Gehirnregionen, die an Empathie für Schmerz beteiligt sind (Song et al., 2023). Diese Desensitivierung hat weitreichende Folgen für das Beziehungsgeschehen.

Inwieweit können Fachpersonen sich ihrem eigenen Verletzlichsein stellen? Wie ausgeprägt ist ihr Bedürfnis, sich selbst vor dem Anblick menschlichen Leidens zu schützen? In keinem anderen Berufsfeld ist die Fähigkeit zur Konfrontation mit eigenem Verletzlichsein derart bedeutsam für die professionelle Praxis.

Das „Therapeutische“ (altgriechisch: θεραπεία)

Zu den Bedeutungen des altgriechischen Begriffs gehören unter anderem folgende Aspekte:

- sein Ohr jemandem zuwenden, zuhören
- seine Aufmerksamkeit auf etwas richten
- Beachtung schenken
- wachsam sein
- sich widmen, sich um etwas kümmern
- begleiten, mitgehen, präsent sein
- beistehen (Brill Dictionary of Ancient Greek, o. J.)

Allgegenwärtiges Verletzlichsein

Wounded Humanity bildet den Kern der helfenden Berufe. Insbesondere im Bereich des Gesundheitswesens ist Verletzlichsein allgegenwärtig (Boldt, 2019). Somit stellen sich folgende Fragen:

- Wie kann es sein, dass ein derart universales Phänomen wie Verletzlichsein nicht das Leitprinzip der helfenden Berufe ist?
- Warum steht mehr als je zuvor ‚Respekt vor der Autonomie‘ im Zentrum der helfenden Berufe? Was geschieht mit dem ‚Respekt vor dem Verletzlichsein‘ des Menschen?

In einer autonomiezentrierten Kultur ist es wichtig, diese Fragen weiterzudenken:

Stellen Sie sich eine Gesellschaft vor mit folgendem ethischem Grundprinzip: Wir eröffnen Menschen mit verletzenden Lebenserfahrungen einen Beziehungsraum und bieten ihnen ein relationales Zuhause. Menschen wären dann viel eher in der Lage, sich mit ihrem existenziellen Verletzlichsein zu konfrontieren, statt es zu verbergen. [...]. Eine neue Form der Solidarität wäre möglich. Sie basiert nicht auf falschen Vorstellungen von Unverletzlichkeit und Autonomie. Sie beruht auf der Anerkennung unserer menschlichen Endlichkeit (Stolorow, 2015, S. 136).

Literatur

Atwood, G. (2011). *The abyss of madness*. Routledge.

Benjamin, J. (2014). *The discarded and the dignified. Part 3. From the 'Failed Witness' to 'You are the eyes of the world'*. https://publicseminar.org/2014/12/the-discarded-and-the-dignified-part-3/

Boldt, J. (2019). The concept of vulnerability in medical ethics and philosophy. *Philosophy, Ethics and Humanities in Medicine, 14*(1), 1–8. https://doi.org/10.1186/s13010-019-0075-6

Brill Dictionary of Ancient Greek (o. J.). https://brill.com/display/db/bdgo

Brinkmann, S. (2006). Questioning constructionism: Toward an ethics of finitude. *Journal of Humanistic Psychology, 46*, 92–111. https://doi.org/10.1177/0022167805281231

Echterhoff, G., Higgins, E. T. & Levine, J. M. (2009). Shared Reality: Experiencing Commonality with others' Inner States about the World. *Perspectives on Psychological Science, 4*(5), 496–521. https://doi.org/10.1111/j.1745-6924.2009.01161.x

Gleichgerrcht, E. & Decety, J. (2014). The relationship between different facets of empathy, pain perception and compassion fatigue among physicians. *Frontiers of Behavioral Neuroscience, 11*(8), 243. https://doi.org/10.3389/fnbeh.2014.00243

Løgstrup, K. (2010). *Den etiske fordring*. Klim.

Mosher, C. & Danoff-Burg, S. (2007). Death anxiety and cancer-related stigma: A terror management analysis. *Death Studies, 31*(10), 885–907. https://doi.org/10.1080/07481180701603360

Pellegrino, E. (2008). The lived experience of human dignity. In B. Lanigan (Ed.), *Human dignity and bioethics* (pp. 513–539). Nova Science Publishers.

Pellegrino, E. (1981). Being ill and being healed: some reflections on the grounding of medical morality. *Bulletin of the New York Academy of Medicine, 57*(1), 70–79.

Pellegrino, E. (1980). The changeless, the changing, the changeable in medicine. *Ontario Medical Review, 47*(2), 67–73.

Pellegrino, E. (1976). Medicine, philosophy, and the image of man. *The Journal of Medicine and Philosophy, 1*(2), 101–103. https://doi.org/10.1093/jmp/1.2.101

Pinel, E. (2018). Existential isolation and I-sharing: Interpersonal and intergroup implications. *Current Opinion in Psychology, 23*, 84–87. https://doi.org/10.1016/j.copsyc.2018.01.002

Pinel, E. C., Long, A. E., Landau, M. J., Alexander, K. & Pyszczynski, T. (2006). Seeing I to I: A pathway to interpersonal connectedness. *Journal of Personality and Social Psychology, 90*, 243–257. https://doi.org/10.1037/0022-3514.90.2.243

Rosen, J. (2009). *On the teleological structure of medicine: A phenomenological contribution*. https://cuislandora.wrlc.org/islandora/object/etd%3A4

Song, J., Zhao, Z. & Jiao, Z. (2023). Subliminal perception of others' physical pain induces personal distress rather than empathic concern. *BMC Psychology, 11*, 276. https://doi.org/10.1186/s40359-023-01310-3

Stolorow, R. D. (2015). The phenomenological-contextual, existential, and ethical perspective of emotional trauma. *Psychoanalytical Review, 102*(1), 123–138. https://doi.org/10.1521/prev.2015.102.1.123

Zielinski, A. (2019). *Pour une éthique de la relation: la dimension relationnelle de l'autonomie et de la vulnérabilité*. https://halage.info/wp-content/uploads/2019/01/Agata-Zielinsky-Autonomie_et_vulnerabilite.pdf

2 Verletzlichsein

Die Realität könnte das zerbrechliche Gebäude unserer Seelen und Körper zerstören. (Kadaré, 1995, S. 271)

Körper und Psyche haben keine Schutzgrenzen. Sie sind Ereignissen und Einflüssen in der Außenwelt ungeschützt ausgesetzt. Die Haut als Grenze des Körpers ist „ein fragiles Pergament, das [...] nicht schützen kann“ (Benthien, 1999, S. 10). Menschliche Haut ist durchlässig für physische und psychische Verletzungen, für soziale, politische, historische und kulturelle Verhältnisse. Bildlich gesprochen wohnen Menschen in einem Haus ohne Türen: „Denn unser Haus ist offen. Die Türen sind nicht abgeschlossen. Und unsichtbare Gäste gehen ein und aus, wann immer sie wollen ...“ (Milosz, 1988, S. 152).

Das Bedürfnis nach einer schützenden Hülle und Umgrenzung ist zentral für den Menschen. Die eigene Haut als Quelle der Sicherheit erleben – das ist die Basis, um ein „Ich“ zu werden. Menschen fühlen sich ‚hautlos‘, schutzlos und ‚unendlich verletzlich‘, solange sie keine Vorstellung von sich selbst als geschütztes und umgrenztes Ich haben: „Ohne die Erfahrung einer sicher schützenden Haut kann ein Mensch nicht überleben“ (Lafrance, 2013, S. 1).

Menschliches Selbstempfinden entsteht durch frühe Hauterlebnisse (Boehme et al., 2019; Ciaunica & Fotopolou, 2017). Durch Berührung spürt ein Mensch, wo die Grenzen seines Körpers sind. Die neurobiologische Forschung bestätigt: Das menschliche Selbst entwickelt sich als ein berührtes Selbst („touched self“) (Ciaunica & Fotopolou, 2017, S. 173). Durch Hautkontakt und Berührung entsteht ein „Gefühl für somatische und psychische Grenzen“ (Lafrance, 2013, S. 1). Entscheidend ist die Erfahrung, dass Körper und Psyche durch umgebende Reize weder überstimuliert noch unterstimuliert werden. Dies setzt sensible, responsive Hauterfahrungen in der frühen Kindheit voraus. Über Jahre hinweg verdichten sich umgrenzende, umhüllende, stützende und bestätigende Hauterlebnisse zu Vorstellungsbildern – zum Haut-Ich und zur psychischen Hülle („Enveloppe Psychique“) (Anzieu, 2023; Mellier et al., 2023). Diese Vorstellungen lindern das Gefühl, unerträglich exponiert zu sein. Sie ermöglichen, den eigenen Körper zu bewohnen, sich in der eigenen Haut wohlzufühlen und in der Welt ‚zuhause‘ zu sein (Anzieu, 2023). Idealerweise macht ein Mensch von Kindheit an bis ins Erwachsenenleben immer wieder umhüllende Erfahrungen. Die psychische Hülle setzt sich bestenfalls fort in familiären, sozialen, politischen, institutionellen und therapeutischen Hüllen (Mellier et al., 2023). Gesellschaft, Institutionen und politische Systeme haben eine umhüllende, stützende und stabilisierende Funktion („fonction d’enveloppe“). Sie können zu einer zweiten Haut werden in einer Situation der Wounded Humanity. Auch Fachpersonen übernehmen die Funktion einer psychosozialen Schutzmembran, wenn Menschen mit Krankheit, Verletzung und Trauma konfrontiert sind (Mellier et al., 2023).

2.1 Die zerrissene psychische Hülle

Es gehört zum Verletzlichsein des Menschen, dass die psychische Hülle zerstörbar ist. Dies geschieht bei schweren Erkrankungen und invasiven Therapien. Der Verlust des „Enveloppe Psychique“ führt zu einem Gefühl der Hautlosigkeit und des extremen Exponiertseins (Himes, 2005). Die Vorstellung einer schützenden Grenze ist zerstört. Der eigene Körper bietet kein Zuhause mehr (Svenaeus, 2000).

Ein psychisches Trauma (τραῦμα = altgriechisch für Wunde, Verletzung) ereignet sich, wenn Menschen mit dem „unmöglich zu Ertragenden“ konfrontiert sind (Lacan, 1977, S. 11). Sigmund Freud (1920, S. 33) wählt das Bild des zerstörten Schutzschildes, um zu verdeutlichen, wie traumatisierendes Erleben wirkt. Er spricht von Außenreizen, die stark genug sind, um den Schutzschild zu durchbrechen. Ein Trauma verletzt die körperliche und psychische Integrität. Die Ich-Strukturen werden fragil oder zerbrechen (Lebigot, 2002).

Traumatisierend wirkt das, was die Sensitivität eines Menschen übersteigt – das Nicht-Integrierbare, Nicht-Assimilierbare (Lacan, 1977). Traumatisierung hinterlässt den Menschen ‚hautlos‘, sprachlos, bewegungslos und gedankenlos (van der Kolk, 1989). Kognititive und sprachbezogene Gehirngebiete sind deaktiviert. Häufig setzt ein Freezing-Zustand ein: „Ich lag wie gelähmt am Boden. Ich habe nicht verstanden, was vor sich ging. Ich konnte nicht einmal sprechen“ (Sajus, 2020, S. 78). Traumatisierung legt das Verletzlichsein des Menschen in vollem

Ausmaß frei. Das Bild des autonomen, rational handelnden, sprechenden, sinngebenden und ‚fähigen' Menschen erweist sich als jederzeit erschütterbar („homme capable", „capability", „agency" etc.).

Es gibt Ereignisse, die dem Menschen zustoßen. Er kann sie in keiner Weise beherrschen – weder physisch, noch kognitiv oder sprachlich. „Gewissheiten und kognitive Muster, die durch Bildung, Sprache und Gesellschaft vermittelt sind, zerbrechen. Ein Trauma erschüttert die Netzwerke individueller und gruppenbezogener Bedeutungen. Es erschüttert die Grundlagen eines Bedeutungsnetzwerks, das einer Kultur oder sogar allen Kulturen gemeinsam ist" (Auxéméry, 2021, S. 375). Der traumatisierte Mensch ist „wounded by reality" (Boulanger, 2007, S. 1).

Verletzlichsein und gesellschaftliche Responsivität

Verletzlichsein ist das, was „wir als Menschen gemeinsam haben" (Fineman, 2019, S. 2). Somit wäre zu erwarten, dass „menschliches Verletzlichsein im Mittelpunkt unserer Vorstellungen von sozialer und staatlicher Verantwortung steht" (Fineman, 2010, S. 267). Es wäre naheliegend, dass die Gesellschaft und ihre Institutionen auf Verletzlichsein eingehen. Und es wäre anzunehmen, dass die Gesellschaft Verletzlichsein „zum Organisationsprinzip macht und versucht, die Auswirkungen des Verletzlichseins abzumildern" (Fineman, 2010, S. 268). Verletzlichsein lässt sich nicht aufheben. Doch die Gesellschaft und ihre Institutionen könnten zu einer zweiten Haut werden. Sie könnten die Folgen des Verletzlichseins abmildern. Die Realität zeigt, dass dies nicht selbstverständlich ist.

Eine Frage des Menschenbildes

Seit Jahrhunderten basieren Prinzipien des Rechts- und Staatswesens auf der Annahme, dass „der Mensch von Natur aus autonom, rational und autark ist. Gesetze entstehen mit Blick auf ein hypothetisches ‚autonomes und unabhängiges Subjekt'. [...] Dabei wird Autonomie als eine angeborene menschliche Eigenschaft dargestellt, die der Staat zu respektieren und zu schützen hat" (Fineman, 2008, S. 2). Das Bild des autonomen Menschen ist in der Gesellschaft allgegenwärtig und unhinterfragt. Umso wichtiger ist es, dieses Bild kritisch zu beleuchten: Das autonome ‚Rechtssubjekt' und das ‚politische Subjekt' stellen „eine imaginäre, statische Abstraktion dar – als wäre der Mensch kein körperliches, [...] Wesen, das verletzenden, sich stetig verändernden Lebensverhältnissen ausgesetzt ist" (Fineman, 2019, S. 369).

Vor diesem Hintergrund zeichnet sich die zentrale Funktion des Menschenbildes ab. Es prägt maßgeblich die Verhältnisse in einer Gesellschaft: „Unsere Vorstellungen darüber, was es bedeutet, ein Mensch zu sein, (...) beeinflussen die Art und Weise, wie wir rechtliche Beziehungen und soziale Institutionen gestalten" (Fineman, 2019, S. 356).

Die Vulnerability Theory von Martha Fineman (2019, S. 357) geht von einer grundlegenden Frage aus: Was bedeutet es, ein Mensch zu sein? „Bei der Beantwortung dieser Frage müssen wir die wesentlichen Aspekte des Menschen definieren – jene Eigenschaften, Erfahrungen oder Situationen, die universell sind und die *conditio humana* definieren". Die Gesellschaft, das Rechtssystem und das politische System sehen wesentlich anders aus – je nachdem ob das Menschenbild auf Autonomie oder auf Verletzlichsein fokussiert ist. Gilt Autonomie als Grunddimension des Menschseins, ergibt sich folgende Situation:

- Das Rechtssubjekt ist ein ‚voll funktionsfähiger Erwachsener' – charakterisiert durch Rationalität und Freiheit (Fineman, 2019).
- Kranksein, frühes Verletzlichsein in der Kindheit, Altern, Verlust/Trauer und soziale Fragilität gelten als episodische ‚Ausnahmesituation', als zeitweilige Abweichungen von der Norm. Sie sind ‚Privatsache' und betreffen die persönliche Verantwortung (Fineman, 2019).
- Sogenannte ‚vulnerable Gruppen' werden definiert. Als vulnerabel gelten Personen, die ‚unfähig' sind, ihre Autonomie auszuüben (Kluczyńska et al., 2024).
- Sogenannte ‚Vulnerabilität' gilt als Rechtfertigung für soziale Kontrolle durch Fachpersonen und staatliche Institutionen (Timmer et al., 2021).
- Angewiesenheit auf andere und jede Form der ‚Abhängigkeit' werden stigmatisiert und nahezu kriminalisiert (Paugam, 2009).
- Der Daseinszweck des politischen Systems besteht darin, die Autonomie und Freiheit des ‚Individuums' zu schützen. Die Folgen sind „Politics of Abandonment": Staaten und Regierungen ziehen ihre Verantwortung für jene Teile der Bevölkerung zurück, die ‚nicht autonom' sind (Taylor, 2018). Die betroffenen Menschen bleiben politisch ungeschützt und auf sich selbst zurückgeworfen (Bauman, 2000).

Gilt hingegen Verletzlichsein als Grundeigenschaft des Menschen, ergeben sich andere Prioritäten. In der Gesellschaft kommen „jene Aspekte des Menschseins [...] zur Geltung, die mit physischen Realitäten des Verletzlichseins und des Aufeinander-Angewiesenseins zusammenhängen" (Fineman, 2019, S. 356). Dadurch verändert sich die Sichtweise:

- Verletzlichsein und seine Folgen fallen in den Bereich der öffentlichen Verantwortung.

- Der Daseinszweck der Gesellschaft, des Rechts und des politischen Systems besteht in maximaler Responsivität in Bezug auf körperliches, psychisches, sozioökonomisches und ökologisches Verletzlichsein (Fineman, 2019).
- Das anthropozentrische Menschenbild tritt in den Hintergrund zugunsten eines „ökosystemischen Verletzlichseins" („ecosystemic vulnerability"): Nicht nur der Mensch – das gesamte Ökosystem ist verletzlich (Kotzé, 2019).

Unter diesen Voraussetzungen gilt Angewiesensein auf Andere als selbstverständliche Folge des natürlichen Verletzlichseins: „Der Mensch ist nicht autark oder unabhängig, sondern hochgradig angewiesen auf die Unterstützung anderer. [...] Es gibt keine Position der Unverletzlichkeit" (Fineman, 2018, S. 105). Aufeinander-Angewiesensein ist somit „weit davon entfernt, pathologisch, vermeidbar und ein individuelles Versagen zu sein. Es ist Teil der menschlichen Natur und sollte als universal und unausweichlich gelten" (Fineman, 2008, S. 35). Somit ist es weitgehend eine Frage des Menschenbildes, wie Gesellschaften ihre sozialen, rechtlichen und politischen Strukturen organisieren. Das Menschenbild entscheidet darüber,

- ob und inwieweit eine Gesellschaft sich mit ihren Institutionen auf das Bewältigen des Verletzlichsein ausrichtet
- ob und inwiefern das Rechtswesen das Verletzlichsein des Menschen adressiert
- ob das Rechtssubjekt als autonom oder als verletzlich gilt
- ob der Staat primär die Autonomie des Menschen schützt oder in erster Linie responsiv gegenüber menschlichem Verletzlichsein ist (Fineman, 2018).

Steht menschliches Verletzlichsein im Zentrum der Gesellschaft, ergibt sich eine andere Art und Weise, Gesellschaft zu gestalten.

2.2 „Injury" und „Injustice" – verborgene Verbindungen

Seit den Anfängen der Zivilisation sind Verletzlichsein und Verletzung mit dem System des Rechts und der Gesellschaft verbunden (Bloom et al., 2018). Dies widerspiegelt sich in den Begriffen „injury", „injustice" und „justice". Recht und Gesellschaft sind in ihrem Ursprung Formen der kulturellen Praxis im Umgang mit Wounded Humanity. Dabei betreffen „Verletzungen die weniger privilegierten Mitglieder der Gesellschaft in unverhältnismäßiger Weise. Das Erleben von Verletzungen verdichtet sich bei denjenigen Menschen, welche die wenigsten Ressourcen haben, um Verletzungen zu vermeiden oder deren Folgen abzumildern. Daher besteht ein Zusammenhang zwischen Verletzung, Ungleichheit und Ungerechtigkeit" (McCann et al., 2018, S. 3).

Die Vulnerability Theory von Martha Fineman (2010) geht davon aus, dass verletzliche Menschen auf Beziehungen und soziale Institutionen angewiesen sind. Somit ist es essenziell, dass „Politik und Gesetzgebung auf menschliches Verletzlichsein reagieren. Ein responsiver Staat ist erforderlich. Dies ist lediglich eine Feststellung. Diese Feststellung sagt noch nichts darüber aus, wie die Responsivität gestaltet sein sollte. Es geht zunächst darum, dass ein responsives Staatswesen die Realität des menschlichen Verletzlichseins widerspiegeln sollte" (Fineman, 2010, S. 134).

Im Sinne der Vulnerability Theory ist es eine kollektive und soziale Verletzung, wenn eine Gesellschaft nicht ausreichend auf universelles und konstantes menschliches Verletzlichsein reagiert. Martha Fineman (2010, S. 86) spricht von einer „tiefgreifenden Nachlässigkeit" der gesellschaftlichen Institutionen gegenüber den Problemen des menschlichen Verletzlichseins. Es sind die fehlenden sozialen und institutionellen Hüllen, die das Leben verletzlicher Menschen gefährden (Kaës, 2001). Die Abwesenheit responsiver institutioneller Hüllen intensiviert menschliches Verletzlichsein. Sie lösen sozialen Schmerz und soziales Leiden aus (Abrutyn, 2023; Renault, 2008). Somit kann von gesellschaftlich und politisch verursachtem Verletzlichsein die Rede sein.

In autonomiezentrierten Gesellschaften erleben Menschen Scham, wenn ihr Verletzlichsein öffentlich sichtbar wird (Dolezal & Lyons, 2017). Sie schämen sich dafür, krank zu sein, zu altern oder von sozialer Fragilität betroffen zu sein. Es beschämt sie, auf andere Menschen oder auf staatliche Institutionen angewiesen zu sein (Paugam, 2009). Scham kommt auf, wenn Sensibilität für menschliches Verletzlichsein ausbleibt. Somit ist Scham ein Spiegel der Gesellschaft. Sie sagt etwas darüber aus, wie Menschen mit Verletzlichsein umgehen. Wo Scham ist, ereignet sich „die Verweigerung unserer geteilten Humanität" (Frederickson, 2020, S. 33). Menschen erleben die Scham, ein Mensch zu sein.

In ökonomisierten Gesellschaften gelten Angewiesensein und Hilfebedürftigkeit als Normüberschreitung. Wer ökonomisch und sozial nicht autonom sein kann, erleidet massive soziale Disqualifizierung und soziale Kontrolle (Della Porta, 2015; Dörre, 2015; Paugam, 2009).

Hier deutet sich an, was passiert, wenn ein Menschenbild fehlt, das die „Anerkennung der grundlegenden, universellen und immerwährenden Verletzlichkeit des Menschen" zum Ausdruck bringt. Es sind die „Ideale von Autonomie, Unabhängigkeit und individueller Verantwortung [...], welche die Realitäten der menschlichen Angewiesenseins und des menschlichen Verletzlichseins verdrängen“ (Fineman, 2019, S. 2). Somit stellt sich die Frage: Was würde es konkret bedeuten, menschliches Verletzlichsein „zum eigentlichen Thema der Politik zu machen?“ (Le Gall, 2021, S. 259). Was würde geschehen, wenn Verletzlichsein die Daseinsberechtigung der Politik bestimmen würde?

Literatur

Anzieu, D. (2023). *Le moi-peau*. Dunod.

Abrutyn, S. (2023). Towards a sociological theory of social pain. *Journal for Theory of Social Behaviour, 53*(3), 351–371. https://doi.org/10.1111/jtsb.12371

Auxéméry, Y. (2021). Le traumatisme psychique constitue une blessure du langage par atteinte des réseaux de significations. *L'Evolution Psychiatrique, 86*(2), 375–397. https://doi.org/10.1016/j.evopsy.2020.09.004

Bauman, Z. (2000). Ethics of individuals. *The Canadian Journal of Sociology, 25*(1), S. 83–96. https://doi.org/10.2307/3341912

Benthien, C. (1999). *Haut. Literturgeschichte, Körperbilder, Grenzdiskurse*. Rowohlt.

Bloom, A., Engel, D. & McCann, M. (2018). *Injury and injustice. Cultural politics of harm and redress*. Cambridge University Press. https://doi.org/10.1017/9781108332934

Boehme, R., Hauser, S., Gerling, G., Heilig, M. & Olausson, H. (2019). Distinction of self-produced touch and social touch at cortical and spinal cord levels. *Proceedings of the National Academy of Sciences of the United States of America, 116*(6), 2290–2299. https://doi.org/10.1073/pnas.1816278116

Boulanger, G. (2007). *Wounded by reality. Treating and understanding adult onset trauma*. Routledge.

Ciaunica, A. & Fotopoulou, A. (2017). The touched self: Psychological and philosophical perspectives on proximal intersubjectivity and the self. In C. Durt, T. Fuchs & C. Tewes (Eds.), *Embodiment, enaction, and culture: Investigating the constitution of the shared world* (pp. 173–192). Boston Review. https://doi.org/10.7551/mitpress/9780262035552.003.0009

Della Porta, S., Hänninen, M., Siisiänen, M. & Silvasti, T. (2015). *The new social division: making and unmaking precarity*. Springer.

Dolezal, L. & Lyons, B. (2017). Health-related shame: an affective determinant of health? *Medical Humanities, 43*(4), 257–263. https://doi.org/10.1136/medhum-2017-011186

Dörre, K. (2015). Tests for the underclass: The social effects of activating labour market policy in Germany. In S. Della Porta, M. Hänninen, M. Siisiänen & T. Silvasti (Eds.), *The new social division: making and unmaking precarity* (pp. 83–100). Springer.

Fineman, M. (2019). Vulnerability and social justice. *Valparaiso University Law Review, 53*(2), 341–370. https://doi.org/10.2139/ssrn.3352825

Fineman, M. (2018). Injury in the unresponsive state. In A. Bloom, D. Engel & M. McCann (Eds.), *Injury and injustice. Cultural politics of harm and redress* (pp. 28–50). Cambridge University Press. https://doi.org/10.1017/9781108332934.003

Fineman, M. (2010). The vulnerable subject and the responsive state. *Emory Journal of Law, 251*, 255–256.

Fineman, M. (2008). The vulnerable subject: Anchoring equality in the human condition. *Yale Journal of Law and Feminism, 20*, 1–24.

Frederickson, J. (2020). Shame: The Disavowal of Our Shared Humanity. *Psychiatry, 83*(1), 33–35. https://doi.org/10.1080/00332747.2020.1717312

Freud, S. (1920). Beyond the pleasure principle. In T.J. Strachey (Ed.), *Freud's completed works* (Vol. 18). Hogarth Press.

Himes, M. (2005). Cancer and the body: Reflections from a Lacanian perspective. *European Journal of Psychotherapy & Counselling, 7*(4), 235–244. https://doi.org/10.1080/13642530500367480

Kadaré, I. (1995). *La légende des légendes*. Flammarion.

Kaës, R. (2001). Souffrance psychique et violence de civilisation. *Rhizome, 5*, 2–3.

Kluczyńska, U., Kłonkowska, A. & Bieńkowska, M. (2024). Researching vulnerable groups: Definitions, controversies, dilemmas, and the researcher's personal entanglement. *Qualitative Sociology Review, 20*(1), 10–28. https://doi.org/10.18778/1733-8077.20.1.02

Kotzé, L. (2019). The Anthropocene, earth system vulnerability and socio-ecological injustice in an age of human rights. *Journal of Human Rights and the Environment, 62*, 62–85. https://doi.org/10.4337/jhre.2019.01.04

Lacan, J. (1977). Ouverture de la section clinique. *Ornicar, 9*, 7–14.

Lafrance, M. (2013). From the Skin Ego to the Psychic Envelope: An Introduction to the Work of Didier Anzieu. In S.L. Cavanagh, A. Failler & R.A.J. Hurst (Eds.), *Skin, Culture and Psychoanalysis* (pp. 16–44). Palgrave Macmillan, London. https://doi.org/10.1057/9781137300041 2

Lebigot, F. (2002). L'effroi du traumatisme psychique : le regarder en face ou s'en protéger. *Stress et Trauma, 2*(3), 139–146.

Le Gall, Y. (2021). *Le roman britannique contemporain au défi de la vulnérabilité: M. Amis, J. Coe, J. McGregor, D. Mitchell, P. Neate*. Université Paul Valéry Montpellier.

McCann, M., Engel, D. & Bloom, A. (2018). Introduction. In A. Bloom, D. Engel & M. McCann (Eds.), *Injury and injustice. Cultural politics of harm and redress* (pp. 1–24). Cambridge University Press.

Mellier, D., Houzel, D., Kaës, R., Mazéas, D., Anzieu-Premmereur, C., Ravit, M., Amado, G., Lhuillier, D. & Pinel, J.-P. (2023). *L'enveloppe psychique. Souffrance, psychopathologie et associativité*. Dunod. https://doi.org/10.3917/dunod.melli.2023.01.0169

Milosz, C. (1988). *Ars poetica*. https://www.poetryfoundation.org/poems/49455/ars-poetica-56d22b8f31558

Paugam, S. (2009). *La disqualification sociale. Essai sur la nouvelle pauvreté*. Presses Universitaires de France. https://doi.org/10.3917/puf.paug.2009.01

Renault, E. (2008). *Souffrances sociales: Philosophie, psychologie et politique*. La Découverte.

Sajus, N. (2020). *Psychopathologie du traumatisme psychique et enjeux cliniques entre répétition, perversion et sublimation*. Université Paris Cité.

Svenaeus, F. (2000). Das Unheimliche--towards a phenomenology of illness. *Medical Health Care and Philosophy, 3*(1), 3–16. https://doi.org/10.1023/A.1009943524301

Taylor, D. (2018). *Politics of Abandonment. The biopolitics of national sacrifice zones*. University of Sydney.

Timmer, A., Baumgärtel, M., Kotzé, L. & Slingenberg, L. (2021). The potential and pitfalls of the vulnerability concept for human rights. *Netherlands Quarterly of Human Rights, 39*(3), 190–197. https://doi.org/10.1177/09240519211048009

Van der Kolk, B. (1989). Trauma and memory. *Psychiatry and Clinical Neuroscience, 52*(1), 52–64.

3 The Face of Humanity – Themen dieses Buches

> Es gibt humanisierende und dehumanisierende Blicke. [...] An einem Tag kreuzen Hunderte von Mitmenschen Ihren Weg. Sie nehmen nicht alle in ihrer ganzen Menschlichkeit wahr. Was ist der Grund dafür? Wie kodieren Menschen die Gesichter ihrer Mitmenschen? [...] Warum betrachten sie manche als ‚Andere', deren Leiden sie nicht spüren? (Fincher et al., 2017, S. 288)

Menschen wenden ihren Blick ab von allem, was ihre Identität erschüttern könnte. Sie vermeiden visuelle Interaktionen mit Personen, „die durch ein höheres Maß an Fremdheit und Andersheit, durch Tabuisierung, Stigmatisierung und geringere gesellschaftliche Wertschätzung gekennzeichnet sind" (Perez & Passini, 2012, S. 872). Daher bricht der Akt des Sehens vorzeitig ab – noch bevor es zu einer empathischen Identifikation mit dem Gegenüber kommen könnte. Menschen, die Verletzlichsein sichtbar machen, sind besonders oft mit ausweichenden Blicken konfrontiert. Denn sie erinnern ihre Mitmenschen an etwas, das nicht sein sollte. Sie erinnern an das *Ohne-Sein*: ohne Gesundheit, ohne Jugend, ohne körperliche Vollkommenheit, ohne soziale Sicherheit, ohne Zugehörigkeit oder ohne Obdach (Chamond, 2018). Mitmenschen sehen durch sie hindurch. Sie ziehen ihren Blick zurück. Dies gilt als psychische Schutzreaktion. Sie setzt ein, um emotionale Erschütterung und Erschöpfung zu vermeiden (Cameron et al., 2016). Menschen brechen den visuellen Kontakt ab, wenn sie ein hohes Ausmaß an eigener emotionaler Erschütterung antizipieren (Vaes & Muratore, 2013, S. 180).

3.1 Ins Gesicht geschrieben

Das Gesicht ist das ‚Gravitationszentrum' aller menschlichen Interaktionen (Gallagher, 2022). „Das Gesicht des anderen zu sehen, ihm in die Augen zu schauen – so beginnen fast allen menschlichen Begegnungen" (Fincher, 2017, S. 292). Was aber geschieht, wenn einem Menschen die Krankheit *ins Gesicht geschrieben* ist? Was passiert, wenn ein Gesicht von Schmerz oder vom Alter gezeichnet ist? Wie reagieren Menschen auf den Ausdruck von Angst in einem Gesicht? Halten sie dem Anblick stand? Können sie tatsächlich einlassen auf ein menschliches Gesicht in seiner verletzlichen Nacktheit, Entbehrung und Sterblichkeit? (Levinas, 1987). Fragen wie diese betreffen die Grundlagen der Humanität in einer Gesellschaft: „The face of humanity“ ist zentral (Hugenberg et al., 2016).

Es gibt Gesichter, die Menschen stark verunsichern, erschüttern oder beängstigen. Das Konzept der perzeptuellen Dehumanisierung verdeutlicht, wie hochsensibel Menschen auf Gesichter reagieren (Fincher et al., 2017). Unwillkürlich identifiziert das Gehirn ein Gesicht aufgrund seiner Typizität (Todorov, 2012). Atypische Merkmale rufen sofort Unsicherheit hervor. Sie lösen ein Gefühl persönlicher Bedrohung aus. Das Gehirn deutet atypische Merkmale als Bedrohungssignale – etwa als Hinweise auf eine ansteckende Erkrankung („disease avoidance“). Das eigene Überleben oder dasjenige der Gruppe könnte gefährdet sein (Ackermann et al., 2009; Kurzban & Leary, 2001; Park et al., 2003). Bedrohungssignale führen zum Abbruch des Blickkontaktes (Giner-Sorolla & Russell, 2019; Todorov, 2012). Zugleich lösen sie eine mentale Distanzierung aus – ein Apatischwerden für das, was dem angeblickten Menschen geschieht. Es handelt sich um eine Art angeborene, reflexartige Selbstschutzreaktion.

Durch perzeptuelle Dehumanisierung bleibt „configural processing“ aus: Gesichtsmerkmale werden nicht in eine kohärente Wahrnehmung integriert („humanisierender Blick“). Stattdessen erfolgt eine sachliche Wahrnehmung:

> Wir sehen Menschen nicht immer in ihrer vollen Menschlichkeit – manchmal nehmen wir sie in einer entmenschlichenden Weise wahr. Dieser entmenschlichende Wahrnehmungsmodus beginnt, wenn sich die wahrnehmende Person auf bestimmte Merkmale wie Lippen oder Augenbrauen konzentriert, anstatt das Gesicht als Ganzes wahrzunehmen (…). Dies ist ein fragmentarischer Verarbeitungsmodus, der zur Unterscheidung von Objekten dient. (Fincher et al., 2017, S. 289)

Perzeptuelle Dehumanisierung gilt als Automatismus, der in bedrohlichen Kontexten zum Tragen kommt. Betroffen sind insbesondere ‚Outgroups‘ und ‚Low status members‘ (Fincher et al., 2017). Die visuelle Aufmerksamkeit des Menschen zielt primär auf automatische und schnelle Kodierung von Gefahren (Ackerman et al., 2009).

Diese Erkenntnisse sagen viel aus über Bedingungen einer Begegnung ‚von Angesicht zu Angesicht‘. In seiner Schutzlosigkeit und Verletzlichkeit kann ein

Gesicht nicht immer zu seinem Gegenüber ‚sprechen'. Das Problem der perzeptuellen Dehumanisierung ist von essenzieller Bedeutung. Prosoziales Zuwendungsverhalten kann daran scheitern. Diskriminierung und Aggression können die Folge sein. Dies gefährdet die Schranke gegen die Unmenschlichkeit. Dehumanisierende Blicke wirken wie eine doppelte Verletzung in einer Situation von Wounded Humanity: „In den Augen des Anderen zu existieren – diese Erfahrung vermittelt uns einen sozialen Wert – und erlaubt uns, in der Welt präsent zu sein" (Chaillou, 2014, S. 93).

Die Reflexion des eigenen Menschenbildes kann perzeptuelle Automatismen nicht unterbrechen. Sie kann jedoch eine Schulung des Blicks einleiten.

3.2 Gesichter des Verletzlichseins: Leitfragen einer Anthropologie des verletzlichen Menschen

„Eine Anthropologie des verletzlichen Menschen existiert heute allenfalls in Umrissen" (Straub, 2014, S. 79). Diese Leerstelle betrifft auch den Bereich der helfenden Berufe. In diesem Kontext geht das vorliegende Buch folgenden Leitfragen nach:

Leitfragen

- Welche Gesichter des Verletzlichseins und welche Manifestationen des Verletzlichseins lassen sich beschreiben auf der Basis von Forschungen der **Social Neurosciences**, der Entwicklungsbiologie und der Entwicklungspsychologie?
- Welches Bild des Menschen zeigt sich im Kontext zentraler Themen wie Schmerz, Leiden, Trauma und Trauer als Ausdrucksformen des Verletzlichseins?
- Wie verändert sich das Verständnis des Therapeutischen, wenn Verletzlichsein im Sinne von Wounded Humanity im Zentrum der Aufmerksamkeit steht?
- Wie können Fachpersonen Wounded Humanity adressieren?

Ausgehend von diesen Fragen wird ein persönliches Weiterdenken möglich: Wie verändert sich das eigene Berufsverständnis, wenn ein vertieftes Verständnis von menschlichem Verletzlichsein besteht?

Die **Themen der vierzehn Einzelkapitel** sind im Folgenden als Überblick dargestellt. Jedes Kapitel folgt dem Motto „From science to society – for society and with society“ (Owen et al., 2012, S. 751). Am Ende jedes Kapitels stehen jeweils Reflexions- und Handlungsfelder, die sich für Fachpersonen und für die gesellschaftliche Diskussion ergeben.

Verletzliche Anfänge (Kapitel 4). Die Anthropologie des verletzlichen Menschen beginnt mit einem Blick auf den Anfang des Lebens. Die erste Lebenszeit gilt als hochvulnerable Phase. Fünf Sechstel des Gehirns entwickeln sich in den ersten 18 bis 24 Monaten des Lebens. Auch das kindliche Nervensystem ist noch unreif. Reifungs- und Entwicklungsprozesse sind somit dem Einfluss der Außenwelt ausgesetzt. Dem sozialen Raum kommt eminente Bedeutung für die menschliche Entwicklung zu. Ausgehend vom Toxic-Stress-Modell (Shonkoff & Garner, 2012) fragt das Kapitel: Wie manifestiert sich Verletzlichsein am Beginn des menschlichen Lebens? Im Fokus steht die Anwesenheit oder Abwesenheit von Bezugspersonen in ihrer Rolle als Schutzschilde gegen Reizüberflutung und toxischen Stress.

Verletzliche Anfänge

In diesem Kapitel geht es:

- um den fragilen Übergang von der pränatalen in die postnatale Welt,
- um die frühe Weichenstellung in Richtung Gesundheit oder Krankheit,
- um „Relational Health“ als beziehungsbasiertes Verständnis von Gesundheit und Krankheit (Garner & Yogman, 2021).

Die Haut als verletzliche Hülle (Kapitel 5). Der Mensch ist ein kontaktsensibles Wesen. Das taktile System prägt seine Entwicklung wie kein anderes Sinnessystem. Es entsteht als erstes und umfasst die gesamte Körperoberfläche. Das taktile System ist das System des Verletzlichseins, des Schmerzes, der Berührung und der einwirkenden Gewalt. Es ist leitend für die Entstehung des Selbst- und Weltempfindens. Sense of self entwickelt sich an der Berührungsfläche zwischen Ich und Welt. Hautkontakt wirkt ein Leben lang physiologisch regulierend und psychisch beruhigend. Berührung erweist sich als stabilisierende, anerkennende und sozialverbindende Sinneserfahrung par excellence. Sie verleiht dem Menschen ein Gefühl von sich selbst in Verbindung mit dem anderen („self with other“). In individualisierten Kulturen wurde jedoch das visuelle Sinnessystem dominierend. Lebenswichtige sensorisch-soziale Erfahrungen bleiben dem Menschen dadurch weitgehend vorenthalten.

Die Haut als verletzliche Hülle

In diesem Kapitel geht es

- um die Entstehung des Haut-Ich (Anzieu, 2023) und um das Bedürfnis nach umhüllenden Räumen (Zumthor, 2004),
- um das Konzept einer biologisch erwartbaren Umgebung (Nelson & Gabard-Durnam, 2020),
- um die Metapher der haltenden Umwelt („holding environment") (Winnicott, 1965),
- um die Rolle der Fachpersonen: Sie bilden eine professionelle haltende Umwelt – und machen unbewohnbare Lebenssituationen wieder bewohnbar.

Der Körper und seine Verletzungsgeschichte (Kapitel 6). Der menschliche Körper zeigt Spuren familiärer, gesellschaftlicher und politischer Verletzungsverhältnisse. Wiederholte frühe Erlebnisse verdichten sich zu affektmotorischen Schemata – Bewegungs-, Haltungs- und Atemmuster, die in der Kindheit entstehen (Downing, 1996). Oft bilden sie sich als körperliche Schutzmechanismen – mit dem Ziel, etwas *nicht* fühlen zu müssen (Geuter, 2015). Fehlender Rückhalt, ausbleibende Schutzgesten oder ständiges Sich-Selbst-Überlassen-Sein führen zu Mustern der Haltlosigkeit. Hier stellt sich eine Schlüsselfrage des Therapeutischen: „Bist Du diejenige Person, die mir das geben kann, was ich damals so sehr vermisst habe und wonach ich noch heute verzweifelt suche?" (Pesso, 2013, S. 63).

Der Körper und seine Verletzungsgeschichte

In diesem Kapitel geht es

- um den Körper als Basis des Selbstempfindens (Geuter, 2015),
- um das Exponiertsein des Körpers an soziale Räume und Verhältnisse (Koops, 2014),
- um ein körperbasiertes Verständnis des Therapeutischen (Levit, 2022),
- um die Rolle non-verbaler Körperdialoge und „nonverbaler Synchronie" (Tschacher & Meier, 2023).

Bewegung als verletzliche Freiheit (Kapitel 7). Bewegung dient dem Überleben – dem Nicht-Verletzt-Werden (Sheets-Johnstone, 2019). Lebewesen bewegen sich, um Gefahrenzonen verlassen zu können. Bewegung ist der biologische Ursprung menschlicher Freiheit: Menschen können sich aus verletzenden Verhältnissen herausbewegen. Sie können *etwas bewegen,* um die Verhältnisse zu verändern. Früh beginnt jedoch der Zwang zu gesellschaftlich normierter Bewegung. Im Alltag bewegen sich Menschen in vordefinierter Weise. Konfrontiert mit Krankheit, Erschöpfung und Endlichkeit werden Menschen in ihren Bewegungen erschüttert. In Befreiungsbewegungen lösen sich Menschen aus unbewohnbaren Lebensverhältnissen (Patočka, 1996). Sich nicht mehr bewegen zu können, verändert das Selbstempfinden fundamental (Ellis-Hill & Horn, 2000).

Bewegung als verletzliche Freiheit

In diesem Kapitel geht es
- um Bewegung als Grundeigenschaft alles Lebendigen: Identität und Stabilität erweisen sich als Illusion (Ameisen, 2003),
- um gesellschaftlich normierte Bewegungen als Auslöschung der menschlichen Freiheit (Patočka, 1996),
- um Mobilität als Befreiung aus unaushaltbaren, unbewohnbaren Situationen (Patočka, 1996),
- um Folgen einer erzwungen Mobilität und einer erzwungenen Immobilität (Betts, 2010; Tsapenko, 2021),
- um Spannungsfelder zwischen Gehen und Bleiben (Teti, 2022).

Schmerz als spürbares Verletzlichseins (Kapitel 8). Menschen erleben Schmerz als „Gewalt gegen das eigene Selbst" (Smith & Osborn, 2007, S. 517). Schmerz holt den Menschen ein – auf eine Weise, die keine Distanzierung und keine Freiheit mehr ermöglicht. Entwicklungsgeschichtlich ist Schmerz immer auch ein soziales Signal: Schmerzausdruck dient dazu, im Umfeld helfendes Verhalten auslösen (Williams, 2002). Es ist der Schmerz eines anderen Menschen, der das stärkste prosoziale Verhalten hervorruft (Bastian et al., 2014). In medikalisierten Gesellschaften hat Schmerz kaum noch eine zwischenmenschliche Bedeutung (Morgan, 2002). Doch die soziale Regulation des Schmerzes ist von entscheidender Bedeutung: Die Präsenz eines Mitmenschen und soziale Nähe verringern die Schmerzwahrnehmung (Krahé et al., 2013).

Schmerz als spürbares Verletzlichsein

In diesem Kapitel geht es
- um den Einfluss von Schmerz auf das Selbstempfinden des Menschen,
- um Schmerz als Auflösung des „Haut-Ich" und der „psychischen Hülle" (Himes, 2005; Reny, 2016),

- um die Verdrängung und Delegitimierung des Schmerzes in der Gesellschaft,
- um eine Soziologie des Schmerzes: Schmerz als Barometer für das Befinden einer Gesellschaft (Zajacova et al., 2021),
- um das Phänomen des empathisch geteilten Schmerzes als Basis der Humanität (Licciardone et al., 2024; Pinel et al., 2006).

Leiden: Die „Innenseite" des Verletzlichseins (Kapitel 9). Leiden ist eine „intime Resonanz" auf Verletzung, Krankheit, Trauma oder Verlust (LeBreton, 2009, S. 1). Während Schmerz im Fokus des Gesundheitswesens steht, bleibt Leiden weitgehend im Schatten. Interventionen gegen Schmerz gehören ins Zentrum der helfenden Berufe. Doch welche Interventionen beziehen sich auf menschliches Leiden? Der Psychiater Gaetano Benedetti (2006) entwickelte das Konzept der Dualisierung des Leidens. Leidenssituationen von innen zu verstehen durch seelische Partizipation – dieses Anliegen hat bis heute nichts an Aktualität verloren.

Leiden: Die „Innenseite" des Verletzlichseins

In diesem Kapitel geht es

- um Begleitung im Leiden als „existenzielle Herausforderung" für die Fachperson (Benedetti, 1992),
- um die Wichtigkeit einer responsiven „Empfangswelt" (Siirala, 1961),
- um das Überwinden einer Privatisierung des Leidens,
- um Leiden als Leerstelle im Gesundheitswesen: „Wir behandeln die Krankheit, aber wir lindern nicht das Leiden" (Sadler, 2014, S. 270).

Trauma: Das zerbrechliche Ich (Kapitel 10). Der Mensch ist ein traumatisierbares Wesen. Traumatisierend wirkt das, wofür der Mensch keine Worte, keine Bilder, keine Denk- oder Handlungsmuster mehr hat (Lacan, 2014). Dissoziation als ‚Flucht' aus dem Bewusstsein ist ein natürlicher biologischer Schutzmechanismus (Dillon et al., 2012). Sogenannte ‚psychische Störungen' erscheinen in einem anderen Licht, wenn Dissoziation als natürlicher Vorgang gilt. Depression, Borderline oder Schizophrenie wären dann unterschiedliche Grade der Abschirmung vor dem psychisch Unerträglichen und Unaushaltbaren. Ein solches Verständnis „könnte die Art und Weise verändern, wie wir das gesamte Spektrum des psychischen Leidens konzeptualisieren" (Dillon et al., 2012, S. 145).

Trauma: Das zerbrechliche Ich

In diesem Kapitel geht es

- um Erfahrungswelten, die Menschen an die Grenze des Erträglichen bringen,
- um die Vielheit der „Self States" (Bromberg, 1996),
- um Bereiche des menschlichen Erlebens, die außerhalb der Sprache und der Kognition bleiben (Auxéméry, 2021; Falque, 2021),
- um die Rolle der Fachpersonen, die ein „relationales Zuhause" für traumatisierte Menschen bilden.

Kognitives Verletzlichsein (Kapitel 11). Bei kaum einer Erkrankung kommt dem Menschenbild eine so zentrale Bedeutung zu wie bei Demenz. Kognition, Rationalität, Sprache und Autonomie gelten als das, was einen Menschen zum Menschen macht. Somit erscheint Demenz als dehumanisierende Erkrankung. Sie entzieht dem Menschen alles, was menschliche Würde angeblich ausmacht. Umso wichtiger ist es, die ‚sozialen Imaginationen' von Demenz kritisch zu hinterfragen. Diese Imaginationen haben einen weitreichenden Einfluss darauf, welche Haltung Fachpersonen gegenüber Betroffenen einnehmen (Carbonelle et al., 2009).

Kognitives Verletzlichsein

In diesem Kapitel geht es

- um die Frage nach der Kontinuität der menschlichen Persönlichkeit,
- um die nicht-kognitiven Quellen des Selbst: Körper, Emotion und nonverbale Expressivität,
- um das Konzept der ‚Memorial Personhood': Ich halte daran fest, dass Du ein lebendiger, fühlender Mensch bist – entgegen allem Anschein (Jennings, 2009),
- um die Rolle der Fachpersonen bei der Aufrechterhaltung der Ich-Identität,
- um die Notwendigkeit eines Menschenbildes, das nicht auf Kognition fixiert ist.

Fragiles Altern (Kapitel 12). Der Anblick alter Menschen erinnert an das eigene Verletzlich sein. Es ist die Furcht vor der eigenen Sterblichkeit, die dazu führt, ältere Menschen abzuwerten (Martens et al., 2005). Ageism als Diskriminierung alter Menschen tritt vor allem bei Personen auf, die ihr eigenes Sterblichsein und Verletzlichsein nicht annehmen können. Jüngere Menschen distanzieren sich mental von älteren Personen. Dies dient als Schutzstrategie, um ihr eigenes Integritätsempfinden zu bewahren. Ausgrenzung, Diskriminierung und Stigmatisierung älterer Menschen sind Formen des Distanzierens. Alt zu werden, bedeutet oft, Würde und Status zu verlieren. Altern wird zu einer dehumaniserenden Erfahrung (Featherstone & Wernick, 1995).

Fragiles Altern

In diesem Kapitel geht es
- um Altern als Lebensphase, die gesellschaftlich delegitimiert, stigmatisiert und marginalisiert wird,
- um die Segregation der Generationen als Weg zu einer gespaltenen Gesellschaft,
- um soziale Fragilität und „Precarity" im Alter (Grenier et al., 2020),
- um die Rolle der Advocacy durch Fachpersonen.

Einsamkeit als sozialer Schmerz (Kapitel 13). Einsamkeit macht spürbar, wie verletzlich der Mensch für den Verlust des Zusammenseins ist. Die Social Baseline Theory beschreibt soziale Nähe als biologisch erwartbare Umgebung (Beckes & Coan, 2011). In der Entwicklungsgeschichte des Menschen hat sich soziale Nähe als Grund- und Ruhezustand des Gehirns ausgeprägt. Der Verlust sozialer Nähe ist ein Ausnahmezustand - und hat weitreichende Folgen. Für dauerhafte Selbstregulierung und Selbstständigkeit ist der Mensch evolutionsgeschichtlich nicht vorbereitet. Einsamkeit bedeutet einen hohen Energieaufwand, ständige Vigilianz und Verlust der Co-Regulation. Somit wirkt sich Einsamkeit erschöpfend aus. Sie führt zur „Müdigkeit, ein Selbst zu sein" („fatigue d'être soi") (Ehrenberg, 1998).

Einsamkeit als sozialer Schmerz

In diesem Kapitel geht es
- um Einsamkeit als physiologischer Zustand – ausgelöst durch „separation distress",
- um die untrennbare Lebenseinheit von Organismus und Umwelt (Gibson, 1979),
- um das Phänomen der evolutionaren Diskrepanz („evolutionary mismatch"),
- um sozialen Schmerz als Getrenntsein von dem, was für den Menschen lebensnotwendig ist,
- um Erschöpfung durch den gesellschaftlichen Zwang zur Selbstregulation und durch den Verlust stützender sozialer Strukturen.

Trauer: Verletzende Verluste (Kapitel 14). Trauer zeigt die tiefe Relationalität des Menschen (Brinkmann, 2018). Der Tod einer nahestehenden Person macht fassbar, dass Menschen keine autarken Individuen sind. Trauer löst im Körper einen massiven Stresszustand aus. Noch Jahre nach dem Verlust sind physiologische Spuren erkennbar. Die Physiologie der Trauer vermittelt ein Bild von der symbiotischen Natur des Menschen. Doch intensives menschliches Bezogensein wird in individualisierten Gesellschaften weitgehend tabuisiert. Starke Trauerreaktionen gelten als pathologisch und therapiebedürftig.

Trauer: Verletzende Verluste

In diesem Kapitel geht es

- um Trauer als Verlust einer symbiotischen Lebenserfahrung,
- um körperliche Folgen eines Beziehungsverlustes,
- um die Problematik individualistischer Trauermodelle („Dekathexis" als Loslösung),
- um die zentrale Bedeutung der Wir-Repräsentanzen für das Trauererleben (Field & Friedrichs, 2004),
- um die Wichtigkeit von „Continuing Bonds".

Tränen: Die Sprache des Verletzlichseins (Kapitel 15). Tränen gelten seit jeher als Zeichen menschlichen Verletzlichseins. Sie machen sichtbar, in welchem Maße Menschen erschüttert und ergriffen sind. Physiologisch signalisiert Weinen eine energetische Grenze. Der Organimus hat alle Ressourcen ausgeschöpft. Jetzt ist das soziale Unterstützungssystem gefragt. Der soziale Sinn des Weinens liegt darin, Co-Regulation und geteiltes Erleben auszulösen. Oft gilt Weinen als Zeichen der Schwäche und als rein private Emotion. Dadurch geht der soziale Sinn des Weinens verloren.

Tränen: Die Sprache des Verletzlichseins

In diesem Kapitel geht es

- um Tränen als Ausdruck eines sprechenden Körpers (Cron & Lignereux, 2007),
- um den entwicklungsgeschichtlichen Ursprung des Weinens in „Distress Vocalisations",
- um soziale Co-Regulation in einer Situation emotionaler Erschöpfung,
- um den Übergang zwischen Beklagen und sozialer Anklage,
- um Weinen in therapeutischen Situationen,
- um soziale Emotionsregulation als unterschätztes humanes Fundament.

Letztes Verletzlichsein (Kapitel 16). Auf die Welt kommen und Aus-der-Welt gehen – beides setzt Verbundensein voraus, um erträglich zu sein. Die letzte Lebenszeit legt menschliches Verletzlichsein in einem nie dagewesenenen Ausmaß frei. Der Tod ist die ‚große Verletzung' am Ende des Lebens (Cupa, 2006). Am Ende des Lebens zerbrechen menschliche Bindungen. Zu keiner Zeit ist das Bedürfnis nach Verbundensein so stark wie am Ende des Lebens (Clément-Hryewicz, 2019). Umso wichtiger ist es, die letzte Lebenszeit als intensives Verbundensein zu gestalten: Beziehung als Brücke – um sich vom Leben lösen zu können.

Letztes Verletzlichsein

In diesem Kapitel geht es

- um das Bedürfnis nach einer „letzten Dyade" am Ende des Lebens – als Spiegelbild zur „ersten Dyade" am Lebensanfang,
- um eine Sozialisierung statt Individualisierung palliativer Situationen,
- um das Erleben einer letzten „haltenden Umgebung",
- um die Rolle der Fachpersonen im Kontext des ‚Paliativen' als schützender Hülle.

Zum Abschluss (Kapitel 17). Was bleibt vom verletzlichen menschlichen Leben? Erinnerung ist das verbindende Band zwischen den Lebenden und den Nicht-mehr-Lebenden (Lehtonen, 2019). Für die Zurückbleibenden bildet Erinnerung eine „haltende Umwelt" – einen Raum, in dem die Abwesenden anwesend bleiben: „Die Erinnerung ist meine Heimat. Sie kann mich schützen. [...] In der Erinnerung bist du nicht allein" (Wiesel & Heffner, 2001, S. 148).

Es gibt im Menschen ein tiefes Bedürfnis nach ‚Ewigkeit': Das In-Beziehung-Sein soll nicht enden. Der Tod soll es nicht zerstören. Doch die Idee des ‚Ewigen' vermittelt ein illusionäres Gefühl von Sicherheit, Gewissheit und Geborgenheit (Stolorow & Maduro, 2019). Etwas Lebenswichtiges geht dadurch verloren: die Sensibilität für das Bedrohtsein und Gefährdetsein des anderen Menschen und des Lebendigen. Zurück bleibt die illusionäre Vorstellung des Unverletzlichseins.

Zum Abschluss: Was bleibt vom verletzlichen menschlichen Leben?

In diesem Kapitel geht es

- um Erinnerung als Speicher des sozialen Verbundenseins,
- um ‚traumatisierende Zeit': Menschen leben stets im Vorfeld eines drohenden Verlustes: sie werden diejenigen Menschen verlieren, die lebenswichtig für sie sind (Stolorow, 2015).

- um „Societies of Sorrow“ – die Entstehung von Gesellschaften im Zeichen eines Verlustes,
- um die Idee der Ewigkeit als Schutz und Illusion zugleich.

3.3 Deep Seeing: Ziele des Buches

Deep Seeing („tiefes Sehen“) bedeutet, auch das zu sehen, „wohin das Auge zunächst nicht gelenkt wird – um zu sehen, was ‚im Schatten‘ vor sich geht‘“ (Shapiro et al., 2006, S. 266). Es geht darum, fachliche Sehkonventionen und automatisierte Reaktionsmuster zu unterbrechen. Dadurch lassen sich gesellschaftlich geprägte Vorannahmen, Stereotypen und Vorurteile außer Kraft setzen. Erst dann wird es möglich, „uns mit dem, was wir sehen über das bloße Betrachten hinaus zu verbinden“ (Bleakley et al., 2003, S. 1).

Menschen, die sich an helfende Berufe wenden, haben das Bedürfnis, gesehen und erkannt zu werden (Kottler, 2015). Wann ist dieses Bedürfnis erfüllt? Essenziell ist oft eine Geschwister-Erfahrung: Menschen erleben, dass ihr Gegenüber mit ihnen „die Dunkelheit teilt“ (Stolorow, 2015, S. 388). Diese „Geschwistererfahrung in der Dunkelheit“ ermöglicht ihnen, sich „als Mensch unter Menschen“ zu fühlen – inmitten ihres Verletzlichseins (Kohut, 1984, S. 200; Kottler, 2015). Fachpersonen können diese therapeutische Erfahrung vermitteln, wenn sie sich „auf ihr eigenes existenzielles Verletzlichsein einlassen können“ (Stolorow, 2015, S. 388). Dann ist es ihnen möglich, Patient*innen ein relationales Zuhause zu eröffnen. Dies ist ein Schlüsselerlebnis. Denn zu ihrer Erkrankung gehört oft die Erfahrung, ihre Lebenssituation mit niemanden mehr teilen können, anders zu sein und nicht mehr dazuzugehören. Gesehen und erkannt zu werden, bedeutet daher Sich-im-Anderen-finden („finding oneself in another“). Fachpersonen können Patient*innen „von den Rändern des Andersseins und dem Gefühl der Entfremdung an einen Ort bringen, an dem sie zu Hause sind“ (Kottler, 2015, S. 387). Dieser Ort ist die therapeutische Beziehung. Damit dies gelingt, ist Deep Seeing wichtig –sich einlassen auf eine Begegnung mit Verletzbarkeit und Unsicherheit. Im Akt des Sehens „fühlen wir uns mit dem anderen Menschen verbunden. [Wir sehen uns] nicht mehr als von ihm getrennt“ (Masschelein, 2010, S. 44). Somit geht es in diesem Buch

- um eine Sensibilisierung des Sehens für menschliches Verletzlichsein in der professionellen Praxis der helfenden Berufe (Rooney & Boyd, 2019; Goodwin, 2010)

- um das Sich-Einlassen auf eine Begegnung mit der Verletzbarkeit und Unsicherheit (Masschelein, 2010)
- um Aufmerksamkeit als „offenes Verstehen, [...] wenn wir unser Selbst loslassen und dem anderen erlauben, unsere volle Aufmerksamkeit zu erlangen“ (Masschelein, 2010, S. 44). Es geht darum, sich zu exponieren und die Position des Verletzlichen einzunehmen (Desroches, 2016).

Literatur

Ackerman, J., Becker, D., Mortensen, C., Sasaki, T., Neuberg, S. & Kenrick, D. (2009). A pox on the mind: Disjunction of attention and memory in the processing of physical disfigurement. *Journal of Experimental Social Psychology, 45*(3), 478–485. https://doi.org/10.1016/j.jesp.2008.12.008

Ameisen, J.-C. (2003) Quand la forme en une autre s‘en va. La mort et la sculpture du vivant. *Études sur la mort, 2*, 124, 91–120.

Anzieu, D. (2023). *Le moi-peau*. Dunod.

Auxéméry, Y. (2021). Le traumatisme psychique constitue une blessure du langage par atteinte des réseaux de significations. *L'Evolution Psychiatrique, 86*(2), 375–397. https://doi.org/10.1016/j.evopsy.2020.09.004

Bastian, B., Jetten, J. & Ferris, L. (2014). Pain as social glue: shared pain increases cooperation. *Psychological Sciences, 25*(11), 2079–2085. https://doi.org/10.1177/0956797614545886

Beckes, L. & Coan, J. (2011). Social baseline theory: the role of social proximity in emotion and economy of action. *Social and Personality Psychology Compass, 5*, 976–988. https://doi.org/10.1111/j.1751-9004.2011.00400.x

Benedetti, G. (2006). *Symbol, Traum, Psychose*. Vandenhoek & Ruprecht. https://doi.org/10.13109/9783666490866

Benedetti, G. (1992). *Psychoanalyse als existenzielle Herausforderung*. Vandenhoek & Ruprecht.

Betts, A. (2010). Survival migration: A new protection framework. *Global Governance, 3*, 361–382.

Bleakley, A., Farrow, R., Gould, D. & Marshall, R. (2003). Learning how to see: doctors making judgements in the visual domain. *Journal of Workplace Learning, 15*(7/8), 301–306. https://doi.org/10.1108/13665620310504765

Brinkmann, S. (2018). The grieving animal: Grief as a foundational emotion. *Theory & Psychology, 28*, 193–207.

Bromberg, P. (1996). Standing in the spaces: The multiplicity of self and the psychoanalytic relationship. *Contemporary Psychoanalysis, 32*, 509–535. https://doi.org/10.1080/00107530.1996.10746334

Cameron, C., Harris, L. & Payne, B. (2016). The Emotional Cost of Humanity: Anticipated Exhaustion Motivates Dehumanization of Stigmatized Targets. *Social Psychological and Personality Science, 7*(2), 105–112. https://doi.org/10.1177/1948550615604453

Carbonnelle, S., Casini, A. & Klein, O. (2009). *Les représentations sociales de la démence: de l'alarmisme vers une image plus nuancée. Une perspective socio-anthropologique et psychosociale.* Fondation Roi Baudouin.

Chaillou, A. (2014). L'invisibilité sociale. *Revue Projet, 3*(340), 93. https://doi.org/10.3917/pro.340.0093

Chamond, J. (2018). *La précarité comme être sans: Sens anthropologique et phénoménologie clinique de la situation précaire*. Le Cercle Herméneutique.

Clément-Hryniewicz, N. (2009). La tendresse – un lien entre les patients et leurs proches en fin de vie. *Journal des Psychologues, 8*(271), 51–54.

Cron, A. & Lignereux, C. (2007). De las lisibilité des larmes. *Litteratures Classiques, 1*(62), 5–20. https://doi.org/10.3917/licla.062.0005

Cupa, D. (2006). Mourir. *Revue Française de Psychosomatique, 2*(30), 147–156.

Desroches, S. (2016). Pedagogy of Attention: Subverting the Strong Language of Intention in Social Justice Education. *Philosophical Inquiry in Education, 24*(1), 53–63. https://doi.org/10.7202/1070554ar

Dillon, J., Johnstone, L. & Longden, E. (2012). Trauma, dissociation, attachment and neuroscience: A new paradigm for understanding severe mental distress. *Journal of Critical Psychology, Counselling and Psychotherapy, 12*, 145–155.

Downing, G. (1996). *Körper und Wort in der Psychotherapie*. Kösel.

Ehrenberg, A. (1998). *La fatigue d'être soi. Dépression et société*. Odile Jacob.

Ellis-Hill, C. & Horn, S. (2000). Change in identity and self-concept: A new theoretical approach to recovery following a stroke. *Clinical Rehabilitation, 14*(3), 279–287. https://doi.org/10.1191/026921500671231410

Falque, E. (2021). *Hors Phénomène. Essai aux confins de la phénoménalité*. Hermann. https://doi.org/10.14375/NP.9791037020505

Featherstone, M. & Wernick, A. (1995). *Images of aging. Cultural representations of later life*. Routledge.

Field, N. & Friedrichs, M. (2004). Continuing bonds in coping with the death of a husband. *Death Studies, 28*(7), 597–620. https://doi.org/10.1080/07481180490476425

Fincher, K., Tetlock, P. & Morris, M. (2017). Interfacing with faces: Perceptual humanization and dehumanization. *Current Directions in Psychological Science, 26*(3), 288–293. https://doi.org/10.1177/0963721417705390

Gallagher, S. (2022). In your face. Transcendence in embodied interaction. *Frontiers of Human Neuroscience, 8*.

Garner, A. & Yogman, A. (2021). Preventing childhood toxic stress: partnering with families and communities to promote relational health. *Pediatrics, 148*, e2021052582 https://doi.org/10.1542/peds.2021-052582

Geuter, U. (2015). *Körperpsychotherapie: Grundriss einer Theorie für die klinische Praxis*. Springer. https://doi.org/10.1007/978-3-642-04014-6

Gibson, J. (1979). *The ecological approach to visual perception*. Houghton Mifflin.

Giner-Sorolla, R. & Russell, P.S. (2019). Not just disgust: Fear and anger also relate to intergroup dehumanization. *Collabra: Psychology, 5*(1), 58.

Goodwin, D. (2010). Sensing the way: Embodied dimensions of diagnostic work. In M. Büscher, D. Goodwin & J. Mesman (Eds.), *Ethnographies of diagnostic work* (pp. 73–92). Palgrave Macmillan. https://doi.org/10.1057/9780230296930_5

Grenier, A., Hatzifilalithis, S., Laliberte-Rudman, D., Kobayashi, K., Marier, P. & Phillipson, C. (2020). Precarity and aging: A scoping review. *Gerontologist, 60*(8), 620–632. https://doi.org/10.1093/geront/gnz135

Himes, M. (2005). Cancer and the body: Reflections from a Lacanian perspective. *European Journal of Psychotherapy & Counselling, 7*(4), 235–244. https://doi.org/10.1080/13642530500367480

Hugenberg, K., Young, S., Rydell, R.J., Almaraz, S., Stanko, K.A., See, P.E. & Wilson, J.P. (2016). *The face of humanity: Configural face processing influences ascriptions of humanness Social Psychological & Personality Science, 7*, 167–175. https://doi.org/10.1177/1948550615609734

Jennings, B. (2009). Agency and moral relationship in dementia. *Metaphilosophy, 40*(3–4), 425–437. https://doi.org/10.1111/j.1467-9973.2009.01591.x

Kohut, H. (1984). *How does analysis cure?* University of Chicago Press.
Kottler, A. (2015). Feeling at home, belonging, and being human: Kohut, self psychology, twinship, and alienation. *International Journal of Psychoanalytic Self Psychology, 10*(4), 378–389. https://doi.org/10.1080/15551024.2015.1074000
Koops, B.-J. (2014). On legal boundaries, technologies, and collapsing dimensions of privacy. *Politica & Società, 3*(2), 247–264.
Krahé, C., Springer, A., Weinman, J. & Fotopoulou, A. (2013). The social modulation of pain: others as predictive signals of salience. A systematic review. *Frontiers of Human Neuroscience, 23*(7), 386.
Kurzban, R. & Leary, M. (2001). Evolutionary origins of stigmatization: The functions of social exclusion. *Psychological Bulletin, 127*, 187–208. https://doi.org/10.1037/0033-2909.127.2.187
LeBreton, D. (2009). Entre douleur et souffrance: approche anthropologique. *L'Information Psychiatrique, 4*(85), 323–328.
Licciardone, J., Tran, Y., Ngo, K., Toledo, D., Peddireddy, N. & Aryal, S. (2024). Physician empathy and chronic pain outcomes. *JAMA Network Open, 7*(4), e246026. https://doi.org/10.1001/jamanetworkopen.2024.6026
Lacan, J. (2014). *Ecrits*. Éditions du Seuil.
Lehtonen, T.-K. (2019). Serres and Foundations. *Theory, Culture & Society, 37*(3), 3–22. https://doi.org/10.1177/0263276419891545
Levinas, E. (1987). *Humanisme de l'autre homme*. Livre de Poche.
Levit, D. (2022). The essence of somatic experiencing and its contribution to psychoanalytic treatment: Reply to Jody Davies and Elizabeth Howell. *Psychoanalytic Dialogues, 32*(3), 269–277. https://doi.org/10.1080/10481885.2022.2061160
Martens, A., Goldenberg, J. & Greenberg, J. (2005). A terror management perspective on ageing. *Journal of Social Issues, 61*(2), 223–239. https://doi.org/10.1111/j.1540-4560.2005.00403.x
Masschelein, J. (2010). Educating the gaze: the idea of poor pedagogy. *Ethics and Education, 5*(1), 43–53. https://doi.org/10.1080/17449641003590621
Morgan, D. (2002). Pain: The Unrelieved Condition of Modernity. *European Journal of Social Theory, 5*(3), 307–322. https://doi.org/10.1177/136843102760513929
Nelson, C. & Gabard-Durnam, L. (2020). Early adversity and critical periods: Neurodevelopmental consequences of violating the expectable environment. *Trends in Neurosciences, 43*(3), 133–143. https://doi.org/10.1016/j.tins.2020.01.002
Owen, R., Macnaghten, P. & Stilgoe, J. (2012). Responsible research and innovation: From science in society to science for society, with society. *Science and Public Policy, 39*(6), 751–760. https://doi.org/10.1093/scipol/scs093
Park, J., Faulkner, J. & Schaller, M. (2003). Evolved disease-avoidance processes and contemporary anti-social behavior: Prejudicial attitudes and avoidance of people with physical disabilities. *Journal of Nonverbal Behavior, 27*, 65–87. https://doi.org/10.1023/A:1023910408854
Patočka, J. (1996). *Heretical essays*. Carus Publishing Company.
Perez, J. & Passini, S. (2012). Avoiding minorities: Social invisibility. *European Journal of Social Psychology, 42*(7), 864–874. https://doi.org/10.1002/ejsp.1889
Pesso, A. (2013). Filling the holes-in-roles of the past with the right people at the right time. *International Body Therapy Journal, 12*(2), 63–87.
Reny, J. (2016). Place à la fonction contenante quand les mots manquent. *Le Journal de Psychologue, 339*, 72–76. https://doi.org/10.3917/jdp.339.0072
Pinel, E., Long, A., Landau, M., Alexander, K. & Pyszczynski, T. (2006). Seeing I to I: A pathway to interpersonal connectedness. *Journal of Personality and Social Psychology, 90*, 243–257. https://doi.org/10.1037/0022-3514.90.2.243

Rooney, D. & Boyd, D. (2019). Toward a pedagogy for professional noticing: learning through observation. *Vocations and Learning, 12*(3), 441–457. https://doi.org/10.1007/s12186-019-09222-3

Sadler, K. (2014). Comment soigner en étant soi-même touché par la douleur de l'autre? *Médecine Palliative: Soins de Support – Accompagnement – Éthique, 13*(5), 265–271. https://doi.org/10.1016/j.medpal.2014.09.001

Shapiro, J., Rucker, L. & Beck, J. (2006). Training the clinical eye and mind: using the arts to develop medical students' observational and pattern recognition skills. *Medical Education, 40*(3), 263–268. https://doi.org/10.1111/j.1365-2929.2006.02389.x

Sheets-Johnstone, M. (2019). Kinesthesia: An extended critical overview and a beginning phenomenology of learning. *Continental Philosophical Review, 52*(3), 143–169. https://doi.org/10.1007/s11007-018-09460-7

Shonkoff, J. & Garner, A. (2012). The lifelong effects of early childhood adversity and toxic stress. *Pediatrics, 129*(1), 232–246. https://doi.org/10.1542/peds.2011-2663

Siirala, M. (1961). *Die Schizophrenie des Einzelnen und der Allgemeinheit*. Vandenhoeck & Ruprecht.

Smith, J. & Osborn, M. (2007). Pain as an assault on the self: An interpretative phenomenological analysis of the psychological impact of chronic benign low back pain. *Psychology & Health, 22*(5), 517–534. https://doi.org/10.1080/14768320600941756

Stolorow, R. D. & Maduro, P. (2019). Trauma and illusion: A conversation between Robert D. Stolorow and Peter N. Maduro. *Psychoanalytic Inquiry, 42*(6), 436–448. https://doi.org/10.1080/07351690.2022.2094687

Stolorow, R. D. (2015). The phenomenological-contextual, existential, and ethical perspective of emotional trauma. *Psychoanalytical Review, 102*(1), 123–138. https://doi.org/10.1521/prev.2015.102.1.123

Straub, J. (2014). Verletzungsverhältnisse. Erlebnisgründe, unbewusste Tradierungen und Gewalt in der sozialen Praxis. *Zeitschrift für Pädagogik, 60*(1), 7–35.

Teti, V. (2022). *La restanza*. Einaudi.

Todorov, A. (2012). The role of the amygdala in face perception and evaluation. *Motivation & Emotion, 36*(1), 16–26. https://doi.org/10.1007/s11031-011-9238-5

Tsapenko, I. (2021). Forced mobility and immobility in a turbulent world. *Herald of the Russian Academy of Sciences, 91*(5), 525–534. https://doi.org/10.1134/S1019331621050099

Tschacher, W. & Meier, D. (2023). Embodiment in der therapeutischen Kommunikation. *Psychotherapie, 68*, 5–12. https://doi.org/10.1007/s00278-022-00616-8

Vaes, V. & Muratore, M. (2013). Defensive dehumanization in the medical practice: A cross-sectional study from a health care worker's perspective. *The British Journal of Social Psychology, 52*, 180–190. https://doi.org/10.1111/bjso.12008

Wiesel, E. & Heffner, R. (2001). *Conversations with Elie Wiesel*. Schocken.

Williams, A. (2002). Facial expression of pain: an evolutionary account. *Behavioural and Brain Sciences, 25*(4), 439–455. https://doi.org/10.1017/S0140525X02000080

Winnicott, D. (1965). *The maturational processes and the facilitating environment*. International Universities Press.

Zajacova, A., Grol-Prokopczyk, H. & Zimmer, Z. (2021). Sociology of chronic pain. *Journal of Health and Social Behaviour, 62*(3), 302–317. https://doi.org/10.1177/00221465211025962

Zumthor, P. (2004). *Atmosphären*. https://de.scribd.com/doc/206983485/Peter-Zumthor-Athmospharen

Teil 2: Anthropologie des verletzlichen Menschen

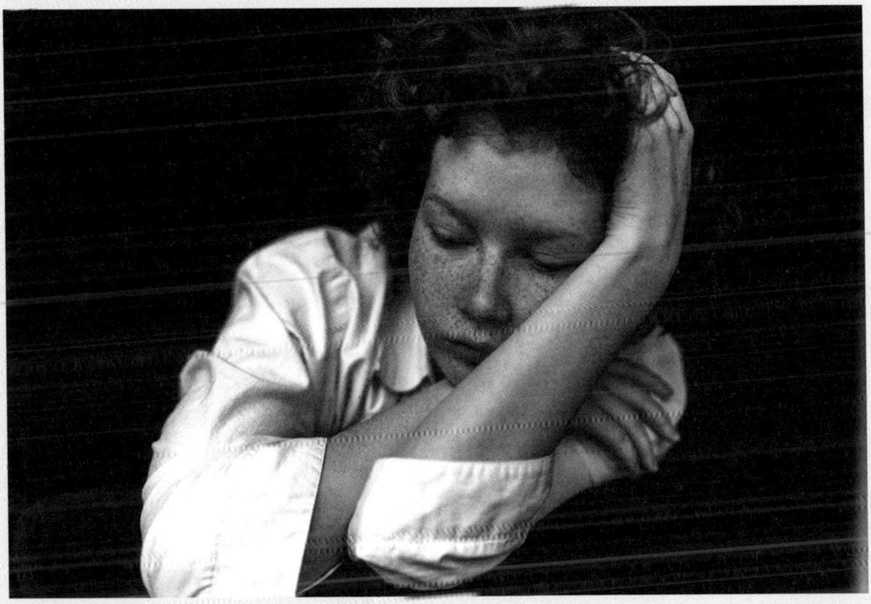

4
Verletzliche Anfänge

> Wir alle erfahren am Anfang des Lebens das Zerbrechen einer Bindung – die Geburt. Wir werden getrennt von einer Einheit, von einer Verschmelzung. (Marin, 2019, S. 1)

Menschen kommen zur Welt, indem sie etwas verlieren (Pigozzi, 2019). Aus entwicklungspsychologischer Sicht „müssen wir berücksichtigen, dass das Neugeborene pränatal durch die Erfahrung des Einsseins mit dem Organismus der Mutter geprägt ist. Es kommt mit der Erfahrung von Gemeinsamkeit und Zusammensein auf die Welt. Die elementarsten Rhythmen hat es mit der Mutter geteilt – den Atem, den Herzschlag ... " (Samaritter & Payne, 2016, S. 145). Die ersten menschlichen Lebenserfahrungen sind bestimmt durch Verbundensein. Das eigene Empfinden ist kontinuierlich von Resonanz, Synchronie und Dialog getragen. Somit bildet „Verbundensein den sensorischen Hintergrund, vor dem alle anderen Lebenserfahrungen möglich sind. Es geht um ein Sensorium für die Anwesenheit des Anderen [...]. Dieses Mitempfinden des Anderen bildet die tiefen Strukturen und Melodien, die uns miteinander verbinden und voneinander trennen [...]. Darin liegt die dialogische Natur unseres Lebensgefühls – als Hintergrund aller unserer Erfahrungen" (Stuart, 2012, S. 167).

Getrennt sein heißt verletzlich sein

Auf der Welt sein bedeutet zunächst das Zerbrechen einer Symbiose: „Das Kind wird vom mütterlichen Organismus getrennt. Das Einssein endet" (Paccoud, 2002, S. 1). Der neugeborene Mensch „verlässt die schützende Hülle der Gebärmutter und gelangt in einen völlig andersartigen, fremden Raum" (Posth, 2014, S. 36). Der Wechsel der Lebensräume gilt als Beginn einer außergewöhnlich sensiblen Entwicklungsphase (Coley et al., 2015). Zum Zeitpunkt der Geburt ist das kindliche Nervensystem noch unreif. Auch das Gehirn ist nicht vollständig ausgebildet. Die entscheidenden Reifungsprozesse geschehen erst nach der Geburt. Somit sind sie dem Einfluss der Außenwelt ausgesetzt.

Das Toxic-Stress-Modell erklärt, worin genau das frühe Verletzlichsein besteht: „Eine starke, häufige oder anhaltende Aktivierung der Stressreaktionssysteme in Abwesenheit einer stressabschirmenden, erwachsenen Bezugsperson" kann weitreichende negative Folgen haben (Shonkoff & Garner, 2012, S. 236). Stresshormone in hoher Konzentration unterbrechen und hemmen die frühen Reifungsprozesse des Gehirns bzw. des Nervensystems. Eine solche „Störung kann zu anatomischen Veränderungen und/oder physiologischen Dysregulationen führen. Hier geht es um die Wurzeln chronischer, stressbedingter körperlicher und psychischer Erkrankungen" (Shonkoff & Garner, 2012, S. 236).

Toxischer Stress in der frühen Kindheit kann dauerhafte Auswirkungen auf die Regulierung der Stressphysiologie haben. Frühe intensive Stresserfahrungen gehen ‚unter die Haut': Sie verändern die Immunfunktion und führen zum Anstieg von Entzündungsmarkern. Fehlender Reizschutz in der frühen Kindheit ist somit „eine direkte Quelle biologischer Verletzung. Sie kann lebenslange Folgen haben – unabhängig von Ereignissen im späteren Leben. Toxischer Stress hinterlässt eine biologische Signatur, die weit über den Zeitpunkt ihres Entstehens hinausreicht" (Shonkoff & Garner, 2012, S. 238).

4.1 Der fragile Übergang: Zwischen pränataler und postnataler Welt

Früh geschieht eine Weichenstellung in Bezug auf Gesundheit oder Krankheit. Über die Wegrichtung entscheidet die Anwesenheit oder die Abwesenheit „der stressabschirmenden, erwachsenen Bezugsperson" (Shonkoff & Garner, 2012, S. 236). Elterliche Präsenz („parental presence") hat eine entwicklungsbiologisch unersetzliche Funktion. Sensibles, responsives Parenting ist eine Form der Co-Regulation. Dadurch lassen sich anhaltende, intensive Stressreaktionen verhindern. Co-regulierende elterliche Präsenz dient als Schutzschild gegen toxischen Stress. Das fragile kindliche Nervensystem ist durch responsive Co-Regulation geschützt. Auf diese Weise ist ein schonender Übergang zwischen pränataler und postnataler Welt möglich.

Vor diesem Hintergrund zeigt sich: Die Geburt ist „nicht das Ende der Symbiose, sondern der Beginn einer neuen Symbiose" (Gilbert, 2014, S. 201). Die Qualität der neuen, postnatalen Symbiose gilt als entscheidend für ungestörte Reifungs- und Entwicklungsprozesse. Aus biologischer Sicht kommt der Mensch nicht als Individuum zur Welt: „Unsere Vorstellung vom Leben verändert sich, wenn wir [...] die Symbiose als ein zentrales Prinzip der Biologie verstehen – und dadurch die ‚Individualität' des Organismus hinterfragen". Die klassische Vorstellung von einer „insularen Individualität" beginnt sich zu wandeln. Beziehungen treten in den Vordergrund (Gilbert, 2014, S. 201).

Synchronie als Kontinuität

Wie kann ein Kind auch nach der Geburt weiterhin eine „Übereinstimmung von biologischen Rhythmen, Gesten und Emotionen erleben – sodass zwei Organismen eine Einheit bilden? Durch Biobehavioural Synchrony" (Feldman, 2007, S. 329). Synchronie entsteht durch die zeitliche Abstimmung biologischer Rhythmen und physiologischer/affektiver Zustände. Die Bezugsperson reguliert die Temperatur des Kindes durch Hautkontakt. Sie beeinflusst den Affekzustand durch beruhigende oder vitalisierende Gesten und Prosodien (Singen, lautes oder leises Sprechen). Dadurch synchronisiert sich die Herzfrequenz (Atzil & Gendron, 2017; Feldman, 2007). Der Gleichklang der Rhythmen und Zustände löst „felt security" aus – ein tiefgreifendes Gefühl der Sicherheit, das durch soziale Nähe entsteht. Synchronisierung als Angleichungsprozess der Nervensysteme geschieht weitgehend unbewusst.

Der nonverbale mimisch-gestische Dialog wirkt als Schutzschild gegen Stress. Frühes Synchronie- und Resonanzerleben bildet die Basis späterer Selbstregulation (Ostlund et al., 2017). Postnatale Synchronie ist somit eine notwendige „formative Erfahrung für die Reifungsprozesse des Gehirns" (Feldman, 2007, S. 329).

„Moments of Meeting"

Eine Regulation des kindlichen Nervensystems von außen geschieht durch „Moments of Meeting" (Ammaniti & Ferrari, 2013; Stern, 1999). Idealerweise erlebt das Kind eine entgegenkommende, rhythmisch gegliederte Außenwelt: Es fühlt sich gesehen, gehört und in seinem momentanen Empfinden erkannt. Negative Emotionszustände gehen nach kurzer Zeit in positive über. Das Erleben von Sensitivität, Synchronie und Responsivität verhindert hochintensive, lang andauernde Arousal-Zustände (Feldman, 2015). Durch Sensitivität und Synchronie lässt sich toxischer Stress abfedern. Synchronisiertes Parenting reduziert die Aktivität der stressvermittelnden neurobiologischen Systeme (Gunnar & Hostinar, 2015, S. 479). Fehlende und unsensible Präsenz führt hingegen zur Dysregulation des Stresssystems. Häufige Moments of Meeting sind ein Zeichen hoher dyadischer

Wechselseitigkeit („dyadic reciproctiy“). Je besser die frühe dyadische Reziprozität, desto flexibler gelingt die Stressbewältigung im Alter von zehn Jahren (van Huisstede et al., 2019).

„Security Priming“ als Hintergrundsicherheit

Was sich in der frühen Kindheit unzählige Male wiederholt, wird Teil der Gehirnstruktur. Es entstehen Nervenzellnetzwerke, die im späteren Leben jederzeit reaktivierbar sind. „Security Priming“ löst ein Gefühl basaler Sicherheit aus, „vergleichbar mit der tatsächlichen Präsenz einer unterstützenden Bindungsperson“ (Gillath & Karantzas, 2019, S. 93). Diese ‚Hintergrundsicherheit‘ ist von zentraler Bedeutung. Sie grundiert die Wahrnehmungsprozesse. Durch Security Priming lassen sich negative Gefühle reduzieren. Vorurteile und Ablehnung gegenüber Outgroup-Mitglieder verringern sich (Gillath & Karantzas, 2019). Das Empathiempfinden erhöht sich, ebenso die kognitive Offenheit. Prosoziales Verhalten gegenüber anderen wird möglich. Andere erscheinen nicht als Bedrohung und beeinträchtigen nicht das eigene Sicherheitsgefühl. Somit ergibt sich eine offene, aufgeschlossene Haltung gegenüber allem, was Nicht-Ich ist (Mikulincer & Shaver, 2001). Es wird möglich, die Perspektive des anderen einzunehmen (Boag & Carnelley, 2016). Sicherheitsgebende Synchronie bildet somit die Basis, um sich der Welt, dem Anderen, dem Fremden und Unbekannten gegenüber zu öffnen.

Zu Beginn des Lebens scheint es wichtig, eine Außenwelt zu erleben, die auf die eigene Innenwelt abgestimmt ist. Eine nicht-responsive, allzu fremde Welt wäre bedrohlich. Somit ist es für eine Gesellschaft zentral, dass Kinder maximale Responsivität und Synchronie erleben.

Fehlender Reizschutz

Was geschieht, wenn zu Beginn des Lebens kein ausreichender Reizschutz gewährleistet ist? Abwesenheit, Trennung, emotionale Vernachlässigung und fehlende Resonanz überfordern das unreife Nervensystem (Koss & Gunnar, 2018). Die Außenwelt wirkt unberechenbar und undurchschaubar. Der neugeborene Mensch ist gezwungen, sich selbst zu schützen. Dies erfordert hochgradige Wachsamkeit gegenüber Bedrohungssignalen aus der Außenwelt. Dadurch sind Aufmerksamkeitsprozesse nicht offen, sondern durch negative Erwartungsmuster geprägt. Das Erleben von sensitivem Feedback und regulierenden Mustern bleibt aus. Neues, Anderes und Unbekanntes nimmt bedrohliche Züge an. Das eigene Sicherheitsempfinden ist noch fragil – dadurch wirkt Anderes und Fremdes als Gefährdung der eigenen Existenz (Van Oudenhoven & Hofstra, 2006).

Selbstschutz und Selbstregulationen nehmen hohe Mengen an Energie in Anspruch. Dadurch steht kaum Energie zur Verfügung, um sich der Außenwelt gegenüber zu öffnen: „Ego-protective defense" (Abwehr aus Selbstschutz) überwiegt (Mikulincer et al., 2005).

Elterliche Verletzungen

Eigene Kindheitserfahrungen prägen die Art und Weise, wie Eltern ihrem Kind begegnen. Jeder Elternteil hat seine eigene Verletzungsgeschichte. Sie beeinflusst die Sensibilität und Responsivität gegenüber dem Kind (Koehn & Kerns, 2018). Wer in der Kindheit wenig Synchronie und Resonanz erlebte, zeigt geringere Sensibilität gegenüber dem eigenen Kind (Feldman et al., 2015). Mütter und Väter, die sich als Kind nicht gesehen und nicht verstanden fühlten, erleben Elternschaft oft als retraumatisierend (Dowd, 2019). Die eigene Kindheit kann Eltern einholen, sobald sie mit ihrem Kind zusammen sind. Emotionale Vernachlässigung, Demütigung, Hilflosigkeit und Scham können wieder spürbar werden. Das Kind wird für die Eltern zum „Spiegel ihrer eigenen Vergangenheit" (Fraiberg et al., 1975, S. 79).

Wer selbst keine unterstützende elterliche Regulation erlebt hat, kann kaum hilfreich auf das eigene Kind einwirken (Azhari et al., 2019). Und wer als Kind zurückgewiesen wurde, weist oft auch sein eigenes Kind zurück (Kim, 2021).

Elternschaft als retraumatisierende Erfahrung ist selten ein Thema. Doch „negative Erfahrungen in der Kindheit sind weit verbreitet. Davon betroffen sind auch die Eltern derjenigen Kinder, die wir in unserer Praxis als Patienten behandeln. Das frühere Trauma der Eltern bleibt [...] häufig unberücksichtigt" (Dowd, 2019, S. 463). Hier entsteht eine stille, oft verschwiegene Problematik – eine zyklische Verletzungsgeschichte.

In individualisierten und ökonomisierten Gesellschaften fehlen soziale und kulturelle Rahmenstrukturen für ‚Parental Presence'. Kindsein und Elternschaft setzen eine spezifische „erwartbare Umgebung" voraus (Nelson & Gabard-Durnam, 2020, S. 133). Ökonomisierte Gesellschaften können diese Umgebung nur sehr begrenzt bieten. Soziökonomischer Stress reduziert die elterliche Sensitivität und Resonanz (Masarik & Conger, 2017). Hier zeigt sich der zentrale Stellenwert sozialpolitischer Rahmenbedingungen (Shonkoff & Garner, 2012). Die Lebensbedingungen für Kinder und Eltern stellen oft eine „Verletzung der erwartbaren Umgebung" dar (Nelson & Gabard-Durnam, 2020, S. 133).

Relational Health

Das pädiatrische Konzept „Relational Health“ („Gesundheit durch Beziehungen“) zielt auf einen Paradigmenwechsel im Verständnis von Gesundheit und Krankheit (Garner & Yogman, 2021). Relational Health überwindet die Fixierung auf das Individuum. Im Zentrum steht die Qualität der frühen Beziehungen. Das Konzept zeigt auf, „wie frühe Lebenserfahrungen die Regulation biologischer Systeme beeinflussen“ (Shonkoff et al., 2009, S. 2254). Dabei liegt die Aufmerksamkeit auf „dem frühen Ursprung jener Erkrankungen, die sich im Erwachsenenleben zeigen“ (Shonkoff & Garner, 2012, S. 232). Viele Erkrankungen lassen sich als „Developmental Disorders“ (Entwicklungsstörungen) verstehen (Shonkoff & Garner, 2012).

Relational Health bedeutet eine Abkehr von erwachsenenzentrierten Ansätzen der Gesundheitsförderung und Krankheitsprävention (Shonkoff & Garner, 2012). Im 20. Jahrhundert galten Erkrankungen im Erwachsenenalter weitgehend „als Folge des Verhaltens und des Lebensstils der Erwachsenen. Inzwischen zeigt sich jedoch, dass chronische Erkrankungen im Erwachsenenalter auf Erfahrungen zurückzuführen sind, die Jahrzehnte zurückliegen“ (Shonkoff et al., 2009, S. 2253). Hierbei kommt den soziopolitischen Umwelten eine zentrale Rolle zu. Sie prägen die Entwicklungsprozesse der frühen Kindheit (Roubinov & Boyce, 2017).

Relational Health eröffnet eine neue Denkweise. Im Mittelpunkt steht die Frage: Inwieweit sind frühe Erfahrungen und Belastungen biologisch eingebettet und haben lebenslange Folgen? (Shonkoff et al., 2009). Leitend ist ein entwicklungsökologischer Ansatz („ecobiodevelopmental approach“) (Garner & Yogman, 2021). Gefragt sind Interventionen, die „über den traditionellen Bereich der individualisierten klinischen Praxis hinausreichen – um die komplexen sozialen, wirtschaftlichen, kulturellen, umweltbedingten und entwicklungsbedingten Einflüsse zu berücksichtigen“ (Shonkoff & Garner, 2012, S. 233).

Relational Health hat ein verändertes Verständnis von Pathogenese zur Folge (Zeanah & Lieberman, 2016): „Traditionell gingen wir davon aus, dass Pathologie und Psychopathologie im Indivuum entstehen und nicht zwischen den Individuen” (Sameroff & Emde, 1992, S. 222). Pathogenetisch wirken oft Abwesenheiten, Beziehungsbrüche oder toxische, nicht-responsive Beziehungen. Die Entwicklungsbiologie stellt ein präzises Vokabular zur Verfügung, um eine relationale Pathogenese zu beschreiben:

- Bindungsabbrüche („disruptions of attachment“; Johnson et al., 2013)
- Pathogene Umwelten („pathogenic environments“; Doyle & Cicchetti, 2017)

- Biologisch und sozial toxische Lebensbedingungen („biologically and socially toxic conditions"; Biglan et al., 2012)
- Fehlende oder missbräuchliche Betreuung („absent or abusive caregiving"; Doyle & Cicchetti, 2017).

Das Relational-Health-Konzept zeigt auf, dass Individualisierung kein Ziel der menschlichen Entwicklung ist. Sie ist eher die Ursache von Erkrankungen, Verletzungen und Überforderungen (Degen et al., 2024). Längst ist es „Zeit, anzuerkennen, dass das ‚Individuum' nicht die geeignete Analysebene ist" (Sameroff & Emde, 1992, S. 222).

Deep Seeing: Zusammenschau

Ein sensibilisierter Blick auf Verletzlichsein in der frühen Kindheit kann die Augen öffnen für folgende Aspekte:

- Zur-Welt-Kommen als Ende einer Symbiose: Der (neugeborene) Mensch ist verletzlich, weil seine primäre Lebenserfahrung symbiotisch ist.
- Exponiertheit der frühen Reifungsprozesse: Der (neugeborene) Mensch ist verletzlich, weil die Reifungsprozesse den Einflüssen der Außenwelt ausgesetzt sind. Frühe Erfahrungen im sozialen Raum bilden „biologische Signaturen" (Shonkoff & Garner, 2012, S. 238).
- Wechsel der Lebensräume als vulnerable Phase: Der (neugeborene) Mensch ist verletzlich, weil er auf eine Kontinuität zwischen pränataler und postnataler Welt angewiesen ist.
- In Beziehung-Sein als Fortsetzung der pränatalen Symbiose: „Wir kommen unreif zur Welt – wie kaum eine andere Spezies ähnlicher Größe. [Beziehungen] sind daher der ‚evolutionär erwartete' Rahmen für einen großen Teil der postnatalen Reifung" (Johnson et al., 2013, S. 323).
- Toxic Stress als Erklärungsmodell des frühen Verletzlichseins: Der (neugeborene) Mensch ist verletzlich, weil er auf die Anwesenheit stressabschirmender Bezugspersonen angewiesen ist (Shonkoff & Garner, 2012). Ohne parentalen Reizschutz sind die fragilen Reifungsprozesse gefährdet.
- Relational Health als Paradigmenwechsel (Garner & Yogman, 2021): Der Mensch ist verletzlich, weil Gesundheit und Krankheit weitgehend durch die Qualität sozialer Bindungen geprägt sind.
- Fragilität von Beziehungen: Der Mensch ist verletzlich, weil Beziehungen unweigerlich ambivalent sind: Sie sind „unser größter Schutz vor Stress – und zugleich unsere größte Stressquelle" (Saxbe et al., 2020, S. 470).

4.2 Reflexions- und Handlungsfelder

Es ergeben sich folgende Reflexions- und Handlungsfelder:

Ein anderes Narrativ der Geburt formulieren. „Erzählungen über die Geburt eines Menschen konzentrieren sich in der Regel auf das neugeborene Individuum. Doch [es ist wichtig], die Geburt als Beginn einer neuen symbiotischen Gemeinschaft zu verstehen“ (Gilbert, 2014, S. 1).

Die „Zentralität der Kindheit“ beachten. Die früheste Lebensphase bildet die Weichenstellung für Gesundheit und Krankheit im späteren Leben. Erkenntnisse der Entwicklungsbiologie und Entwicklungspsychologie haben bisher nicht die öffentliche und politische Aufmerksamkeit erhalten, die ihnen zustehen müsste – im Sinne von informierten politischen Entscheidungen (Rovelli, 2021). Es sollte ein breites öffentliches Bewusstsein bestehen, dass „frühe Lebenserfahrungen die Regulation biologischer Systeme beeinflussen“ – und dadurch die Gesundheits- oder Krankheitsbiografie prägen (Shonkoff et al., 2009, S. 2254). Um die bestehenden wissenschaftlichen Grundlagen in eine innovative Politik umzusetzen, kommt den helfenden Berufen eine Schlüsselrolle zu (Shonkoff et al., 2009).

„Childhood Adversity“ als Basis des Gesundheitsverständnisses einbeziehen. Als zentraler Ansatzpunkt der Gesundheitsförderung erweist sich Childhood Adversity. Die Leitfrage lautet: Wie ist es möglich, Stressoren zu reduzieren, mit denen Kinder und Eltern im Alltag konfrontiert sind? (Shonkoff et al., 2009, S. 2255). Hierbei geht es um politisch beeinflussbare Faktoren, „die Familien Schwierigkeiten bereiten und potenzielle Hindernisse für die Entwicklung von [gesundheitsförderlichen] Beziehungen darstellen“ (Garner & Yogman, 2021, S. 12). Welche Folgen früher toxischer Stress haben kann, ist oft nicht bekannt: „Entgegen der weit verbreiteten Meinung sind es [...] nicht die Gene, welche die Entwicklung eines Kindes festlegen. [...] Umweltfaktoren entscheiden darüber, welche Gene aktiviert werden. Über das Epigenom wird Childhood Adversity in die Architektur des sich entwickelnden Gehirns eingebaut“ (Center on the Developing Child, 2024, S. 1). Es ist zentral, dass die helfenden Berufe ihre advokatorische Funktion wahrnehmen, wenn Politik und gesellschaftliche Normen die Entwicklungsbedürfnisse von Kindern verletzen (Garner & Yogman, 2021).

Makroökonomische Rahmenbedingungen adressieren. Eine Fokussierung auf Childhood Adversity erfordert, soziopolitische und makroökonomische Einflüsse in den Fokus zu nehmen. Diese Sichtweise unterscheidet sich von der momentan dominierenden Individualisierung der Kindheit. Childhood Adversity bezieht sich nicht nur auf familiäre, interpersonale Aspekte. Wichtig ist ein Blick auf die makropolitische Ebene – auf „Haltungen, Vorstellungen, Praktiken, politische Strategien und Systeme, die Adversity mit sich bringen und kontinuierlich fortsetzen“ (Karatekin, 2018, S. 1).

Epilog

Kinder sind besonders einschneidend betroffen „von den Verletzungen, die sich aus der Art und Weise ergeben, wie wir unsere Gesellschaft organisieren“ (Vernall, 2015, S. 1)

Literatur

Ammaniti, M. & Ferrari, P. (2013). Vitality affects in Daniel Stern's thinking—A psychological and neurobiological perspective. *Infant Mental Health Journal, 34*(5), 367–375. https://doi.org/10.1002/imhj.21405

Atzil, S. & Gendron, M. (2017). *Bio-behavioral synchrony promotes the development of conceptualized emotions.* Current Opinion in Psychology. https://doi.org/10.1016/j.copsyc.2017.07.009

Azhari, A., Leck, W., Gabrieli, G., Bizzego, A., Rigo, P., Setoh, P., Bornstein, M. & Esposito, G. (2019). Parenting stress undermines mother-child brain-to-brain synchrony: A hyperscanning study. *Science Reports, 9*(1), 11407. https://doi.org/10.1038/s41598-019-47810-4

Biglan, A., Flay, B., Embry, D. & Sandler, I. (2012). The critical role of nurturing environments for promoting human well-being. *American Psychologist, 67*(4), 257–271. https://doi.org/10.1037/a0026796

Boag, E. & Carnelley, K. (2016). Attachment and prejudice: The mediating role of empathy. *British Journal of Social Psychology, 55*, 337–356. https://doi.org/10.1111/bjso.12132

Center on the Developing Child. (2024). *Epigenetics and child development. How children's Experiences affect their genes.* https://developingchild.harvard.edu/resources/infographics/what-is-epigenetics-and-how-does-it-relate-to-child-development/

Coley, R., Lynch, A. & Kull, M. (2015). Early exposure to environmental chaos and children's physical and mental health. *Early Childhood Research Quarterly, 32*, 94104. https://doi.org/10.1016/j.ecresq.2015.03.001

Degen, J., Kleeberg-Niepage, A. & Bal, P. (2024). Lost in context? Critical perspectives on individualization. *Human Arenas, 7*, 507–512. https://doi.org/10.1007/s42087-022-00295-6

Dowd, M. (2019). The relevance of parental adverse childhood experiences in pediatric practice. *Pediatric Annuals, 48*(12), e463–e465. https://doi.org/10.3928/19382359-20191118-03

Doyle, C. & Cicchetti, D. (2017). From the cradle to the grave: The effect of adverse caregiving environments on attachment and relationships throughout the lifespan. *Clinical Psychology, 24*(2), 203–217. https://doi.org/10.1111/cpsp.12192

Feldman, R. (2015). Sensitive periods in human social development: New insights from research on oxytocin, synchrony, and high-risk parenting. *Developmental Psychopathology, 27*(2), 369–395. https://doi.org/10.1017/S0954579415000048

Feldman, R. (2007). Parent-infant synchrony and the construction of shared timing; physiological precursors, developmental outcomes, and risk conditions. *Journal of Child Psychology and Psychiatry, 48*(3–4), 329–354. https://doi.org/10.1111/j.1469-7610.2006.01701.x

Fraiberg, S., Adelson, E. & Shapiro, V. (1975). Ghosts in the nursery room. A psychoanalytic approach to the problems of impaired infant-mother relationships. *Journal of the American Academy of Child Psychiatry, 14*(3), 387–421.

Garner, A. & Yogman, M. (2021). Preventing childhood toxic stress: partnering with families and communities to promote relational health. *Pediatrics, 148,* e2021052582. https://doi.org/10.1542/peds.2021-052582

Gilbert, S. (2014). Symbiosis as the way of eukaryotic life: The dependent co-origination of the body. *Journal of Biosciences, 39*(2), 201–209. https://doi.org/10.1007/s12038-013-9343-6

Gillath, O. & Karantzas, G. (2019). Attachment security priming: A systematic review. *Current Opinion in Psychology, 25,* 86–95. https://doi.org/10.1016/j.copsyc.2018.03.001

Gunnar, M. & Hostinar, C. (2015). The social buffering of the hypothalamic-pituitary-adrenocortical axis in humans: Developmental and experiential determinants. *Social Neuroscience, 10*(5), 479–488. https://doi.org/10.1080/17470919.2015.1070747

Johnson, S., Riley, A., Granger, D. & Riis, J. (2013). The science of early life toxic stress for pediatric practice and advocacy. *Pediatrics, 131*(2), 319–327. https://doi.org/10.1542/peds.2012-0469

Karatekin, C. (2018). Adverse Childhood Experiences (ACEs), stress and mental health in college students. *Stress and Health, 34*(1), 36–45. https://doi.org/10.1002/smi.2761

Koehn, A.J. & Kerns, K.A. (2018). Parent-child attachment: Meta-analysis of associations with parenting behaviors in middle childhood and adolescence. *Attachment & Human Development, 20*(4), 378–405. https://doi.org/10.1080/14616734.2017.1408131

Kim, P. (2021). How stress can influence brain adaptations to motherhood. *Frontiers of Neuroendocrinology, 60,* 100875. https://doi.org/10.1016/j.yfrne.2020.100875

Koss, K. & Gunnar, M. (2018). Early adversity, the hypothalamic-pituitary-adrenocortical axis, and child psychopathology. *Journal of Child Psychology and Psychiatry, 59*(4), 327–346. https://doi.org/10.1111/jcpp.12784

Marin, C. (2019). Nous sommes dans le déni de la souffrance. *Libération* (10.4.2019).

Masarik, A. & Conger, R. (2017). Stress and child development: A review of the Family Stress Model. *Current Opinion in Psychology, 13,* 85–90. https://doi.org/10.1016/j.copsyc.2016.05.008

Mikulincer, M., Shaver, P., Gillath, O. & Nitzberg, R. (2005). Attachment, caregiving, and altruism: boosting attachment security increases compassion and helping. *Journal of Personal and Social Psychology, 89*(5), 817–839. https://doi.org/10.1037/0022-3514.89.5.817

Mikulincer, M. & Shaver, P. (2001). Attachment theory and intergroup bias: Evidence that priming the secure base schema attenuates negative reactions to out-groups. *Journal of Personality and Social Psychology, 81*(1), 97–115. https://doi.org/10.1037/0022-3514.81.1.97

Nelson, C. & Gabard-Durnam, L. (2020). Early adversity and critical periods: Neurodevelopmental consequences of violating the expectable environment. *Trends in Neurosciences, 43*(3), 133–143. https://doi.org/10.1016/j.tins.2020.01.002

Ostlund, B., Measelle, J., Laurent, H., Conradt, E. & Ablow, J. (2017). Shaping emotion regulation: attunement, symptomatology, and stress recovery within mother-infant dyads. *Developmental Psychobiology, 59*(1), 15–25. https://doi.org/10.1002/dev.21448

Paccoud, M. (2002). La naissance: vivre la séparation, créer des liens. In J. Clerget (Hrsg.) *Naissance et séparation*(S. 51–59). Érès.

Pigozzi, L. (2019). *Que serait Lacan sans Dolto?* Fondation Européenne pour la Psychanalyse. https://fep-lapsychanalyse.org/wp-content/uploads/2019/05/Pigozzi-6-avril-2019.pdf

Posth, R. (2014). *Vom Urvertrauen zum Selbstvertrauen. Das Bindungskonzept in der emotionalen und psychosozialen Entwicklung des Kindes.* Waxmann Verlag.

Roubinov, D. & Boyce, W. (2017). Parenting and SES: Relative values or enduring principles? *Current Opinion in Psychology, 15,* 162–167. https://doi.org/10.1016/j.copsyc.2017.03.001

Rovelli, C. (2021). Politics should listen to science, not hide behind it. *Nature Materials, 20*, 272. https://doi.org/10.1038/s41563-020-00891-3

Samaritter, R. & Payne, H. (2016). Kinaesthetic intersubjectivity: A dance informed contribution to self other relatedness and shared experience in non-verbal psychotherapy with an example from autism. *The Arts in Psychotherapy, 40*(1), 143–150. https://doi.org/10.1016/j.aip.2012.12.004

Sameroff, A. & Emde, R. (1992). *Relationship disturbances in early childhood*. Basic Books.

Saxbe, D., Beckes, L., Stoycos, S. & Coan, J. (2020). Social allostasis and social allostatic load: A new model for research in social dynamics, stress, and health. *Perspectives on Psychological Science, 15*(2), 469–482.

Shonkoff, J., Boyce, W. & McEwen, B. (2009). Neuroscience, molecular biology, and the childhood roots of health disparities: building a new framework for health promotion and disease prevention. *JAMA, 301*(21), 2252–2259. https://doi.org/10.1001/jama.2009.754

Shonkoff, J. & Garner, A. (2012). The lifelong effects of early childhood adversity and toxic stress. *Pediatrics, 129*(1), 232–246. https://doi.org/10.1542/peds.2011-2663

Stern, D. (1999). Vitality contours: The temporal contour of feelings as a basic unit for constructing the infant's social experience. In P. Rochat (Ed.), *Early social cognition: Understanding others in the first year of life* (pp. 67–80). Erlbaum.

Stuart, S. (2012). Enkinaesthesia: The essential sensuous background for co-agency. In Z. Radman (Ed.), *Knowing without thinking. New directions in philosophy and cognitive science* (pp. 167–186). Palgrave Macmillan. https://doi.org/10.1057/9780230368064_9

Van Huisstede, L., Winstone, L., Ross, E. & Crnic, K. (2019). Developmental trajectories of maternal sensitivity across the first year of life: Relations among emotion competence and dyadic reciprocity. *Parenting: Science and Practice, 19*(3), 217–243. https://doi.org/10.1080/15295192.2019.1615798

Van Oudenhoven, J. & Hofstra, J. (2006). Personal reactions to 'strange' situations: Attachment styles and acculturation attitudes of immigrants and majority members. *International Journal of Intercultural Relations, 30*, 783–798. https://doi.org/10.1016/j.ijintrel.2006.05.005

Vernall, L. (2015). *Social harm and the structure of societies. Interview with Simon Pemberton.* https://www.birmingham.ac.uk/accessibility/transcripts/dr-simon-pemberton-social-harm

Zeanah, C. & Lieberman, A. (2016). Defining relational pathology in early childhood: The diagnostic classification of mental health and developmental disorders of infancy and early childhood. *Infant Mental Health Journal, 37*(5), 509–520. https://doi.org/10.1002/imhj.21590

5 Die Haut als verletzliche Hülle

> Vom Anfang bis zum Ende des Lebens sucht der Mensch nach einem Raum, der ihn schützend umgibt, der seine Grenzen sichert und ihm Halt verleiht [...]. Das tiefe Bedürfnis, umhüllt und umgeben zu sein, ist Ausdruck unserer extremen Zerbrechlichkeit. (Guillaume, 2012, S. 469)

Umhüllt zu sein und einen haltend-schützenden Raum zu erleben – das ist die erste und wahrscheinlich wichtigste Sinneserfahrung des Menschen (Bigelow & Williams, 2020). Das Gefühl des Umhülltseins hat sich seit der vorgeburtlichen Zeit ins Körpergedächtnis eingeprägt. Menschen haben das Bedürfnis nach einer räumlichen Hülle. Sie sind im „kontinuierlichen Dialog mit allem, was sie umgibt. Somit ist es unmöglich, das Ich abzulösen von seiner räumlichen [...] Existenz" (Zacca, 2023, S. 469).

Im Leben immer wieder umhüllende Erfahrungen zu machen, ist essenziell. Denn das Ich-Empfinden ist untrennbar verbunden mit dem Raumempfinden: „Die Wahrnehmung des eigenen Ich und die Wahrnehmung des Außenraums sind wie zwei Seiten einer Medaille. Der Mensch nimmt die Umgebung wahr – und gleichzeitig sich selbst" (Gibson, 1979, S. 126). Organismus und Umgebung sind ein „unzertrennliches Paar. [...] Kein Lebewesen könnte ohne eine umgebende Umwelt existieren" (Gibson, 1979, S. 4). Somit hat der Mensch ein „Environmental Self" – die Umgebung ist ein Teil seines Selbst (Walton & Jones, 2018). Der Architekt Peter Zumthor (2004, S. 1) schreibt: „Räume sind der Hintergrund des vorbeiziehenden Lebens. Es gibt Gebäude, die sagen mir: Ich bin aufgehoben, ich bin nicht allein. Räume beginnen mich zu halten, wenn diese Hülle um einen herum plötzlich da ist ...".

Der Mensch ist verletzlich, weil er auf räumliche Hüllen angewiesen ist. Je mehr das Verletzlichsein des Menschen in den Blick kommt, desto deutlicher wird die anthropologische Bedeutung des Raums.

5.1 Berührung als Umhüllung

Die Biologie kennt das Konzept der erwartbaren Umgebung („biological expectable environment" (Nelson & Gabard-Durnam, 2020, S. 133). Erwartbar sind für den neugeborenen Menschen Berührung und Hautkontakt: „Berührung ist eine der zentralen Erfahrungen des Neugeborenen [...]. Wenn wir von Stressoren sprechen, dann denken wir meistens an jene verletzenden Dinge, die einem Organismus angetan werden können. Manchmal kann ein Stressor jedoch auch darin bestehen, einem Organismus etwas vorzuenthalten. Das Fehlen von Berührung ist offenbar einer der ausgeprägtesten Entwicklungsstressoren, unter denen wir leiden können" (Sapolsky, 1994, S. 92). Berührung bildet die räumliche Kontinuität zwischen der pränatalen Welt und der postnatalen Situation: „Berührung ist die früheste Form der Sinneserfahrung für ein sich entwickelndes menschliches Wesen. Vor der Geburt ermöglicht der Mutterleib das kontinuierliche Gefühl, sicher gehalten zu werden. Nach der Geburt besteht das Bedürfnis nach einem ähnlichen Maß an Verbundenheit – durch soziale Zuwendung" (Narvaez et al., 2019, S. 1).

Die Haut als Hülle

Die Haut ist die Hülle des menschlichen Körpers. Wie kein anderes Organ prägt sie das entstehende Ich-Empfinden des Menschen. Sie umfasst die gesamte Oberfläche des Körpers. Dabei bildet sie die Kontaktgrenze zwischen Ich und Welt. Auf der Haut kommt die Welt dem Menschen nahe. Gleichzeitig grenzt sie den Körper ab von der umgebenden Welt: „Die Haut ist durchlässig und undurchlässig [...], oberflächlich und tief. Sie verkörpert unsere Verletzlichkeit, aber auch unsere Empfindsamkeit. Sie hat [...] einen Status der Vermittlung, des Dazwischenseins und des Übergangs" (Anzieu, 2023, S. 39). Hautkontakt macht spürbar, wo die Grenzen des eigenen Körpers sind. Durch diese Grenz-Erfahrung entsteht das Gefühl: Das bin ich.

Menschliches Ich-Empfinden bildet sich durch Fühlungnahme mit anderen Körpern. Das Ich ist „eine Skulptur, die durch Berührung entsteht" (Ciaunica & Fotopolou, 2017, S. 176). Während der ersten Lebenszeit verdichten sich sämtliche Haut-Erfahrungen zu „einem Bild, mit dessen Hilfe das Kind eine Vorstellung von sich selbst entwickelt – ausgehend von seiner Erfahrung der Körperoberfläche" (Anzieu, 2023, S. 29). In diesem Sinn kann von einem Haut-Ich die Rede sein.

Taktile Wahrnehmung ist von einzigartiger Bedeutung für die Entwicklung des Menschen. Kein anderes Sinnessystem ist derart essenziell für menschliches Selbstempfinden. Das somatosensorische System

- ist das größte Sinnessystem des Menschen
- entwickelt sich früher als alle anderen Sinnessysteme
- ist verbunden mit Sensibilität, Sozialität und Nähe zur Welt
- vermittelt Ich-Integrität und Anerkennung
- ist exponiert gegenüber Verletzung
- bildet die Eintrittsstelle von Schmerz, Verwundung, Gewalt und Vernichtung (Bohic & Abraira, 2022; Manzotti et al., 2019).

Sämtliche Reize, die auf die Hautoberfläche einwirken, erreichen das zentrale Nervensystem (Casares et al., 2024). Das ‚Haut-Ich' ist daher hochgradig sensibel für die umgebende Welt. Menschen können wegsehen und weghören – doch ‚wegfühlen' können sie nicht: „Wir können die Augen schließen und uns die Ohren zuhalten – doch wir können nicht aufhören, die Welt um uns herum zu fühlen" (Tuggle, 2020, S. 1).

Entwicklung durch Berührung: Funktionen des taktilen Sinnessystems
Berührung wirkt als biologisches Signal – sie regt Entwicklungsprozesse an. Die berührungsbasierte Entwicklung des Menschen lässt sich in folgenden Punkten zusammenfassen:

1. Hautkontakt unmittelbar nach der Geburt ist eine biologische Disposition des Menschen. Es ist „von vitaler Bedeutung, diese Disposition nicht zu stören – sie bildet ein Fundament der menschlichen Entwicklung" (Widström et al., 2019, S. 1).
2. In den ersten Stunden nach der Geburt dient taktile Stimulation als biologische Signalgebung. Berührung aktiviert physiologische Systeme für Stress- und Emotionsregulation (Narvaez et al., 2019).
3. Während der ersten Lebenszeit ist Berührung ein biologischer Regulator: Berührt zu werden, wirkt homöostatisch, beruhigend, lindert Schmerz und stabilisiert das fragile kindliche Nervensystem (Cascio et al., 2017; Manzotti et al., 2019). Somit ist Berührung Teil der frühen Co-Regulation: Eine Bezugsperson kann ihren eigenen beruhigten Zustand auf das kindliche Nervensystem übertragen. Dadurch löst sie beispielsweise kardiorespiratorische und thermoregulatorische Veränderungen aus. Jede pflegerische Geste kann affektmodulierend wirken – beruhigend oder vitalisierend-belebend (van Puyvelde, 2019).
4. Als validierende und bejahende Geste stabilisiert Berührung das Ich-Empfinden. Sie vermittelt spürbare Affirmation und Anerkennung: ‚Das bist Du. Es ist gut, dass es Dich gibt – so wie du bist' (Casares et al., 2024). Hautkontakt wirkt als körperlich fühlbares Bejahtwerden. Er vermittelt Akzeptanz und Selbstwertgefühl (Eiden, 1998).

5. Durch Berührung erhält der Körper von außen eine Struktur. Berührung vermittelt Integrität. Sie verstärkt das Gefühl, durch die Haut sicher geschützt und umgrenzt zu sein (Cornell, 1998).
6. Bei Depersonalisation oder Dissoziation kann Berührung den Menschen wieder in sich selbst verankern („touch as a bodily anchor") (Airosa et al., 2016). Wer den Kontakt mit sich selbst, mit dem eigenen Körper oder mit der Welt verliert, kann durch Berührtwerden wieder zu sich kommen (Ciaunica et al., 2021). Berührung ermöglicht, sich selbst zu spüren („self sensation") (Davis, 2001).
7. Berührung bewirkt „Containment" – das Gefühl, zusammengehalten zu werden angesichts massiver Bedrohung oder Unsicherheit in der Außenwelt (Willoughby, 2001). Dadurch wirkt sie einer Destabilisierung der Ich-Struktur entgegen.

Vor diesem Hintergrund zeigt sich: Berührung ist die therapeutische Geste par excellence. Sie erreicht den Menschen in Situationen, in denen er ‚außer sich' ist. Dabei wirkt sie regulierend und strukturierend, wenn Menschen aus der Balance geraten (Westland, 2011).

Jedoch ist Berührung hochgradig ambivalent. Die Grenze zwischen affirmativer und destruktiver Berührung kann fließend sein. In dieser Ambivalenz bewegt sich der Mensch ein Leben lang (Meyer & Streek, 2022). Die Ambivalenz der Berührung ist Teil des menschlichen Verletzlichseins (Westland, 2011).

Die verlorene Sinnesdimension

In westlichen Kulturen dominiert das visuelle Sinnessystem. Dadurch hat die sensorisch-taktile Sinnesdimension eine massive kulturelle Vernachlässigung erlitten (Palasmaa, 1996). Dies wirkt sich bis heute in vielen Lebensbereichen aus. Was geschieht in einer Kultur, die dem entwicklungsgeschichtlich wichtigsten Sinnessystem nur begrenzt Raum gibt? Was passiert, wenn die Kultur dem Menschen elementar notwendige sensorische Erfahrungen vorenthält? Seit der Antike besteht eine Hierarchie der Sinne (Palasmaa, 1996). Die Philosophie beschreibt den Sehsinn als ‚edelste' Fähigkeit des Menschen: Sehen bedeutet Erkennen. Das Auge eröffnet dem Menschen die Welt des Denkens, des Intellekts, der Vernunft und der Abstraktion. Der Sehakt ermöglicht, sich die Welt erkennend anzueignen. Denkend kann sich der Mensch über die körperliche Realität erheben.

Das taktile System hingegen ist körpernah und sozialisierend. Es „vereint uns mit anderen und mit der Welt" (Palasmaa, 1996, S. 51). Der Tastsinn ist *der* soziale Sinn. Der Sehsinn hingegen wirkt individualisierend und distanzierend: Betrachtung geschieht aus „erhabener Distanz" – ohne physisch in Kontakt zu sein. Das

Gefühl direkter Verbindung schwächt sich ab und erlischt. Dies reduziert Empathie und Anteilnahme (Palasmaa, 1996). Zentrale Erfahrungsdimensionen gehen verloren, wenn das visuelle System die Kultur dominiert.

Kulturen der Distanz

In visuell dominierten Kulturen entwickelten sich „Low-Contact Societies" (Tejada et al., 2020). Unabhängigkeit und Selbständigkeit gelten als Höchstwerte. Kontaktbedürfnisse bedeuten Abhängigkeit, Schwäche und fehlende Selbständigkeit (Tejada et al., 2020; Triandis, 2001). In der frühen Eltern-Kind-Interaktion entsteht eine überwiegend „distale Pflege" („distal care"). Eltern und Kinder stehen einander gegenüber. Körperkontakt bleibt episodisch (Keller et al., 2009). Dadurch fehlt die kontinuierliche taktile Außenregulation des Nervensystems. Co-Regulation durch Sinneserfahrungen wie Halten und Tragen erfolgt nur sporadisch. Synchronisierte rhythmische Bewegungs- und Berührungsmuster können sich nur begrenzt ausprägen. In westlichen Gesellschaften haben Kinder zu 18 Prozent des Tages Körperkontakt mit Bezugspersonen. In vielen nicht-westlichen Gesellschaften sind es zwischen 79 und 99 Prozent (Bigelow & William, 2020). Frühe körperliche Trennung soll den Individuationsprozess fördern (Norholt, 2020). Distale Pflege steht jedoch im Kontrast zur ‚biologisch erwartbaren Umwelt'. Kinder, die frühen intensiven Hautkontakt erleben, zeigen im Alter von zehn Jahren geringere Stressreaktionen und eine bessere kognitive Kontrolle (Feldman et al., 2010). Hyperaktive Stresssysteme in der frühen Kindheit können sich auf die gesamte Lebensspanne auswirken – und mit einem Risiko für psychische und systemische Krankheiten verbunden sein" (Császár-Nagy & Bókkon, 2018, S. 338; Norholt, 2020).

Low Contact Cultures und distale Pflege haben einen hohen Preis – insbesondere am Anfang des Lebens: Hautkontakt als kontinuierlicher biologischer Regulator fehlt. Berührungsentzug führt zu Dysregulation (Caldji et al., 2000).

Architektur als ‚zweite Haut'

Menschen haben das Bedürfnis nach Räumen, die eine ‚zweite Haut' bilden (Gruber & Gosztonyi, 2010).

> Der Großteil der Architektur ist für das Auge bestimmt. Die Vernachlässigung [der taktilen Sinnesdimension] ist möglicherweise mitverantwortlich für eine Reihe von Problemen, mit denen viele Menschen in der heutigen Gesellschaft konfrontiert sind. Die grundlegende Rolle der Architektur bei der Erhaltung unseres Wohlbefindens wurde vernachlässigt. (Spence, 2020, S. 1).

Architektur ist selten responsiv gegenüber Menschen als verletzliche, kontaktsensible Wesen. Gebäude vermitteln überwiegend visuelle Erfahrungen. Sie sollen ‚optisch ansprechend' sein. Umhüllende, sensorische Erlebnisse bleiben weitgehend aus. Taktile Erinnerungen werden nicht ausgelöst. In okulozentristischen Kulturen entsteht eine ‚taktile Amnesie' ('tactile amnesia') (d'Evie & Kleege, 2018). Visuellen Kulturen gelingt es nicht, „die Konturen unseres gemeinsamen Menschseins spürbar, sichtbar und hörbar zu machen. Sie [...] verändern die Schwelle zwischen individueller und sozialer Existenz" (Stuart, 2012, S. 1).

Menschen haben basale Bedürfnisse, die weit in die Entwicklungsgeschichte zurückreichen. Das Erleben von Architektur erfolgt hautnah und körperlich (Zumthor, 2004). Allzu oft fühlen sich Menschen ‚hautlos' in abweisenden, atmosphärisch kalten Räumen. Die Atmosphäre eines Raums überträgt sich auf die menschliche Wahrnehmung. Selbstempfinden und Raumempfinden lassen sich nicht trennen.

Selten fühlen sich Menschen in Räumen umhüllt und in ihrem Verletzlichsein aufgehoben: „Ich komme an, an diesem Ort und bei mir selbst. [...] Ich spüre, wie die Umgebung auf mich einwirkt und mich berührt. Ein neues Hier und ein elementares Zu-Hause-Sein wird spürbar. Durch den schützenden Charakter einer Ummantelung. Die umhüllende Wand legt sich wie eine zweite Haut um den Menschen, sodass er sich geschützt fühlt. Wie ein Mantel oder wie umschließende Hände. Zugleich entsteht ein weitendes Gefühl. Die menschlichen Urbedürfnisse sind erfüllt" (Schneider, 2019, S. 12).

Menschen einen Raum bereiten: „Holding Environments"

Aus pädiatrischer Sicht hat Donald Winnicott (1961) die anthropologische Funktion des Raums thematisiert. Er prägte das Bild der haltenden Umwelt („holding environment") als Voraussetzung der menschlichen Existenz. Am Beginn des Lebens steht das physische Gehalten- und Getragenwerden. Sich emotional gehalten zu fühlen, bildet die Fortsetzung. Außerhalb der Familie übernehmen soziale, rechtliche, institutionelle und kulturelle Strukturen eine haltende Funktion (Applegate, 1997). Holding ermöglicht die Kontinuität des menschlichen Selbst („going on being"). Versagt die haltende Funktion, ist das Selbst gefährdet (Anzieu-Premmereur, 2022). Idealerweise sollte sich das Leben des Menschen in einer Kontinuität von haltenden Umwelten vollziehen. Wie konzentrische Kreise sollten sich „holding environments" um den Menschen formieren. Holding ist nicht mit ‚Overprotection' zu verwechseln. Haltende Umgebungen sind responsiv abgestimmt auf persönliche Bedürfnisse. Bei übergriffigem, invasivem Parenting kann keine „Holding Environment" entstehen.

Holding ist jedoch nie vollkommen. Es gibt Umwelten, die ihrer haltenden Funktion nicht nachkommen (Applegate, 1997). Fallen gelassen zu werden, ist eine häufige Erfahrung. „Failing environments“ (versagende Umwelten) ist ein Schlüsselbegriff der Theorie Winnicotts. Die „Erosion der soziopolitischen Holding Environments“ gefährdet den Menschen und löst Leiden aus (Applegate, 2013, S. 13).

Die professionalisierte haltende Umwelt

Helfende Berufe bilden eine professionalisierte Holding Environment. Fachpersonen treten in die Leerstelle ein, wenn familiäre und soziopolitische haltende Strukturen wegbrechen oder fehlen (Applegate, 2013). In Situationen der Krankheit, nach physischen und psychischen Verletzungen, in Krisensituationen oder am Lebensende fühlen sich Menschen oft ‚hautlos‘ (Werbart, 2019). Das Zuhausesein im eigenen Körper geht verloren (Svenaeus, 2000). Umso wichtiger ist ein haltender, responsiver Beziehungsraum.

Zur haltenden Funktion der helfenden Berufe gehört auch ein Refugium der Berührung. Bis heute gelten pflegerisch-therapeutische Berufe als „high-touch professions“ (Pepito et al., 2023). Dies gehört zu ihrer Einzigartigkeit. Es ist zentral, dass diese Berufe berührungsintensiv bleiben. Jede funktionelle patientennahe Handlung kann ein würdigender, bestätigender und anteilnehmender Akt sein. Selbst zweckorientierte Handlungen können eine validierende Dimension haben. Vitalwerte zu überprüfen oder Blut abzunehmen, ist mehr als eine haptische Geste: Berührung vermittelt „Würde und das Gefühl, wertvoll zu sein – das, was Menschen von Sachen unterscheidet“ (Gadow, 1984, S. 63).

Berührung kann auf wortlose Weise Rückhalt und Sicherheit vermitteln (De Luca et al., 2022). Ist der eigene Körper durch Krankheit gezeichnet, entstellt oder erschöpft, wirkt Berührung gratifizierend. Viele Menschen erleben es als Entwürdigung, schwer krank zu sein. Sie befürchten, dadurch ihren Wert als Mensch zu verlieren (Picco et al., 2010). Berührung kann ein Gefühl der Würde vermitteln.

Fachpersonen sind sich jedoch bewusst: Berührung und Holding dürfen keine Übergriffe sein (Westland, 2011). Es gibt „positive und negative Formen der räumlichen Umhüllung“ (Jacobson, 2020, S. 54).

Deep Seeing: Zusammenschau

Ein sensibilisierter Blick für Verletzlichsein in Bezug auf das Raumerleben des Menschen öffnet die Augen für folgende Aspekte:

- Kontaktzone zwischen Ich und Welt: Der Mensch ist verletzlich, weil er ein kontaktsensibles Wesen ist.
- Das menschliche Ich als ‚Haut-Ich': Der Mensch ist verletzlich, weil seine Haut als Körpergrenze zugleich durchlässig und undurchlässig ist (Anzieu, 2023). Die Welt kommt dem Menschen permanent nahe: Er „kann nicht aufhören, die Welt zu fühlen, die ihn umgibt" (Tuggle, 2020, S. 1).
- Das taktile Sinnessystem als Konstitutivum des Menschen: Wie kein anderes Sinnessystem prägt es das Ich-Empfinden. Es ist das Sinnessystem der Sozialität. Zugleich ist es mit Gewalt, Verletzung und Verwundung verbunden.
- Kulturen der Distanz: Der Mensch ist verletzlich, weil in visuell dominierten Kulturen lebenswichtige Sinneserfahrungen fehlen (Palasmaa, 1996).
- Berührung als therapeutische Geste par excellence: Sie kann einen Menschen mit sich selbst und mit anderen verbinden. Das Selbst entsteht am Berührungspunkt mit dem anderen Menschen.

5.2 Reflexions- und Handlungsfelder

Es ergeben sich folgende Reflexions- und Handlungsfelder:

Verletzliche Menschen benötigen responsive Räume. Wichtig ist ein Bewusstsein dafür, „wie wesentlich der Raum und die Raumerfahrung für das Selbstsein sind" (Jacobson, 2020, S. 55).

Raum als Beziehungsraum wahrnehmen. Raum entsteht zwischen Menschen (Watsuji, 1996). In visuell dominierten Kulturen hat Raum fast ausschließlich eine territoriale oder geographische Bedeutung. Für den Menschen als verletzliches Wesen ist jedoch Raum als Beziehungsraum zentral. „Die Vorstellung davon, wer ‚ich bin' oder wer ‚wir sind' und unsere Vorstellung von der Umgebung, in der wir leben (gastfreundlich oder gefährlich) entstehen in der frühen Interaktion" (Tamaki, 2024, S. 1).

Holding Environment als Schlüsselkonzept der helfenden Berufe. Mehr als je zuvor besteht heute eine „Erosion der soziopolitischen haltenden Umwelt" (Applegate, 2013). Umso wichtiger ist es, „Holding Environment" als organisierende

Metapher für das Selbstverständnis der helfenden Berufe neu zu durchdenken (Applegate, 1997).

Das taktile Sinnessystem zur Geltung bringen. Es ist von großer Bedeutung, dass helfende Berufe „high touch professions" bleiben – als Ausgleich der „social touch deprivation" in visuell dominierten Kulturen (von Mohr et al., 2021). Für Fachpersonen der helfenden Berufe ist ein Verständnis der taktilen Sinnesfunktion grundlegend für die tägliche Arbeit: „Berührung hat eine vitale Bedeutung für die menschliche Entwicklung und für die [...] Gesundheit" (Suvilehto et al., 2015, S. 13811). Jede Patientin/jeder Patient bringt eine eigene Berührungsgeschichte mit.

Diskriminierende Architektur verhindern. Räume sind Personen oft nicht zugänglich, weil sie sehr jung, alt, krank, verletzt, sozial fragil oder auf Hilfe angewiesen sind. Diskriminierende Raumgestaltung findet selten Aufmerksamkeit. Häufig besteht kein Bewusstsein, dass Architektur eine „Form der Regulierung" darstellt: „Wir versäumen es, diskriminierende Ausgrenzung durch Architektur zu berücksichtigen" (Schindler, 2015, S. 1).

Epilog

„Die Art und Weise, wie wir existieren, hängt davon ab, ob und wie Menschen uns einen Raum bereiten." (Jacobsen, 2020, S. 55)

Literatur

Airosa, F., Falkenberg, T., Öhlén, G. M. & Arman, M. (2016). Tactile massage as part of the caring act: a qualitative study in short term emergency wards. *Journal of Holistic Nursing, 34*(1), 13–23. https://doi.org/10.1177/0898010115579769

Anzieu, D. (2023). *Le moi-peau.* Dunod.

Anzieu-Premmereur, C. (2022). Babies in therapy, psychoanalytic interventions for infants and their parents. *Frontiers of Psychiatry, 13,* 1054372. https://doi.org/10.3389/fpsyt.2022.1054372

Applegate, G. (2013). The erosion of the holding environment. In E. Rudderman & C. Torsone (Eds.), *The holding environment under attack* (pp. 13–18). Springer.

Applegate, G. (1997). The holding environment: An organizing metaphor for social work theory and practice. *Smith College Studies in Social Work, 68*(1), 7–29. https://doi.org/10.1080/00377319709517514

Bigelow, A. & William, L. (2020). To have and to hold: Effects of physical contact on infants and their caregivers. *Infant Behavior and Development, 61,* 101494. https://doi.org/10.1016/j.infbeh.2020.101494

Bohic, M. & Abraira, V. (2022). Wired for social touch: the sense that binds us to others. *Current Opinion in Behavioral Sciences, 43,* 207–215. https://doi.org/10.1016/j.cobeha.2021.10.009

Casares, N., Cuadrado-Tejedor, M., García-Osta, A. & Lasarte, J. (2024). The immune system: uncharted pathways between senses and the brain. *Neural Regeneration Research, 19*(6), 1173–1174. https://doi.org/10.4103/1673-5374.385874

Caldji, C., Diorio, J. & Meaney, M. (2000). Variations in maternal care in infancy regulate the development of stress reactivity. *Biological Psychiatry, 48*(12), 1164–1174. https://doi.org/10.1016/S0006-3223(00)01084-2

Cascio, C., Moore, D. & McGlone, F. (2017). Social touch and human development. *Development and Cognitive Neuroscience, 35*, 5–11.

Ciaunica, A., Charlton, J. & Farmer, H. (2021). When the window cracks: Transparency and the fractured self in depersonalisation. *Phenomenology and the Cognitive Sciences, 20*(1), 1–19. https://doi.org/10.1007/s11097-020-09677-z

Ciaunica, A. & Fotopolou, A. (2017). The touched self: psychological and philosophical perspectives on proximal intersubjectivity and the self. In C. Durt, T. Fuchs & C. Tewes (Eds.), *Embodiment, enaction, and culture: Investigating the constitution of the shared world* (pp. 173–192). MIT Press. https://doi.org/10.7551/mitpress/9780262035552.003.0009

Cornell, W. F. (1998). Touch and Boundaries in Transactional Analysis: Ethical and Transferential Considerations. *Transactional Analysis Journal, 27*(1), 30–37. https://doi.org/10.1177/036215379702700108

Császár-Nagy, N. & Bókkon, I. (2018). Mother-newborn separation at birth in hospitals: A possible risk for neurodevelopmental disorders? *Neuroscience and Biobehavioural Revue, 84*, 337–351. https://doi.org/10.1016/j.neubiorev.2017.08.013

Davis, W. (2001). *Energetic and therapeutic touch.* https://www.functionalanalysis.eu/public/6.Energetic_and_Therapeutic_Touch.pdf

d'Evie, F. & Kleege, G. (2018). The gravity, the levity: Let us speak of tactile encounters. *Disability Studies Quarterly, 38*(3). https://doi.org/10.18061/dsq.v38i3.6483

De Luca, E., Wilson, M., Shaw, M. & Landis, T. (2022). Permission to touch: Nurses' perspectives of interpersonal contact during patient care. *Western Journal of Nursing Research, 44*(5), 456–465. https://doi.org/10.1177/01939459211000087

Eiden, B. (1998). The body in psychotherapy, The use of touch in psychotherapy. *Self and Society, 26*(2), 3–41. https://doi.org/10.1080/03060497.1998.11085839

Feldman, R., Singer, M., & Zagoory, O. (2010). Touch attenuates infants' physiological reactivity to stress. *Developmental Science, 13*(2), 271–278. https://doi.org/10.1111/j.1467-7687.2009.00890.x

Gadow, S. (1984). Touch and technology: Two paradigms of patient care. *Journal of Religion & Health, 23*, 63–69. https://doi.org/10.1007/BF00999400

Gibson, J. (1979). *The ecological approach to visual perception.* Houghton Miffli.

Gruber, P. & Gosztonyi, S. (2010). Skin in architecture: Towards bioinspired facades. *WIT Transactions on Ecology and the Environment*, 507–513. https://doi.org/10.2495/DN100451

Guillaume, J.-C. (2012). Contenants, enveloppes psychiques et invariants. *Journal de la Psychanalyse de l'Enfant, 2*, 469–499.

Jacobson, K. (2020). Spatiality and agency: A phenomenology of containment. *Puncta – Journal of Critical Phenomenology, 32*, 54–75. https://doi.org/10.5399/PJCP.v3i2.8

Keller, H., Borke, J., Staufenbiel, T., Yovsi, R. D., Abels, M., Papaligoura, Z., Jensen, H., Lohaus, A., Chaudhary, N., Lo, W. & Su, Y. (2009). Distal and proximal parenting as alternative parenting strategies during infants' early months of life: A cross-cultural study. *International Journal of Behavioral Development, 33*(5), 412–420. https://doi.org/10.1177/0165025409338441

Manzotti, A., Cerritelli, F., Esteves, J., Lista, G., Lombardi, E., La Rocca, S., Gallace, A., McGlone, F. & Walker, S. (2019). Dynamic touch reduces physiological arousal in preterm infants: A role for c-tactile afferents? *Developments in Cognitive Neurosciences, 39,* 100703. https://doi.org/10.1016/j.dcn.2019.100703

Meyer, C. & Streek, J. (2022). Ambivalence of touch. An epilogue. In A. Cekaite & L. Mondada (Eds.), *Touch in social interaction* (pp. 311–325). Taylor & Francis.

Narvaez, D., Wang, L. & Cheng, A. (2019). The importance of early life touch for psychosocial and moral development. *Psicologia: Reflexão e Crítica, 32,* 16.

Nelson, C. & Gabard-Durnam, L. (2020). Early adversity and critical periods: Neurodevelopmental consequences of violating the expectable environment. *Trends in Neuroscience, 43*(3), 133–143. https://doi.org/10.1016/j.tins.2020.01.002

Norholt, H. (2020). Revisiting the roots of attachment: A review of the biological and psychological effects of maternal skin-to-skin contact and carrying of full-term infants. *Infant Behavior and Development, 60,* 101441. https://doi.org/10.1016/j.infbeh.2020.101441

Palasmaa, J. (1996). *The eye of the skin. Architecture and the senses.* Wiley.

Pepito, J., Babate, J. & Dator, W. (2023). The nurses' touch: An irreplaceable component of caring. *Nursing Open, 10*(9), 5838–5842. https://doi.org/10.1002/nop2.1860

Picco, E., Santoro, R. & Garrino, L. (2010). Dealing with the patient's body in nursing: nurses' ambiguous experience in clinical practice. *Nursing Inquiry, 17*(1), 39–46. https://doi.org/10.1111/j.1440-1800.2009.00481.x

Schneider, N. (2019). *Atmosphäre im umfriedeten Raum – Zumthors Bruder-Klaus-Kapelle bei Wachendorf in der Eifel.* Universität Augsburg.

Spence, C. (2020). Senses of place: architectural design for the multisensory mind. *Cognitive Research: Principles and Implications, 5*(1), 46. https://doi.org/10.1186/s41235-020-00243-4

Stuart, S. (2012). Enkinaesthesia: The essential sensuous background for co-agency. In Z. Radman (Ed.), *Knowing without thinking. New directions in philosophy and cognitive science* (pp. 167–186). Palgrave Macmillan. https://doi.org/10.1057/9780230368064_9

Svenaeus, F. (2000). The body uncanny. Further steps towards a phenomenology of illness. *Medicine, Health Care and Philosophy, 3*(2), 125–137.

Tamaki, T. (2024). Re-reading the Indo-Pacific as Aidagara: Watsuji Tetsurō's relevance to Japan's foreign relations. *Critical Asian Studies, 56*(3), 403–424. https://doi.org/10.1080/14672715.2024.2364341

Sapolsky, R. (1994). *Why zebras don't get ulcers.* St Martin's Press.

Schindler, S. (2015). Architectural exclusion: Discrimination and segregation through physical design of the built environment. *Yale Law Journal, 124*(6), 1936–2024.

Suvilehto, J., Glerean, E., Dunbar, R., Hari, R. & Nummenmaa, L. (2015). Topography of social touching depends on emotional bonds between humans. *Procedures of the National Academy of Sciences USA, 112*(45), 13811–13816. https://doi.org/10.1073/pnas.1519231112

Tejada, A., Dunbar, R. & Montero, M. (2020). Physical contact and loneliness: Being touched reduces perceptions of loneliness. *Adaptive Human Behaviour and Physiology, 6*(3), 292–306. https://doi.org/10.1007/s40750-020-00138-0

Triandis, H. (2001). Individualism-collectivism and personality. *Journal of Personality, 69*(6), 907–924. https://doi.org/10.1111/1467-6494.696169

Tuggle, M. (2020). *Kept in the "anonymous dark": An exploration of touch and isolation in the United States.* Digital Commons@Macalester.

Van Puyvelde, M. (2019). Infants autonomic cardio-respiratory responses to nurturing stroking touch delivered by the mother or the father. *Frontiers in Physiology, 28*(10), 1117. https://doi.org/10.3389/fphys.2019.01117

Von Mohr, M., Kirsch, L. & Fotopolou, A. (2021). Social touch deprivation during COVID-19: effects on psychological wellbeing and craving interpersonal touch. *Royal Society Open Science, 8*(9), 210287. https://doi.org/10.1098/rsos.210287

Walton, T. & Jones, R. (2018). Ecological identity: The development and assessment of a measurement scale. *Environment and Behavior, 50*(6), 657–689. https://doi.org/10.1177/0013916517710310

Winnicott, D. (1961). Varieties of psychotherapy. In D. Winnicott (Ed.), *Home is where we start from: Essays by a psychoanalyst* (pp. 101–111). Norton.

Watsuji, T. (1996). *Rinrigaku: Ethics in Japan*. Albany State University of New York Press.

Westland, G. (2011). Physical touch in psychotherapy: Why are we not touching more? *Body, Movement and Dance in Psychotherapy, 6*(1), 17–29. https://doi.org/10.1080/17432979.2010.508597

Widström, A., Brimdyr, K., Svensson, K., Cadwell, K. & Nissen, E. (2019). Skin-to-skin contact in the first hour after birth, underlying implications and clinical practice. *Acta Paediatrica, 108*(7), 1192–1204. https://doi.org/10.1111/apa.14754

Willoughby, R. (2001). The petrified self: Esther Bick and her membership paper. *British Journal of Psychotherapy, 18*(1), 3–6. https://doi.org/10.1111/j.1752-0118.2001.tb00002.x

Werbart, A. (2019). The skin is the cradle of the soul: Didier Anzieu on the Skin-Ego, Boundaries, and Boundlessness. *Journal of the Psychoanalytical Association, 67*(1), 37–58. https://doi.org/10.1177/0003065119829701

Zacca, D. (2023). *Experiencing spaces and places through human senses with the presence of nature. 6th International Conference of Contemporary Affairs in Architecture and Urbanism (ICCAUA-2023)*. ICCAUA2023EN0325+Darine_496-505.pdf https://doi.org/10.38027/iccaua2023en0325

Zumthor, P. (2004). *Atmosphären*. https://de.scribd.com/doc/206983485/Peter-Zumthor-Athmospharen

6
Der Körper und seine Verletzungsgeschichte

> Unser Körper ist ein lebendiges und ständig aktualisiertes Archiv all dessen, was uns widerfahren ist. Es besteht ein immenser Vorrat an Informationen, die in Muskeln, Knochen und Narbengewebe [...] zum Ausdruck kommt. [...]. Wir verkörpern unsere eigene Geschichte. (Morrissey, 2008, S. 1)

Jeder Mensch hat seine eigene Körpergeschichte. Der menschliche Körper zeigt Spuren familiärer, gesellschaftlicher und politischer Verhältnisse. Ständig sich wiederholende Erlebnisse im Kontakt zwischen Körper und Welt prägen sich ins Körpergedächtnis ein. Auf diese Weise entstehen „affektmotorische Schemata" (Downing, 1996, S. 130). Sie zeigen sich in Bewegungen und Haltungen, im Atemmuster oder in der Muskelspannung. Affektmotorische Schemata sind „körperliche Narrative, die sich in frühkindlichen interaktiven Erfahrungen aufbauen" (Geuter, 2015, S. 238). Häufig bilden sich Schemata „durch soziokulturelle Regeln des Verhaltens und äußere Zwänge, denen Menschen unterliegen. [...] Oft sind sie das Ergebnis erzwungener Anpassung an widrige Verhältnisse" (Geuter, 2015, S. 239).

Schemata entstehen in frühen körpersprachlichen Dialogen – zu einer Zeit, in der Kommunikation noch ohne Worte geschieht. Geringe Übereinstimmung im Körperdialog führt dazu, dass sich ein Kind, „starr macht und sich durch Muskelverhärtung einen inneren Halt verschafft. Es lernt affektmotorisch, sich so zu verhalten, weil die Versuche, Halt in einer Bindung zu finden [...], scheitern" (Geuter, 2015, S. 238). Oft sind es Leerstellen, die in Schemata zum Ausdruck kommen: fehlender Rückhalt, ausbleibende schützende Gesten, Mangel an Resonanz. Niemand war in Reichweite, um Gefahren abzuwenden oder Hilfe zu leisten. Schemata lassen sich häufig auf Nicht-Erlebtes zurückführen – auf unerfüllte basale Bedürfnisse.

Das Konzept der affektmotorischen Schemata macht deutlich: Menschen können ihrer Vergangenheit oft nicht entkommen. Ihre Verletzungsgeschichte begleitet sie: „Alles Erlebte hält an, lebt fort in Verhaltensweisen, die wie seelische und leibliche Engramme in Personen eingeschrieben sind“ (Straub, 2014, S. 78). Somit gibt es kaum neutrale Bewegungen. Jeder Geste und jeder Handlung liegen lebensgeschichtliche Narrative zugrunde (Geuter, 2015). Vor diesem Hintergrund zeigt sich der innerste Kern des Therapeutischen (Faccio et al., 2022). Patient*innen fragen sich: „Bist Du diejenige Person, die mir das geben kann, was ich damals so sehr vermisst habe und wonach ich noch heute verzweifelt suche?” (Pesso, 2013, S. 63).

6.1 Die Zwei-Körper-Erfahrung

Es gibt „Körper, die nicht gehalten, nicht gespiegelt wurden – durch frühe Bezugspersonen oder durch die Kultur im Allgemeinen“ (Daly, 2014, S. 76). Für solche unerfüllten Bedürfnisse sensibilisiert das Schemata-Konzept. Es löst sich von der Vorstellung eines isolierten individuellen Körpers. Ausgangspunkt ist die interpersonale Zwei-Körper-Erfahrung (Diamond, 2001). Körpersein ereignet in der Interaktion mit einem Gegenüber. Somit ist Körpersein ein kontinuierlicher Prozess. Der eigene Körper ist permanent exponiert an interpersonale, soziale und politische Verletzungsverhältnisse. Stets kann dem Körper etwas angetan werden, das ihn dauerhaft verändert (Totton, 2008).

Kulturen vermitteln die Vorstellung eines idealisierten Körpers. „In der Vorstellung ist der Körper perfekt und schön: Eine Fantasiewelt der Vollkommenheit, makellos, ohne Mangel. [...] Dies steht im Kontrast zur Realität des unvollkommenen, fragilen und gefährdeten Körpers“ (Diamond, 2013, S. 78). Das kulturelle Idealbild verschleiert, „dass der Körper verletzlich ist, anfällig für Verwundungen, Entstellungen, Krankheiten und Tod“ (Diamond, 2013, S. 82).

Der politische Körper

Körper sind „keine neutrale Materie. [...] Körperlichkeit ist immer schon sozial, immer schon intersubjektiv“ (Sullivan, 2005, S. 365). Stets sind Körper bereits geprägt durch die Gesellschaft, die Politik und die Geschichte (Brown & Gershon, 2020). Die individuelle Körpergeschichte eines Menschen hat weitreichende Bedeutung für helfende Berufe. Je nach Ort und Zeit, je nach historischem, politischem und sozialem Kontext ereignet sich Körpersein in spezifischer Weise (Totton, 2008). Jeder Körper ist ein „Palimpsest“: Er trägt mehreren Schichten von

Inschriften. Frühere Erfahrungen bleiben lesbar (Okello & Duran, 2021). Sie wirken auf die Gegenwart ein. „Bei jedem Klienten achten wir auf die Sedimente der Geschichte, [...] auf die Spuren und Ablagerungen aus früheren Zeiten" (Berzoff, 2011, S. 122).

Soziale und politische Verhältnisse überschreiten die Körpergrenzen (Koops, 2014). Sie durchdringen den Körper. Entbehrung und Unterdrückung, Verfolgung und Stigmatisierung, Krieg und Genozid führen dazu, dass Menschen über Generationen hinweg eine höhere Prävalenz von Krankheiten aufweisen (Sotero, 2006). Historische Ereignisse und politische Entwicklungen können „auf das kulturelle Gewebe einer Gesellschaft wie ein Schock einwirken" (Sztompka, 2000, S. 449). Somit ist es unmöglich, den Körper als von der Umgebung getrennt zu betrachten (Koops, 2014). Ein Begriff wie körperliche Unversehrtheit wird fragwürdig, wenn es um politische, historische und gesellschaftliche Prozesse geht (Sztompka, 2000). Der menschliche Körper ist daher immer schon ein Ort der Grenzverletzungen und Grenzüberschreitungen (Koops, 2014). Als Gedächtniskörper speichert er das Erlittene: „Negative Körpererfahrungen aus der Vergangenheit [...] beeinflussen das Verhalten. Sie tragen zur Entwicklung somatischer Symptome bei" (Gentsch & Kuehn, 2022, S. 1).

Die Verletzungsgeschichte eines Körpers zu lesen, gehört zu den wichtigsten Aufgaben der helfenden Berufe. Das Lesen des Körpers hat eine soziale, politische und historische Dimension: „In den Körpern [...] meiner Patienten waren immer noch generationenübergreifende Botschaften lebendig. Traumatisierende Erfahrungen wurden im Körper festgehalten. Manchmal hatte ich das Gefühl, dass das Trauma [...] zu massiv war, als dass es von einem Körper allein bewältigt werden konnte. Es waren zwei Körper nötig, sowohl der des Therapeuten als auch der des Patienten, um das Trauma zu bewältigen – und den traumatisierten Körper zu unterstützen" (Dahn & Appel Opper, 2018, S. 1).

Über den Körper die Psyche erreichen

Klient*innen berichten, dass sie sich in extrem belastenden Situationen nicht an die Worte der Fachpersonen erinnern konnten. Diese Problematik ist nicht zu unterschätzen: „Die Zeiten, in denen [meine Klientin] mich am meisten brauchte, waren genau diejenigen Zeiten, in denen sie mich nicht finden konnte" (Levit, 2022, S. 1). Unter hohem Stresseinfluss und in dissoziativen Zuständen sind Menschen sprachlich-kognitiv kaum noch zu erreichen. Sprachbezogene und kognitive Gehirngebiete sind deaktiviert. Die psychisch schmerzhaftesten Ereignisse sind im Körpergedächtnis gespeichert. Sie sind weder sprachlich noch kognitiv zugänglich. Dies gilt für belastende Erfahrungen in der frühen Kindheit und für Traumata (Alberini & Travaglia, 2017).

Traditionell gilt es als hilfreich, über Erlebtes zu sprechen, Erfahrungen kognitiv zu durchdringen und Emotion mit Hilfe von Kognition zu kontrollieren (Ogden et al., 2006). Körperorientierte Therapieformen folgen einem anderen Weg. Sie haben das Verständnis des Therapeutischen nachhaltig verändert. Nonverbale Synchronie zwischen dem Körper der Klientin/des Klienten und dem Körper der Fachperson gilt als maßgeblich für das Gelingen einer Therapie. Forschungsergebnisse zeigen, „wie wichtig es ist, dass sich der Therapieprozess nicht nur auf Kognition und Emotionen, sondern auch auf den Körper und den körperlichen Ausdruck konzentriert" (Tschacher & Meier, 2023, S. 1). Dabei spielt wortlose Synchronisierung eine entscheidende Rolle. Wie in der frühen Kindheit geht es darum, „Embodied Relating" zu erleben – ein körperliches Aufeinander-Bezogensein von Mimik, Gestik, Haltung und Prosodie (Totton, 2008). Der nonverbale mimisch-gestische Dialog vermittelt ein Gefühl basaler Sicherheit (Geller & Porges, 2014).

In diesem Kontext erhält der Begriff „therapeutische Allianz" einen tieferen Sinn: Therapeutische Allianz „kann als eine Form von Koordination und Synchronie operationalisiert werden. [...] Synchronie ist mit [...] Beziehungsqualität und Therapieerfolg assoziiert. Nonverbale Synchronie zeigt sich in Variablen der körpersprachlichen Motorik, der sympathischen und parasympathischen physiologischen Aktivierung sowie zunehmend auch durch zentralnervöse Prozesse" (Tschacher & Meier, 2023, S. 10). Die körperliche Synchronisierung und Koordination zwischen Fachpersonen und Klient*innen kann mehr als Worte bewirken. Klient*innen fühlen sich auf der Ebene des Körperdialogs wortlos verstanden. Auf diese Weise gelingt es, die Psyche *durch den Körper* zu erreichen. Treten Worte, Gedanken und Handlungen in den Hintergrund, entsteht Raum für relationale Tiefe („relational depth"; Cooper, 2013).

Frühe Körpererinnerungen überschreiben

„Wenn wir die Erinnerungen eines jeden Menschen abschöpften und sie durch neue Erinnerungen ersetzen, würden wir tatsächlich eine neue Wirklichkeit schaffen" (Goddemeier, 2014, S. 1). Therapeutisch eine neue Wirklichkeit schaffen – das geschieht durch nachträgliches Füllen der Leerstellen, die in der Kindheit offengeblieben sind. Es geht um das Nachholen des Nicht-Erlebten. Verletzungsgeschichten lassen sich unterbrechen durch therapeutische Gegenerfahrungen: Zu erhalten, was bisher gefehlt hat, löst neue körperbasierte Erinnerungen aus. Diese nachträglichen Erfahrungen werden im Körpergedächtnis gespeichert (Pesso,

2013). Positive Gegenerfahrungen können negative Körpererinnerungen überschreiben. Sie können affektmotorische Schemata auflösen. Fachpersonen vermitteln nachträglich diejenige Körpererfahrung, die bisher gefehlt hatte. Dies ist ein Schlüsselerlebnis für die Klientin/den Klienten: Es gibt eine Person, die sich schützend vor mich stellt, mir Rückhalt gibt und an meiner Seite bleibt. Es geht um ein körperlich fühlbares responsives Erleben („being with-another body"). Erstmals kann das körperlich spürbare Gefühl aufkommen, mit der Umgebung verbunden und in Synchronie zu sein: „Manchmal saßen wir nur still nebeneinander. Ich versuchte, im selben Rhythmus wie [die Patientin] zu atmen – damit sie einmal spüren konnte, wie es ist, wenn ein anderer Mensch da ist – ein Mensch, der mit ihr mitschwingt" (Daly, 2014, S. 76).

Vor diesem Hintergrund wird deutlich: Der Körper der Fachperson spielt eine bedeutende Rolle. Vielen ist dies nicht bewusst. Fachpersonen konzentrieren sich auf den Körper der Klientin/des Klienten. Aufmerksamkeit erhält der „Körper der Anderen. [Der] Körper der Fachpersonen selbst scheint keine Rolle zu spielen" (Wimmer et al., 2021, S. 1). Fachpersonen erwähnen ihren eigenen Körper nicht, wenn sie über Wirkfaktoren einer Therapie sprechen. Ihr eigener Körper bildet eine „Leerstelle" bei der Reflexion des Therapeutischen (Wimmer et al., 2021). Für Klient*innen hingegen ist der Körper der Fachpersonen von immenser Bedeutung. An jeder Geste, an jeder Bewegung lesen sie unbewusst ab, ob die Fachperson sich auf ihren Körper abstimmt oder nicht. Der Körper der Fachperson wird für die Klientin/den Klienten „zu einer haltenden Umwelt. Er ermöglicht ein optimales Maß an physischer und psychischer Sicherheit – damit die Klientin/der Klient *sich selbst* sein kann" (Daly, 2014, S. 63).

Deep Seeing: Zusammenschau

Ein sensibilisierter Blick auf Verletzlichsein öffnet die Augen für folgende Aspekte:

- Der exponierte Körper: Er zeigt Spuren familiärer, gesellschaftlicher und politischer Verhältnisse (Sullivan, 2005).
- Affektmotorische Schemata: Das Konzept sensibilisiert für die interpersonale Verletzungsgeschichte des Körpers (Downing, 1996).
- Der Nukleus des Therapeutischen: Gegenerfahrungen zum Körpererleben in der Kindheit sind essenziell: „Bist Du diejenige Person, die mir das geben kann, was ich damals so sehr vermisst habe [...]?" (Pesso, 2013, S. 63).
- Körpertherapeutische Ansätze: Sie ermöglichen, die Psyche *durch den Körper* zu erreichen.

- Nonverbale Synchronie: Die Therapieforschung zeigt: Das Erleben wortloser körperlicher Resonanz ist essenziell für die Beziehungsqualität (Tschacher & Meier, 2023.

6.2 Reflexions- und Handlungsfelder

Es ergeben sich folgende Reflexions- und Handlungsfelder:

Eine Anthropologie des verletzlichen Körpers als Grundlage der helfenden Berufe. Ein differenziertes Verständnis des Körperseins ist zentral für helfende Berufe: Als verletzlicher Körper zu leben – was bedeutet das konkret? Welche Dimensionen der Erfahrung sind damit verbunden?

Körpererleben als Basis des Selbsterlebens zur Geltung bringen. Insbesondere in kognitiv dominierten Kulturen ist es zentral, das Körpererleben als „Grundlage des Selbsterlebens" zu verstehen (Geuter, 2015, S. 75).

Die Körpergeschichte in den Blick nehmen. Familiäre, soziale, politische und geschichtliche Verletzungsverhältnisse bilden sich ab im menschlichen Körper: „Man darf nicht vergessen, dass sich im Körper immer auch Entfremdung oder Unterdrückung manifestieren" (Geuter, 2015, S. 239). Menschen erzählen ihre Beziehungs- und Lebenserfahrungen in Form eines körperlichen Narrativs: „Sie drücken in ihrer Haltung und ihrer Bewegung aus, wie sie sich gegenüber anderen Menschen und Situationen fühlen" (Geuter, 2015, S. 238)

Den Körper im Kontext der Verletzungsverhältnisse wahrnehmen. Lebensverhältnisse durchdringen den Körper. Hier geht es um „Bedingungen, unter denen Menschen geboren werden, aufwachsen, arbeiten, leben und altern. [Es geht] um jene Kräfte und Systeme, welche die Bedingungen des täglichen Lebens bestimmen. Zu diesen Kräften und Systemen gehören Wirtschaftspolitik und Wirtschaftssysteme, Entwicklungspolitik, soziale Normen, Sozialpolitik und politische Systeme" (World Health Organization (WHO), 2024, S. 1).

Nonverbale Synchronie als Nukleus des Therapeutischen bedenken. Unbewusst synchronisieren sich Menschen mit ihrem Gegenüber. Sie stimmen sich ein durch koordinierte Wechsel in Körperhaltung, Sitzposition, Gestik, Gesichtsausdruck und Kopfbewegung (Ramseyer & Tschacher, 2011; Tschacher & Meier,

2023). Die Therapieforschung zeigt: Hohe körpersprachliche Synchronie ist die Basis der therapeutischen Allianz. Nonverbale Synchronie ermöglicht, sich wortlos verstanden zu fühlen und sorgt für „gefühlte Sicherheit“ (Porges, 2022, S. 1).

Stigmatisierung und Stereotypisierung von Körpern unterbrechen. In allen Gesellschaften gibt es idealisierte und stigmatisierte Körper, akzeptierte und disqualifizierte Körper. Es ist von zentraler Bedeutung, dass Fachpersonen den Körper der Klient*innen nicht anhand der kulturell dominanten Körperidealen bewerten. Wie sehr der Körper auch von kulturellen Idealvorstellungen abweicht, wie sehr er auch durch Krankheit gezeichnet ist – die bedingungslose Anerkennung des verletzlichen Körpers ist die Basis jeder therapeutischen Begegnung. Häufig ist die Rede von Begegnungen ‚auf Augenhöhe‘. Noch wichtiger ist womöglich eine Begegnung zwischen zwei Körpern ‚von gleich zu gleich‘ (Daly, 2014).

Epilog

„Diese Körper sendeten ihre Geschichten aus – in der Hoffnung, dass ein anderer Körper sie empfangen und hören/anerkennen würde.“ (Dahn & Appel Opper, 2018, S. 1)

Literatur

Alberini, C. & Travaglia, A. (2017). Infantile amnesia: A critical period of learning to learn and remember. *Journal of Neuroscience, 37*(24), 5783–5795. https://doi.org/10.1523/JNEUROSCI.0324-17.2017

Berzoff, J. (2011). Why we need a biopsychosocial perspective with vulnerable, oppressed, and at-risk clients. *Smith College Studies in Social Work, 81*(2–3), 132–166. https://doi.org/10.1080/00377317.2011.590768

Brown, N. & Gershon, S. (2020). *Body Politics*. Routledge. https://doi.org/10.4324/9780429341922

Cooper, M. (2013). Experiencing relational depth in therapy: What we know so far. In R. Knox, D. Murphy, S. Wiggins & M. Cooper (Eds.), *Relational depth: New perspectives and developments* (pp. 62–76). Palgrave Macmillan.

Dahn, N. & Appel Opper, J. (2018). Hver kropp har sin egen melodi. Julianne Oppel-Apper i dialog med redaktør Nora Astrup Dahm. *Norsk Gestaltterapeutforening*. https://ngfo.no/hver-kropp-har-sin-egen-melodi/

Daly, S. (2014). The intersubjective experience of the physical body in the clinical setting of eating disorders. *Clinical Social Work Journal, 44*(1), 47–56. https://doi.org/10.1007/s10615-014-0475-4

Diamond, N. (2013). Estranged body states – The case of „Das Unheimliche“. *Journal of Psychosocial Studies, 7*, 78–97.

Diamond, N. (2001). Towards an interpersonal understanding of bodily experience. *Psychodynamic Counselling, 7*(1), 41–62. https://doi.org/10.1080/13533330010018478

Downing, G. (1996). *Körper und Wort in der Psychotherapie*. Kösel.

Faccio, E., Aquili, L. & Rocelli, M. (2022). What is therapeutic? Analysis of the narratives available on th websites of Italian addiction rehab centres to present the therapeutic programme. *Research in Psychotherapy, 26*(1), 613.

Geller, S. & Porges, S. (2014). Therapeutic presence: Neurophysiological mechanisms mediating feeling safe in therapeutic relationships. *Journal of Psychotherapy Integration, 24*(3), 178–192. https://doi.org/10.1037/a0037511

Gentsch, A. & Kuehn, E. (2022). Clinical manifestations of body memories: The impact of past bodily experiences on mental health. *Brain Sciences, 12*(5), 594. https://doi.org/10.3390/brainsci12050594

Geuter, U. (2015). *Körperpsychotherapie: Grundriss einer Theorie für die klinische Praxis*. Springer. https://doi.org/10.1007/978-3-642-04014-6

Goddemeier, C. (2014). *Albert Pesso: Berührt von der Wahrheit der Existenz*. https://www.aerzteblatt.de/archiv/162792/Albert-Pesso-Beruehrt-von-der-Wahrheit-der-Existenz

Koops, B.-J. (2014). On legal boundaries, technologies, and collapsing dimensions of privacy. *Politica & Società, 3*(2), 247–264.

Levit, D. (2022). The essence of somatic experiencing and its contribution to psychoanalytic treatment: Reply to Jody Davies and Elizabeth Howell. *Psychoanalytic Dialogues, 32*(3), 269–277. https://doi.org/10.1080/10481885.2022.2061160

Morrissey, C. (2008). *Seeingthinkingfeelingwonderingaboutstuff.* http://www.charliemorrissey.com/2008/03/?post_type=writing

Ogden, P., Pain, C. & Fisher, J. (2006). A sensorimotor approach to the treatment of trauma and dissociation. *Psychiatric Clinical of North America, 29*, 263–279. https://doi.org/10.1016/j.psc.2005.10.012

Okello, W. & Duran, A. (2021). 'Here and there, then and now': Envisioning a palimpsest methodology. *International Journal of Qualitative Methods, 20*. https://doi.org/10.1177/16094069211042233

Pesso, A. (2013). Filling the holes-in-roles of the past with the right people at the right time. *International Body Therapy Journal*. https://www.ibpj.org/issues/articles/Pesso%20-%20Filling%20the%20Holes-in-Roles.pdf

Porges, S. (2022). Polyvagal Theory: A science of safety. *Frontiers of Integrative Neuroscience, 10*(16), 871227. https://doi.org/10.3389/fnint.2022.871227

Ramseyer, F. & Tschacher, W. (2011). Nonverbal synchrony in psychotherapy: coordinated body movement reflects relationship quality and outcome. *Journal of Consulting and Clinical Psychology, 79*(3), 284–295. https://doi.org/10.1037/a0023419

Sotero, M. (2006). Conceptual model of historical trauma: Implications for public health practice and research. *Journal of Health Disparities Research and Practice, 1*(1), 93–108.

Straub, J. (2014). Verletzungsverhältnisse. Erlebnisgründe, unbewusste Tradierungen und Gewalt in der sozialen Praxis. *Zeitschrift für Pädagogik, 60*(1), 74–95.

Sullivan, N. (2005). Somatechnics or the social inscription of bodies and selves. *Australian Feminist Studies, 20*(18), 363–366. https://doi.org/10.1080/08164640500280274

Sztompka, P. (2000). The ambivalence of social change – triumph or trauma? *Polish Sociological Review, 131*, 275–290.

Tschacher, W. & Meier, D. (2023). Embodiment in der therapeutischen Kommunikation. *Psychotherapie, 68*, 5–12. https://doi.org/10.1007/s00278-022-00616-8

Totton, N. (2008). Editing The Politics of Psychotherapy. *Psychotherapy and Politics International, 6*(2), 82–90. https://doi.org/10.1002/ppi.164

Wimmer, E., Schiller, B. & Reisinger, M. (2021). Das Fehlen des Körpers in der psychotherapeutischen Ausbildung: Qualitative Analyse von Gruppendiskussionen mit Studierenden. *Psychotherapie Forum, 25*, 96–101. https://doi.org/10.1007/s00729-021-00170-9

World Health Organization (WHO). (2024). *Social determinants of health*. https://www.who.int/health-topics/social-determinants-of-health#tab=tab_1 WHO.

7 Bewegung als verletzliche Freiheit

> Wir bewegen uns in einer Art und Weise, die unserem Überleben dient, unserem Nicht-Verletzt-Werden. (Sheets-Johnstone, 2019, S. 1)

Menschen kommen auf die Welt als Wesen, die sich bewegen. Sie gehen aus der Welt als stillstehende Wesen. Bewegung ist das Zeichen der Lebendigkeit. Bewegungslosigkeit ist „stillgestelltes Leben, Tod, Statik und Adynamik" (Sheets-Johnstone, 2010, S. 221). Somit ist Bewegung eine *Lebensweise*: „Überleben ist eine Frage der effektiven Bewegung – eine Antwort auf die sich ständig verändernde Welt" (Sheets-Johnstone, 2010, S. 218).

Lebensprozesse sind ununterbrochene Bewegungs- und Veränderungsprozesse. Sie sind geprägt durch extreme „Fragilität und Unsicherheit. [...] Unser Körper baut sich ständig neu auf, um sich auf kontinuierlich verändernde Umgebungen abzustimmen" (Ameisen, 2003, S. 1). Die scheinbare Dauerhaftigkeit des Körpers ist größtenteils eine Illusion. „Unsere Haut erneuert sich ununterbrochen. [...]. Jeden Tag zerstören sich mehrere zehn Milliarden Zellen unseres Körpers selbst – im Durchschnitt mehrere Hunderttausend pro Sekunde. Ihr Tod ist unauffällig, schnell, unbemerkt und verursacht keine Schäden. Um sie zu ersetzen, verdoppeln sich jeden Tag mehrere zehn Milliarden Zellen [...]. In jedem Moment sind wir teils am Sterben und teils am Wiedergeborenwerden" (Ameisen, 2003, S. 1). Lebensprozesse sind somit geprägt durch kontinuierliche Unsicherheit, Zerbrechlichkeit und Verletzlichkeit.

7.1 Das bewegte Prinzip der Biologie

Die Biologie kennt keinen Stillstand, keine Statik, keine Permanenz und keine identischen Zustände. Erklärungswürdig ist nicht die Bewegung, sondern der Stillstand (Dupré & Nicholson, 2018). Im Gegensatz dazu sind menschliche Denksysteme und Philosophien auf Stabilität, Identität, Substanz, Permanenz und Ordnung ausgerichtet. Bis heute gelten Veränderung, Auflösung, Instabilität und Migration als Ausnahmesituationen und Krisen. Sie werden als Abweichungen von der Norm beschrieben. Hier zeigt sich die Kluft zwischen menschlich erdachten philosophischen Systemen und der lebendigen Welt. Die Biologie ist eher eine ‚Welt der Prozesse' als eine ‚Welt der Dinge' (Dupré & Nicholson, 2018).

Lebendiges lässt sich nur als Moment in einem fortschreitenden Lebenszyklus betrachten – nicht als statische Organisation. Aus Sicht der Biologie sind nicht Dinge die Grundbausteine der Realität, sondern Prozesse: „Was wir als Dinge identifizieren, ist nur das vorübergehende Muster der Stabilität im umgebenden Fluss. (...) Stabilität entsteht durch kontinuierliche Aktivität. Die Stabilität eines mehrzelligen Organismus als Ganzes leitet sich aus der kontinuierlichen Regeneration seiner Gewebe ab" (Dupré & Nicholson, 2018, S. 17; Wade, 2005). Die Zellen der Epidermis erneuern sich alle zwei Wochen. Der Vorrat an Erythrozyten wird nach vier Monaten aufgefüllt. Das gesamte Skelett wird alle zehn Jahre ersetzt. Organismen erhalten ihre ‚Festigkeit' durch kontinuierlich fließende Prozesse. Im Lauf ihres Lebens durchlaufen sie morphologischen Veränderungen: „Sie bleiben nicht gleich von dem Moment an, in dem sie entstehen. Sie entwickeln sich. Dabei erwerben sie bestimmte Eigenschaften und Fähigkeiten – und andere verlieren sie. Organismen können nicht von ihrer Geschichte getrennt werden" (Dupré & Nicholson, 2018, S. 19).

Bewegung als Prinzip der Biologie führt vor Augen, wie fragil die Dynamik der Lebensprozesse ist. Ein Denken in Kategorien von Statik und Substanz lässt diese Zerbrechlichkeit außer Acht.

Bewegungsfreiheit

Sich zu bewegen, löst ein Gefühl der Lebendigkeit aus. Wer sich bewegt, spürt, dass er selbst etwas *in Bewegung setzen* kann. Er erfährt, dass er das Geschehen verändern kann. Die gefühlte Intensität der Bewegung („felt intensity of movement") macht etwas mit dem Menschen. Sie vermittelt ihm ein spezifisches Erleben der Wirklichkeit: Die Realität ist dynamisch, sie verändert sich. Das Erleben der eigenen Bewegung ist mit spürbarer Freiheit verbunden (Sheets-Johnstone, 2010).

Bewegung ist somit weit mehr als ein physikalisches oder motorisches Geschehen: Bewegung ist das subjektive Erleben von Freiheit (Patočka, 1996). Die Basis der Freiheit ist der bewegliche Körper. Bewegung ermöglicht, sich aus Zonen der Gefahr, Verletzung und Bedrohung herauszubewegen. Bewegung gilt als Ursprung der Handlungsfähigkeit (van den Bos & Jeannerod, 2002). „Sense of agency" basiert auf der Erfahrung, dass selbstgenerierte Handlungen Ereignisse in der Außenwelt auslösen (Haggard, 2017).

Menschliche Bewegungsfreiheit stößt jedoch permanent an Grenzen. Im Alltag dominieren gesellschaftlich reglementierte Bewegungen. Von Kindheit an werden Menschen gezwungen, den Bewegungsstandards der Gesellschaft zu entsprechen. Viele Bewegungsformen gehen nicht vom Menschen selbst aus: „Oft wird ihnen eine vorgefertigte Form [der Bewegung] aufgezwungen, ohne ihre Einzigartigkeit zu respektieren" (Martínková, 2006, S. 62). Bezeichnend ist auch, dass Sport größtenteils aus regulierter, definierter und standardisierter Bewegung besteht (Girginov, 2004). Mechanisch uniformierte und unpersönliche Bewegungen sind die Folge (Martínková, 2006). „Formen der Auslöschung von Freiheit und Lebendigkeit" bestimmen den Alltag (Patočka, 1998, S. 159).

Die meisten Bewegungen sind äußeren Zielen unterworfen. Sie erfolgen mehr oder weniger automatisch oder mechanisch. Auf diese Weise werden Menschen „immer mehr zu Gefangenen ihrer Gewohnheiten. Ihre Bewegung ist von außen reglementiert" (Martínková, 2006, S. 63). Erschöpfte und schließlich erstarrte Lebensbewegungen sind die Folge. Selten wird dies als Verletzung der menschlichen Lebendigkeit thematisiert.

Krankheit, Altern und Sterblichkeit begrenzen die Bewegungsfreiheit. Unausweichlich ist der Mensch mit Lebensunsicherheit konfrontiert. Insofern bedeutet „Freiheit [...], dass das Sein selbst endlich ist, dass es in der Erschütterung aller naiven ‚Gewissheiten' lebt" (Patočka, 1996, S. 49). Vor diesem Hintergrund erhält Bewegung eine umfassende anthropologische Bedeutung:

- Bewegung ist nicht etwas, das zum Menschsein hinzukommt. Menschsein ist verletzbares In-Bewegung-Sein (Martínková, 2006).
- Bewegung lässt sich nicht begrenzen auf eine zielgerichtete oder funktionelle Handlung. Bewegung ist die Art und Weise, als Lebewesen in der Welt zu sein (Petříček, 1997).

Politische Bewegung

„In authentischer Bewegung versuchen Menschen Regeln zu brechen [...] und Beherrschung abzuwerfen" (Patočka, 1998, S. 159). Sich zu bewegen, kann zu einer Form des Widerstands werden (Gros, 2017). Das Zerbrechen vordefinierter Bewegungsformen geschieht, wenn Menschen sich gegen Bestehendes ‚erheben' und ‚aufstehen'. Auflehnung und Befreiung sind Reaktionen auf unerträgliche physische und psychische Spannungen (Didi-Huberman, 2019). Menschen werfen Lasten ab, die sie nicht länger (er)tragen können. Sie befreien sich aus unerträglichen, verletzenden Situationen (De Cauwer & Smith, 2018). Politische Bewegung entsteht, wenn die befreiende Geste eines einzelnen Menschen in anderen Personen Resonanz auslöst. Andere synchronisieren sich mit seiner Bewegung (Didi-Huberman, 2019). Die Nicht-Bewohnbarkeit von Lebenssituationen erfordert es, sich weiterzubewegen (Gleize, 2015). Menschen bewegen sich auf der Suche nach Orten und Situationen, die für sie bewohnbar sind (Delcambre, 2022).

Sich nicht mehr bewegen können

Bewegung und Stillstand, Weggehen und Bleiben sind Pole des menschlichen Lebens (Teti, 2022). Zurückbleiben und Nicht-Bewegen geschieht oft unfreiwillig. Krankheit, Alter, Beeinträchtigung oder sozialer Fragilität können Bewegung verhindern. Fachpersonen in helfenden Berufen begegnen häufig Menschen, die sich nicht mehr bewegen können. Umso wichtiger ist eine Sensibilität für erzwungene Immobilität („forced immobility") (Tsapenko, 2021).

Wie erlebt ein Mensch die Wirklichkeit und sich selbst, wenn er sich nicht mehr frei bewegen kann? Wie fühlt er sich, wenn er sich nicht mehr selbst „auf den Weg machen" kann? Was geht in Menschen vor, die sich nicht mehr aus eigener Kraft aus verletzenden Situationen herausbewegen können? Sich nicht mehr bewegen zu können, steigert das Verletzlichsein ins Extreme (Hauer et al., 2020). Es verändert das Selbst- und Weltempfinden fundamental (Ellis-Hill & Horn, 2000). So entsteht das Gefühl, gefangen zu sein („feeling trapped") (Harasym et al., 2022).

Durch Immobilität reduziert sich das Gefühl der „self agency" (Seghezzi et al., 2021, S. 1). Das Empfinden der Handlungsfähigkeit beruht auf dem sensomotorischen System. Fehlt das Bewegungserleben, verringert sich das Gefühl, ein handelndes Selbst zu sein. Hier deuten sich weitreichende Fragen an: Wie können Fachpersonen Freiheit erlebbar machen für Menschen, die sich nicht mehr bewegen können? Wie gelingt es, das Gefühl des Gefangenseins und der Ohnmacht zu adressieren? Wie wird es möglich, sich aus toxischen Umwelten und Verhältnissen herauszubewegen?

Erzwungene Mobilität und Immobilität

Seit Menschengedenken ist Bewegung die natürliche Reaktion, wenn „Menschen ihr Leben bedroht sehen und ihre Lebensgrundlagen unhaltbar sind" (United Nations Environment Programme (UNEP), 2017, S. 70). Das 21. Jahrhundert gilt als Zeitalter der erzwungenen Mobilität (Tsapenko, 2021). Mobilität ist ein Überlebensmechanismus des Menschen („survival migration"; Betts, 2010). Sie ist die Antwort auf ökologische und politische Stressfaktoren. Doch „Mobilität als Lebensrettung kann durch materielle, physische, politische, psychologische, soziale und kulturelle Verhältnisse unmöglich werden". Dadurch wirkt Mobilität „als starker Schichtungsfaktor. Sie ist eher ein Privileg [...] und kein Allgemeingut. Fehlende Mobilität ist ein Zeichen von Entbehrung“ (Tsapenko, 2021, S. 1).

Es sind die körperlich und sozial fragilsten Menschen, die erzwungene Immobilität erleben. Bewegungsfreiheit ermöglicht, verletzende Umwelten und lebensgefährliche Gebiete frühzeitig zu verlassen. Erzwungene Immobilität verschärft menschliches Verletzlichsein (Ayeb-Karlsson et al., 2018). Dies führt zur Frage nach der Bewohnbarkeit menschlicher Lebens- und Verletzungsverhältnisse.

Deep Seeing: Zusammenschau

Ein sensibilisierter Blick auf Verletzlichsein öffnet die Augen für folgende Aspekte:

- Bewegung als Lebensprozess: Biologische Prozesse sind ununterbrochene, fragile Bewegungs- und Veränderungsprozesse (Ameisen, 2003).
- Der bewegliche Körper als Basis der Freiheit: Menschen bewegen sich heraus aus Zonen der Gefahr, der Verletzung und der Bedrohung.
- Verletzte Bewegungsfreiheit: Im Alltag dominieren gesellschaftlich reglementierte Bewegungen. Auslöschung von Freiheit und Lebendigkeit ist die Folge (Patočka, 1998).
- Politische Bewegung: Menschen brechen aus vordefinierten Bewegungsformen und verletzenden Verhältnissen aus.
- Erzwungene Immobilität: Sich nicht mehr bewegen zu können, steigert das menschliche Verletzlichsein ins Extreme. Die Situation von Menschen, die sich *nicht* bewegen und *nicht* fliehen können, erhält selten Resonanz.
- Erzwungene Mobilität: Mobilität ist die Antwort auf ökologische und politische Stressfaktoren. Sie führt zu der Frage nach der ‚Bewohnbarkeit‘ von Lebens- und Verletzungsverhältnissen.

7.2 Reflexions- und Handlungsfelder

Es ergeben sich folgende Reflexions- und Handlungsfelder:

Bewegung als verletzliche Lebensdimension verstehen. Bewegung ist weit mehr als ein funktionelles physikalisches, mechanisches oder motorisches Prinzip. Ein breites, differenziertes Bild von Bewegung als menschlicher Lebensdimension ist wichtig. Die Fähigkeit, sich zu bewegen, ist stets bedroht.

Therapie unter dem Aspekt der Freiheit reflektieren. Therapie ist mehr als die Wiederherstellung von Funktionen. Es geht darum, dass Menschen aus sich selbst Bewegung frei gestalten können – im Sinne ihrer persönlichen Freiheit. Therapie besteht nicht darin, dass Menschen gesellschaftlich normierten und reglementierten Formen der Bewegung entsprechen können. Fachpersonen befähigen Menschen zu befreienden Bewegungen – um sich aus toxischen Umwelten und bedrohlichen Verhältnissen herausbewegen zu können. Die Fähigkeit, sich frei bewegen zu können, ist ungleich verteilt (Salazar, 2018).

Die gesellschaftliche Dimension von Bewegung bedenken. Bewegung ist ein Lebensprozess. Dies bedeutet jedoch nicht, dass die Frage der Mobilität wertfrei und neutral ist. „Kritische Analysen der Mobilität lenken die Aufmerksamkeit auf politisch-ökonomische Prozesse. Diese Prozesse ermöglichen oder verhindern, dass Menschen sich bewegen können" (Salazar, 2018, S. 155). Bewegung ist überlebenswichtig, wenn Lebenssituationen und Lebensverhältnisse unbewohnbar werden.

Ein Menschenbild, das auf Bewegung basiert. Wohin ‚gehört' ein Mensch? Lebensrahmen können zerbrechen, Situationen können unaushaltbar werden, Lebensverbindungen lösen sich auf und ‚haltende Umwelten' gehen verloren. Hier deutet sich die Bedeutsamkeit der Bewegung für helfenden Berufe an. Wie kaum eine andere Berufsgruppe sind sie mit der Unbewohnbarkeit menschlicher Lebensverhältnisse konfrontiert (Le Blanc, 2011).

Epilog

„Die Erwartung, dass Menschen als ‚Wesen der Bewegung' einem statischen Modell von Grenzen, Staaten und Sesshaftigkeit entsprechen, ist eine Ursache für immenses Leiden. Wenn wir diese aktuelle soziale Realität verstehen und darauf reagieren wollen, sollten wir unser Denken und Handeln ändern. Es ist wichtig, Bewegung als etwas zu betrachten, das weitaus wesentlicher ist für unsere gesellschaftliche Organisation, als wir bisher dachten." (Nail, 2022, S. 1)

Literatur

Ameisen, J.-C. (2003). Quand la forme en une autre s'en va. La mort et la sculpture du vivant. *Études sur la mort, 2*(124), 91–120. https://doi.org/10.3917/eslm.124.091

Ayeb-Karlsson, S., Smith, C. & Kniveton, D. (2018). A discursive review of the textual use of 'trapped' in environmental migration studies: The conceptual birth and troubled teenage years of trapped populations. *Ambio, 47*(5), 557–573. https://doi.org/10.1007/s13280-017-1007-6

Betts, A. (2010). Survival migration: A new protection framework. *Global Governance, 3*, 361–382. https://doi.org/10.1163/19426720-01603006

De Cauwer, S. & Smith, L. (2018). Critical image configurations. The work of Georges Didi-Huberman. *Angelaki, 4*(23), 3–10.

Delcambre, C. (2022). Pour une écopoétique négative. Étude à partir du Livre des cabanes de Jean-Marie Gleize. *Postures, 36*.

Didi-Huberman, G. (2019). *Désirer désobéir. Ce qui nous soulève*. Éditions du Minuit.

Dupré, J. & Nicholson, D. (2018). A manifesto for a processual philosophy of biology. In D. Nicholson & J. Dupré (Eds.), *Everything Flows: Towards a processual philosophy of biology* (pp. 1–45). Oxford University Press. https://philpapers.org/archive/DUPAMF.pdf https://doi.org/10.1093/oso/9780198779636.003.0001

Ellis-Hill, C. & Horn, S. (2000). Change in identity and self-concept: A new theoretical approach to recovery following a stroke. *Clinical Rehabilitation, 14*(3), 279–287. https://doi.org/10.1191/026921500671231410

Girginov, V. (2004). Totalitarian sport: towards an understanding of its logic, practice and legacy. *Totalitarian Movements and Political Religions, 5*(1), 25–58. https://doi.org/10.1080/1469076042000223392

Gleize, J.-M. (2015). *Le livre des cabanes*. Seuil.

Gros, F. (2017). *Desobeir*. Points.

Haggard, P. (2017). Sense of agency in the human brain. *Nature Review Neuroscience, 18*(4), 196–207. https://doi.org/10.1038/nrn.2017.14

Harasym, M., Raju, E. & Ayeb-Karlsson, S. (2022). A global mental health opportunity: How can cultural concepts of distress broaden the construct of immobility? *Global Environmental Change, 77*, 102594. https://doi.org/10.1016/j.gloenvcha.2022.102594

Hauer, M., Fussell, E. & Mueller, V. (2020). Sea-level rise and human migration. *Nature Reviews Earth & Environment, 1*, 28–39. https://doi.org/10.1038/s43017-019-0002-9

Le Blanc, G. (2011). Politiques de la hospitalité. *Cités, 2*(46), 87–97. https://doi.org/10.3917/cite.046.0087

Martínková, I. (2006). Concepts of the human body and their consequences for movement in relation to the gap between theory and practice. In A. Stache (Eds.), *Das Harte und das Weiche: Körper - Erfahrung - Konstruktion* (pp. 143–154). transcript Verlag.

Nail, T. (2022). What is the Philosophy of movement. *Mobility Humanities, 1*, 9–25.

Patočka, J. (1998). *Body, community, language, world*. Carus Publishing.

Patočka, J. (1996). *Heretical Essays*. Carus Publishing.

Petříček, M. (1997). *Úvod do současné filosofie*. Hermannasynové.

Salazar, N. (2018). Theorizing mobility through concepts and figures. Tempo Social. *Revista de Sociologia da USP, 30*(1), 154–168. https://doi.org/10.11606/0103-2070.ts.2018.142112

Seghezzi, S., Convertino, L. & Zapparoli, L. (2021). Sense of agency disturbances in movement disorders: A comprehensive review. *Consciousness and Cognition, 11*(96), 103228. https://doi.org/10.1016/j.concog.2021.103228

Sheets-Johnstone, M. (2019). Kinesthesia: An extended critical overview and a beginning phenomenology of learning. *Continental Philosophical Review, 52*(3), 143–169. https://doi.org/10.1007/s11007-018-09460-7

Sheets-Johnstone, M. (2010). Why is movement therapeutic? *American Journal of Dance Therapy, 32*, 2–15. https://doi.org/10.1007/s10465-009-9082-2

Teti, V. (2022). *La restanza*. Einaudi.

Tsapenko, I. (2021). Forced mobility and immobility in a turbulent world. *Herald of the Russian Academy of Sciences, 91*(5), 525–534. https://doi.org/10.1134/S1019331621050099

United Nations Environment Programme (UNEP). (2017). *UN Environment Annual Report 2017*. UN.

Van den Bos, E. & Jeannerod, M. (2002). Sense of body and sense of action both contribute to self-recognition. *Cognition, 85*(2), 177–187. https://doi.org/10.1016/S0010-0277(02)00100-2
Wade, N. (2005, 2. August). Your body is younger than you think. *New York Times*.

8 Schmerz als spürbares Verletzlichsein

> Schmerz ist die Abwesenheit aller Zuflucht. Er holt den Menschen ein – auf eine Weise, die keine Distanzierung und keine Freiheit mehr ermöglicht. (Purcell, 2007, S. 435)

Körperlicher Schmerz unterbricht den Menschen in seinem Handeln und in seinem Sein. Er erinnert ihn unausweichlich an sein Verletzlichsein und seine Gefährdetheit (Gatzounis et al., 2014). Durch Schmerz wird fühlbar, dass der Mensch kein freies, autonomes Lebewesen ist (Blanchot, 1980). Menschen erleben Schmerz als Gewalt gegen das eigene Selbst („assault on the self") (Smith & Osborn, 2007, S. 517). Betroffene sprechen von einer Enteignung des Selbst („disposession of the self") durch den Schmerz (Tolliday, 2011, S. 199). Chronischer Schmerz greift das Selbstempfinden und die Ich-Integrität an: „Das bin nicht ich. Das macht der Schmerz aus mir" (Smith & Osborn, 2007, S. 522). Wer mit chronischem Schmerz konfrontiert ist, erlebt einen Verlust seiner bisherigen Identität. Betroffene berichten über die Erfahrung, „unwiederbringlich ein Anderer zu sein". Sie sind nicht mehr „der Mensch, der sie früher waren" (Toye et al., 2013, S. 1).

Schmerz kann das Selbsterleben vollkommen durchdringen. Dann kommt es zu „Self-Pain-Enmeshment" – zur Vereinnahmung des Selbstbildes durch den Schmerz (Morley et al., 2005, S. 84). Schmerz als biologisches Signal ruft den Menschen aus dem Alltagshandeln heraus (Eccleston & Crombez, 1999; Gatzounis et al., 2014). Darin liegt die biologische Funktion des Schmerzes. Er soll unwillkürlich die gesamte Aufmerksamkeit auf sich ziehen, momentane Aktivität sofort unterbrechen und Handlungsprioritäten neu ausrichten. Es gilt, unverzüglich die Ursache des Schmerzes zu identifizieren, um Schutzmaßnahmen zu ergreifen (Eccleston & Crombez, 1999). Diese Priorisierung dient dem Überleben

(Gatzounis et al., 2014). Schmerz liegt außerhalb der Souveränität des Menschen. Mitten im Leben nimmt Schmerz „die extreme Passivität vorweg, die das Leben für das Sterben öffnet“ (Blanchot, 1980, S. 156).

8.1 Die unterbrochene Selbstidentität

Schmerz ist ein „Sinnesreiz der Unterbrechung“ (Eccleston & Crombez, 1999, S. 356). Er hemmt die scheinbar selbstverständliche Kontinuität des Lebens. Somit wirkt chronischer Schmerz als ständige Unterbrechung. Er unterhöhlt die Identität einer Person (Eccleston & Crombez, 1999; Gatzounis et al., 2014). Schmerz „stört [...] laufende kognitive Prozesse, indem er Aufmerksamkeitsressourcen bindet und umlenkt. [...] Chronischer Schmerz irritiert die Wahrnehmung, die Aufmerksamkeit und das Arbeitsgedächtnis“ (Kleine-Borgmann et al., 2021, S. 773). Betroffene erwarten ständig, dass der Schmerz wiederkehrt. Sie nehmen die nächste Schmerzerfahrung bereits innerlich vorweg. Dadurch leben sie im ständigen Gefühl des Bedrohtseins. Vor diesem Hintergrund lässt sich die ‚Macht‘ des Schmerzes über den Menschen nachvollziehen: Chronischer Schmerz lässt nicht mehr zu, dass ein Mensch derjenige bleibt, der er ist (Morley et al., 2005). Somit ist Schmerz weit mehr als „an unpleasant sensory and emotional experience“, wie es in der Definition der International Association for the Study of Pain (IASP) heißt. „Jeder Aspekt des Lebens ist durch die Schmerzerfahrung betroffen“ (Tordera Nuño, 2023, S. 1). Die Vielschichtigkeit des Schmerzerlebens geht in Definitionen weitgehend verloren (Tordera Nuño, 2023). Schmerz verändert die gesamte Wahrnehmung. Die Emotionsregulation und sogar die Sprache können durch chronischen Schmerz beeinträchtigt sein (Apkarian et al., 2009; Donegan et al., 2022).

Schmerz als Wounded Humanity

Schmerz als „Dorn in der Rinde des Ichs“ – dieses Bild verdeutlicht, wie Schmerz das Selbsterleben verändern kann (Laplanche, 1977, S. 70). Die physischen und psychischen Grenzen des Ichs sind verletzt. Die Vorstellung einer schützenden körperlichen Hülle löst sich auf (Reny, 2016). Der betroffene Mensch fühlt sich ‚hautlos‘ exponiert. Sobald der Körper zu einem Ort des Schmerzes wird, hört er auf, ‚bewohnbar‘ zu sein (Himes, 2005). Er bietet kein Zuhause mehr (Svenaeus, 2000). Schmerz wirkt als Verletzung des Selbst – als Wounded Humanity. Zugleich entsteht eine Kluft zwischen der Welt der schmerzbetroffenen Menschen und der Welt der schmerzfreien Menschen. Dies gilt auch für Menschen, die sich bisher sehr nahestanden. Schmerz „stört das Verständnis für das Innerste des anderen“ (Reny, 2020, S. 1). Dies ist vielleicht die folgenschwerste Verletzung. Mit einer Schmerzerfahrung allein zu sein, betrifft das Selbstwertgefühl in seiner wichtigsten Dimension: „Wer bin ich, wenn andere meine Erfahrung nicht verstehen und nicht teilen können?“ (Pinel, 2018, S. 85).

Schmerz mit anderen Menschen zu teilen, ist ein starkes Bedürfnis. Die Erfahrung des „I-Sharing“ („Teilen des Selbstzustandes“) ist von zentraler Bedeutung. „I-Sharing bedeutet: Ich kann mir vorstellen, dass eine andere Person meine subjektive Erfahrung mit mir teilt“ (Pinel et al., 2006, S. 243). Die Isolation der schmerzbetroffenen Person lässt sich durch diese Vorstellung durchbrechen. Eine unbewohnbare Situation kann bewohnbar werden durch das Erleben einer gemeinsam geteilten Realität. „I-Sharing“ kann wie eine zweite Haut wirken – in einer Situation der gefühlten Hautlosigkeit.

Die appellative Funktion des Schmerzes

„Ich verberge meinen Schmerz vor anderen, damit ich wie ein normaler Mensch wirke” (Toye, 2013, S. 14). Betroffene vermeiden es, Schmerz in der Öffentlichkeit zu zeigen. Sie fühlen sich dazu gezwungen, Schmerz vor anderen zu verheimlichen. Dadurch geht die ‚appellative Funktion‘ des Schmerzes verloren (Kappesser, 2019, S. 1).

In der Evolutionsgeschichte war der Ausdruck von Schmerz lebenserhaltend: Das Senken der Augenbrauen, das Zusammenkneifen der Augen, das Anheben der Oberlippe und das Öffnen des Mundes dienen als soziales Signal: „Jemand/etwas in der Umgebung hat mir wehgetan“ (Kappesser, 2019, S. 2). Schmerzausdruck ist eine Botschaft an das soziale Umfeld: Ein Mensch ist in Gefahr – und braucht die Hilfe der Gemeinschaft (Williams, 2002).

Der mimische und gestische Ausdruck von Schmerz soll Empathie und prosoziales Verhalten hervorrufen (Kappesser, 2019, S. 1). Mimik, Gestik und Körperhaltung machen Schmerz für andere wahrnehmbar (Fordyce, 2015). Beim Anblick eines schmerzbetroffenen Menschen beginnt ein Identifikationsprozess. Unwillkürlich werden dieselben Gehirngebiete aktiviert wie bei eigenem Schmerzerleben (Decety et al., 2016). Vorübergehend lösen sich die Grenzen zwischen eigenem und fremdem Schmerz auf: „Ist ein Mensch in der Gruppe bedroht, löst dies die gleiche Reaktion aus wie eine Bedrohung des eigenen Selbst“ (Whitehouse & Lanman, 2014, S. 10). Diese Identifikation hat unterstützendes Verhalten zur Folge. Eigene Schmerzerfahrungen werden aktiviert, um sich vorzustellen: Was braucht der betroffene Mensch? Was würde ich an seiner Stelle benötigen? Schmerz gilt als diejenige Erfahrung, die das stärkste prosoziale, schützende und helfende Verhalten hervorruft (Bastian et al., 2014).

In medikalisierten Kulturen greift die interpersonelle Dimension des Schmerzes nicht mehr:

> Die moderne Medizin kann Schmerz wirksam lindern. Daher hat Schmerz als Ausdruck eines sozialen Bedürfnisses keine Sichtbarkeit mehr. Schmerz ist lediglich etwas, das es zu medikalisieren gilt. Er hat keine zwischenmenschliche und ethische Bedeutung mehr. Die Erfahrung des Schmerzes ist privatisiert. (Morgan, 2002, S. 314)

Soziale Modulation des Schmerzes

Soziale Nähe und Zuwendung haben einen messbaren schmerzlindernden Effekt (Krahé et al., 2013). Ist ein Familienmitglied in einer Schmerzsituation anwesend, wirkt dies als Sicherheitssignal (Eisenberger et al., 2012). Die Aktivität schmerzbezogener Nervenzellen reduziert sich. Das subjektive Schmerzerleben lässt nach. Je länger eine Beziehung besteht, desto höher ist der Sicherheitswert einer nahestehenden Person in einer Schmerzsituation: „Bezugspersonen, die uns in der Vergangenheit geschützt haben, können als Sicherheitsstimuli dienen. Durch ihre Anwesenheit lassen bedrohungs- oder stressbezogene Reaktionen nach" (Eisenberger, 2012, S. 126). Auch tröstende Berührung („consoling touch") lindert das Schmerzempfinden. Dieses Phänomen lässt sich kulturübergreifend beobachten. Berührung und soziale Nähe vermindern die Aktivierung neuronaler Systeme. Eine Stressreaktion bleibt aus.

Menschen nehmen Schmerz auf andere Weise wahr, wenn vertraute, empathische und handlungsfähige Personen anwesend sind (Krahé et al., 2013). Um Schmerz und andere dysphorische Erfahrungen gemeinsam zu durchleben, haben Menschen seit Jahrtausenden Rituale entwickelt (Whitehouse & Lanman, 2014, S. 695). Gemeinschaften des Schmerzes wirkten heilsam. In individualisierenden Kulturen sind geteilte Schmerzwelten weitgehend verloren gegangen (Paley & Hajal, 2022). Findet das eigenes Schmerzerleben keine empathische Resonanz bei anderen, wird ein „fundamentales Getrenntsein von anderen Menschen" spürbar (Pinel, 2018, S. 86).

Soziologie des Schmerzes

Schmerz ist ein „sensitives Barometer für [...] das Befinden einer Bevölkerung" (Zajacova et al., 2021, S. 302). Somit ist es wichtig, Schmerz nicht nur als individuelle Erfahrung zu verstehen: „Soziale Bedingungen prägen die Ursachen von chronischem Schmerz. Sie beeinflussen die Folgen des Schmerzes und die Schmerzerfahrung als solche". Schmerz hat auch eine soziopolitische Dimension:

„Bedingungen auf der Mikro-, Meso- und Makroebene beeinflussen die Risikofaktoren für schmerzverursachende Erkrankungen oder Verletzungen. [...] Auch die Behandlung der Patienten durch das Gesundheitssystem, das Sozialsystem und durch die Gesellschaft ist dadurch bestimmt“ (Zajacova et al., 2021, S. 303).

Weltweit sind Menschen in sozial fragilen Situationen häufiger und stärker von Schmerz betroffen (Dahlhamer et al., 2018; Janevic et al., 2017). Psychisch belastendes Erleben erhöht das Schmerzrisiko und verstärkt die Schmerzintensität (Zajacova et al., 2021). Schmerz entsteht überwiegend in schmerzgenerierenden Umwelten („painogenic environments“) (Johnson & Woodall, 2022, S. 1).

Moderne Gesellschaften sind schmerzgenerierend (Johnson & Woodall, 2022, S. 1). In der Entwicklungsgeschichte des Menschen sind homöostatische Systeme entstanden. Diese sind jedoch nicht an Aspekte des modernen Lebens angepasst. Chronischer Stress durch belastende Lebensereignisse lässt sich in diesen Systemen oft nicht mehr bewältigen (Ramsay & Woods, 2014). Ein dysfunktionales nozizeptives System kann zur Chronifizierung von Schmerz beitragen (Johnson & Woodall, 2022). Umso wichtiger ist eine sozioökologische Sichtweise, um Schmerzentstehung zu beleuchten. Dadurch lassen sich makropolitische Faktoren aufzeigen, die auf Einzelpersonen und Gemeinschaften einwirken.

Die Therapie von chronischem Schmerz ist nach wie vor unimodal und reaktiv – mit Fokus auf biomedizinische Aspekte. Es ist von zentraler Bedeutung, diese Perspektive zu erweitern: Wie lassen sich schmerzgenerierende Lebensverhältnisse adressieren oder vermeiden? (Johnson & Woodall, 2022; Nettleton & Bunton, 1995).

Deep Seeing: Zusammenschau

Ein sensibilisierter Blick auf Verletzlichsein öffnet die Augen für folgende Aspekte:

- Schmerz als Inbegriff des menschlichen Verletzlichseins: Schmerz macht spürbar, dass der Mensch nicht autonom, frei und souverän ist (Blanchot, 1980).
- Schmerz trifft den Menschen in seiner Identität: Menschen erleben Schmerz als Gewalt gegen das eigene Selbst (Smith & Osborn, 2007).
- Die appellative Funktion des Schmerzes: Schmerzausdruck ist ein soziales Signal. Es dient dazu, Zuwendung und helfendes Verhalten auszulösen (Bastian et al., 2014).
- Schmerz als Verlust des „Enveloppe Psychique“: Der Körper im Schmerz bietet kein Zuhause mehr.

- Schmerz als trennende, isolierende Erfahrung: Es gibt ein starkes Bedürfnis, Schmerz mit anderen zu teilen.
- Schmerz als soziales Barometer: Menschen leben in schmerzgenerierenden Umwelten (Johnson & Woodall, 2022; Zajacova et al., 2021).

8.2 Reflexions- und Handlungsfelder

Es ergeben sich folgende Reflexions- und Handlungsfelder:

Schmerz ist weit mehr als ein medizinisches Problem. Schmerz sagt etwas aus über die Verhältnisse in einer Gesellschaft. Aufmerksamkeit erfordern Lebensbedingungen, die Schmerz auslösen (Johnson & Woodall, 2022). Daher ist das Painogenic Environments-Konzept wichtig.

Die soziale Legitimität des Schmerzes: „Schmerz ist eine Erfahrung, die wir alle in irgendeiner Form im Laufe unseres Lebens machen werden [...] Dennoch empfinden viele Menschen [...] ihren Schmerz als nicht legitim. [...] Produktivität und Leistung stellen heute ein Schlüsselelement dar. Daher gehört Schmerz in die Sphäre des Illegitimen. In einer Leistungsgesellschaft hat Schmerz keine Berechtigung“ (García-Rodríguez et al., 2023, S. 1). Es ist von zentraler Bedeutung, dass Fachpersonen der öffentlichen Delegitimierung des Schmerzes entgegenwirken.

Schmerzempathie als Basis der Gesellschaft. Empathie für Schmerz ist die „Fähigkeit, mit dem Schmerz des anderen in Resonanz zu treten, sich in ihn hineinzuversetzen und Schmerz zu teilen“ (Zhou et al., 2020, S. 1). Dies ermöglicht „Experience Sharing“ – das innerliche Nacherleben fremden Schmerzes. Das Gehirn unterscheidet ursprünglich nicht zwischen eigenem Schmerz und fremdem Schmerz. Wer beobachtet, dass ein anderer Mensch Schmerz erleidet, aktiviert unwillkürlich jene Gehirngebiete, die eigenes Schmerzerleben verarbeiten. Biologisch sind Menschen darauf vorbereitet, den Schmerz einer Person so zu empfinden, als wäre es ihr eigener Schmerz. Spezifische Bedingungen können dies jedoch verhindern: Die eigene momentane Stressbelastung, Vertrautheit oder Fremdheit der anderen Person sowie Ingroup-Outgroup-Verhältnisse: „Die Beobachtung von Mitgliedern einer anderen Ethnizität, die Schmerzen haben, verringert die sensomotorische empathische Reaktion. Hingegen erhöht sich die Reaktivität beim Anblick von Personen der eigenen Ethnizität“ (Bufalari & Ionta, 2013, S. 2; Azevedo et al., 2012). Kategorien wie ‚eigen‘/‚fremd‘ und ‚ingroup‘/‚outgroup‘ scheinen reflexartig zu wirken. Sie wirken der Offenheit für den Schmerz des anderen entgegen.

In früheren Jahrhunderten haben Kunst und Literatur dazu beigetragen, die Vorstellungskraft für den Schmerz anderer Menschen zu sensibilisieren. Kunst hatte das Potenzial, Empathie für den Schmerz anderer Menschen zur Grundlage einer Gesellschaft zu machen (Rorty, 1989). Sie war ein universaler Spiegel der Wounded Humanity.

Empathie als Grundlage der Schmerztherapie. Die Empathie der Fachpersonen hat einen hohen Stellenwert für Menschen mit chronischem Schmerz. Patient*innen, die ihre Ärzt*innen als sehr empathisch bewerteten, berichteten über zwölf Monate hinweg von signifikant besseren Ergebnissen in Bezug auf Schmerz, Funktion und gesundheitsbezogene Lebensqualität – im Vergleich zu Patient*innen, die ihre behandelnden Ärzt*innen als wenig empathisch einschätzten (Licciardone et al., 2024, S. 1). Dies zeigt wie wichtig Empathie-Erfahrung in der Schmerztherapie ist. Sie erfordert hohe Aufmerksamkeit.

Epilog

„Er umhüllt seinen Kopf mit seinen Händen. Es fällt ihm schwer, weiterhin ‚ich‘ zu sagen. Er ist wie ein Schwamm, der alle äußeren Reize aufnimmt. Er hat keine Hülle mehr, um sich zu schützen.“ (Reny, 2016, S. 1)

Literatur

Apkarian, A., Baliki, M. & Geha, P. (2009). Towards a theory of chronic pain. *Progress in Neurobiology, 87*, 81–97. https://doi.org/10.1016/j.pneurobio.2008.09.018

Azevedo, R., Macaluso, E., Avenanti, A., Santangelo, V., Cazzato, V. & Aglioti, S.M. (2012). Their pain is not our pain: brain and autonomic correlates of empathic resonance with the pain of same and different race individu als. *Human Brain Mapping, 34*(12), 3168–3181.

Bastian, B., Jetten, J. & Ferris, L. (2011). Pain as social glue: shared pain increases cooperation. *Psychological Sciences, 25*(11), 2079–2085. https://doi.org/10.1177/0956797614545886

Blanchot, M. (1980). *L’écriture du désastre*. Gallimard.

Bufalari, I. & Ionta, S. (2013). The social and personality neuroscience of empathy for pain and touch. *Frontiers in Human Neuroscience, 26*(7), 393. https://doi.org/10.3389/fnhum.2013.00393

Decety, J., Ben-Ami, I., Uzefovsky, F. & Knafo-Noam, U. (2016). Empathy as a driver of prosocial behaviour: highly conserved neurobehavioural mechanisms across species. *Philosophical Transactions of the Royal Society London Biological Sciences, 371*(1686), 20150077. https://doi.org/10.1098/rstb.2015.0077

Dahlhamer, J., Lucas, J., Zelaya, C., Nahin, R., Mackey, S., DeBar, L., Kerns, R., Von Korff, M., Porter, L. & Helmick, C. (2018). Prevalence of Chronic Pain and High-Impact Chronic Pain among Adults. *Morbidity and Mortality Weekly Report, 67*(36), 1–6.

Donegan, T., Ryan, B., Sanchez-Vives, M. & Świdrak, J. (2022). Altered bodily perceptions in chronic neuropathic pain conditions and implications for treatment using immersive virtual reality. *Frontiers of Human Neuroscience, 17*(16), 1024910. https://doi.org/10.3389/fnhum.2022.1024910

Eccleston, C. & Crombez, G. (1999). Pain demands attention. A cognitive-affective model of the interruptive function of pain. *Psychological Bulletin, 125*, 356–366. https://doi.org/10.1037/0033-2909.125.3.356

Eisenberger, N. (2012). The pain of social disconnection: examining the shared neural underpinnings of physical and social pain. *Nature Reviews Neuroscience, 13*, 421–434. https://doi.org/10.1038/nrn3231

Fordyce, W. (2015). *Fordyce's Behavioral Methods for Chronic Pain and Illness: Republished with Invited Commentaries*. Wolters Klouwer.

Gatzounis, R., Schrooten, M., Crombez, G. & Vlaeyen, J. (2014). Interrupted by pain: An anatomy of pain-contingent activity interruptions. *Pain, 155*(7), 1192–1195. https://doi.org/10.1016/j.pain.2014.03.017

García-Rodríguez, M., Biedma-Velázquez, L. & Serrano-Del-Rosal, R. (2023). The legitimacy of pain according to sufferers. *PLoS One, 18*(11), e0291112. https://doi.org/10.1371/journal.pone.0291112

Himes, M. (2005). Cancer and the body: Reflections from a Lacanian perspective. *European Journal of Psychotherapy & Counselling, 7*(4), 235–244. https://doi.org/10.1080/13642530500367480

Janevic, M., McLaughlin, S., Heapy, A., Thacker, C. & Piette, J. (2017). Racial and socioeconomic disparities in disabling chronic pain: Findings from the health and retirement study. *Journal of Pain, 18*(12), 1459–1467. https://doi.org/10.1016/j.jpain.2017.07.005

Johnson, M. & Woodall, J. (2022). A healthy settings approach to addressing painogenic environments: New perspectives from health promotion. *Frontiers of Pain Research, 27*(3), 1000170. https://doi.org/10.3389/fpain.2022.1000170

Kappesser, J. (2019). The facial expression of pain in humans considered from a social perspective. *Philosophical Transactions of the Royal Society London Biological Sciences, 374*(1785), 20190284. https://doi.org/10.1098/rstb.2019.0284

Kleine-Borgmann, J., Schmidt, K., Scharmach, K., Zunhammer, M., Elsenbruch, S., Bingel, U. & Forkmann, K. (2021). Does pain modality play a role in the interruptive function of acute visceral compared with somatic pain? *Pain, 163*(4), 735–744. https://doi.org/10.1097/j.pain.0000000000002418

Krahé, C., Springer, A., Weinman, J. & Fotopoulou, A. (2013). The social modulation of pain: others as predictive signals of salience – a systematic review. *Frontiers of Human Neuroscience, 7*, 386. https://doi.org/10.3389/fnhum.2013.00386

Laplanche, J. (1977). *Vie et mort en psychanalyse*. Flammarion.

Licciardone, J., Tran, Y., Ngo, K., Toledo, D., Peddireddy, N. & Aryal, S. (2024). Physician empathy and chronic pain outcomes. *JAMA Network, 7*(4), e246026. https://doi.org/10.1001/jamanetworkopen.2024.6026

Morgan, D. (2002). Pain: The Unrelieved Condition of Modernity. *European Journal of Social Theory, 5*(3), 307–322. https://doi.org/10.1177/136843102760513929

Morley, S., Davies, C. & Barton, S. (2005). Possible selves in chronic pain: self-pain enmeshment, adjustment and acceptance. *Pain, 115*(1–2), 84–94. https://doi.org/10.1016/j.pain.2005.02.021

Nettleton, S. & Bunton, R. (1995). Sociological critiques of health promotion. In R. Bunton, S. Nettleton & R. Burrows (Ed.), *Sociology of Health Promotion* (pp. 39–56). Routledge.

Paley, B. & Hajal, N. J. (2022). "Conceptualizing Emotion Regulation and Coregulation as Family-Level Phenomena." *Clinical Child and Family Psychology Review, 25*(1), 19–43. https://doi.org/10.1007/s10567-022-00378-4

Pinel, E. (2018). Existential isolation and I-sharing: Interpersonal and intergroup implications. *Current Opinion in Psychology, 23*, 84–87. https://doi.org/10.1016/j.copsyc.2018.01.002

Pinel, E. C., Long, A. F., Landau, M. J., Alexander, K. & Pyszczynski, T. (2006). Seeing I to I: A pathway to interpersonal connectedness. *Journal of Personality and Social Psychology, 90*, 243–257. https://doi.org/10.1037/0022-3514.90.2.243

Purcell, M. (2007). The absent author: Maurice Blanchot. *The Heythrop Journal, 35*, 249–266. https://doi.org/10.1111/j.1468-2265.1994.tb00943.x

Ramsay, D. & Woods, S. (2014). Clarifying the roles of homeostasis and allostasis in physiological regulation. *Psychological Review, 121*(2), 225–247. https://doi.org/10.1037/a0035942

Reny, J. (2020). L'intimité du couple à l'épreuve de la fin de vie: que reste-t-il de nos amours? *Dialogue, 229*, 65–80. https://doi.org/10.3917/dia.229.0065

Reny, J. (2016). Place à la fonction contenante quand les mots manquent. *Le Journal de Psychologue, 339*, 72–76. https://doi.org/10.3917/jdp.339.0072

Rorty, R. (1989). *Contingency, irony, and solidarity*. Cambridge University Press. https://doi.org/10.1017/CBO9780511804397

Svenaeus, F. (2000). Das Unheimliche – towards a phenomenology of illness. *Medical Health Care and Philosophy, 3*(1), 3–16.

Smith, J. & Osborn, M. (2007). Pain as an assault on the self: An interpretative phenomenological analysis of the psychological impact of chronic benign low back pain. *Psychology & Health, 22*(5), 517–534. https://doi.org/10.1080/14768320600941756

Tolliday, P. (2011). Maurice Blanchot: Suffering and affliction as epiphany. *Culture, Theory & Critique, 52*(2–3), 199–211. https://doi.org/10.1080/14735784.2011.630892

Tordera Nuño, E. (2023). *Bearing chronic pain: What can art offer?* https://no-niin.com/issue-21/bearing-chronic-pain-what-can-art-offer/index.html

Toye, F., Seers, K., Allcock, N., Briggs, M., Carr, E., Andrews, J. & Barker, K. (2013). Patients' experiences of chronic non-malignant musculoskeletal pain: a qualitative systematic review. *British Journal of General Practice, 63*(617), 829–841. https://doi.org/10.3399/bjgp13X675412

Whitehouse, H. & Lanman, J. A. (2014). The ties that bind us: Ritual, fusion, and identification. *Current Anthropology, 55*(6), 674–695. https://doi.org/10.1086/678698

Williams, A. (2002). Facial expression of pain: an evolutionary account. *Behavioural and Brain Sciences, 25*(4), 439–455. https://doi.org/10.1017/S0140525X02000080

Zajacova, A., Grol-Prokopczyk, H. & Zimmer, Z. (2021). Sociology of chronic pain. *Journal of Health and Social Behaviour, 62*(3), 302–317. https://doi.org/10.1177/00221465211025962

Zhou, F., Li, J., Zhao, W., Xu, L., Zheng, X., Fu, M., Yao, S., Kendrick, K., Wager, T. & Becker, B. (2020). Empathic pain evoked by sensory and emotional-communicative cues share common and process-specific neural representations. *Elife, 7*(9), e56929. https://doi.org/10.7554/eLife.56929

9 Leiden: die Innenseite des Verletzlichseins

> Leiden ist stärker als Schmerz. Es ist sehr innerlich, psychisch. Leiden ist wie eine Invasion – ein Eindringen in die Person. Das Leiden durchdringt sie ... (Dany et al., 2006, S. 96)

Leiden – das ist die Innenseite einer Krankheit, eines Schmerzes oder eines Verlustes (LeBreton, 2009). Es entsteht als „intime Resonanz" auf ein verletzendes Erleben (LeBreton, 2009, S. 326). Leiden setzt ein, wenn ein Ereignis dem ‚innersten Selbst' eine Verletzung zufügt. Es betrifft „die tiefsten Schichten der Persönlichkeit" (Winnicott, 1963, S. 442). Menschen beginnen zu leiden, wenn ihr ‚Kernselbst' verletzt oder bedroht ist: „Im Zentrum eines jeden Menschen befindet sich ein isoliertes Element, das unantastbar und unbedingt schützenswert ist" (Winnicott, 1963, S. 441). Ist das Kernselbst verletzt, fühlt sich ein Mensch ‚hautlos' exponiert. Es gehört zum Leiden, dass es den Menschen völlig einnimmt: „Leiden ist wie eine Invasion – ein Eindringen in die Person. Das Leiden durchdringt sie ..." (Dany et al., 2006, S. 96). Ein vom Leiden durchdrungener Mensch ist sprachlos. Leiden ist mit Worten nicht greifbar. Zum Leiden gehört die Erfahrung, dass die Sprache hinter dem Leiden zurückbleibt (Călin, 2014). Es braucht ein Gegenüber, das wortlos versteht. Fachpersonen sind sensibilisiert für die „nonverbalen Zeichen. Sie sagen das, was [der Patient] mit Worten nicht ausdrücken kann. [...] Sein Körper wird sprechen und sein Leiden zum Ausdruck bringen" (Dany et al., 2006, S. 97).

9.1 Kein Symptom wie jedes andere

Schmerz zu lindern, steht im Zentrum des Gesundheitswesens. Leiden hingegen steht noch immer im Schatten: „Leiden lässt sich nicht leicht erfassen. Es scheint sich jedem Versuch der Objektivierung zu entziehen" (Dany et al., 2006, S. 92). Die Schmerztherapie hat bedeutsame Fortschritte gemacht. Es gibt unzählige

Schmerzassessments. Leiden hingegen entgeht dem Raster von Assessments und Interventionen. Schmerz zu behandeln, ist inzwischen ein Imperativ. Was passiert jedoch mit der Linderung des Leidens?

Dem Leiden zu begegnen, bedeutet, „die Person zu sehen, ... den Menschen hinter dem Leiden“ (Dany et al., 2006, S. 98). Leiden ist etwas, das sich nur in der Beziehung zur Patientin/zum Patienten erschließt. Es geht um etwas sehr Intimes. Leiden ist kein Symptom wie jedes andere. Eine rein professionelle Antwort gelangt hier an ihre Grenzen. Die Fachperson ist als Mensch gefragt. Es ist eine „existenzielle Herausforderung“, sich auf das Leiden eines Patienten einzulassen (Benedetti, 1992, S. 1).

Professionalität ist oft gleichbedeutend mit emotionaler Distanziertheit. „Es gibt eine große Einsamkeit auf beiden Seiten, wenn Gefühle an die Oberfläche kommen – Gefühle, die keinen Ort finden, um zum Ausdruck zu kommen“ (Dany et al., 2006, S. 9). Einen Menschen in seinem Leiden zu begleiten, bedeutet, sich mit der eigenen Sensibilität auf das Erleben dieses Menschen einzulassen. Hier zeigt sich, dass eine therapeutische Beziehung „mehr umfasst als den Austausch verbaler oder nonverbaler Informationen. Sie ist auch ein Rahmen, in dem Emotionen zum Ausdruck kommen. In dieser dualen Beziehung setzt jeder eine Reihe von Abwehrmechanismen ein. Er versucht, sich vor dem Leiden des anderen und vor seiner eigenen Angst zu schützen“ (Dany et al., 2006, S. 93).

Die Begleitung eines Menschen im Leiden ist ein Gebiet, das kaum erschlossen ist. Eines der wenigen Beispiele ist die ‚Dualisierung des Leidens‘ von Gaetano Benedetti (1920–2013).

Leiden dualisieren

Als Grundsituation des psychischen Leidens erkannte Gaetano Benedetti (1960) eine extreme Einsamkeit des Erlebens. Die Begegnung mit Menschen in seelischen Krisen- und Leidenssituationen war für ihn ein Aufruf zum Mit-Tragen – weil „die Bürde eine gemeinsame ist, die gemeinsam ertragen und damit zu einem Ende getragen werden soll“ (Benedetti, 2006, S. 104). Seine therapeutische Aufgabe sah Gaetano Benedetti darin, Menschen in ihrer emotionalen Isolation zu erreichen. In der „Dualisierung“ des Leidens erkannte er den innersten Kern des therapeutischen Handelns. Dualisierung ermöglicht, „die grenzenlose Einsamkeit“ des leidenden Menschen zu durchbrechen – indem die Therapeutin/der Therapeut „einen Zugang zu dieser Einsamkeit“ findet (Benedetti, 2006, S. 7). Gaetano Benedetti legte Wert darauf, Leidenssituationen ‚von innen‘ zu verstehen – durch seelische Partizipation. Er sprach von einer therapeutischen Symbiose. Der Therapeut „durchwandert die (...) Landschaften seines Patienten, zieht seine Kleider an, trägt seine Lasten“ (Benedetti, 2006, S. 19). Dies „setzt voraus, dass wir zum Teil in uns selbst das Drama des Anderen nachvollziehen, dass wir es internalisieren. (...) Was bei ihm abgespalten, sprachlos und unbewusst blieb, wird in uns selbst zu Bewusstsein, zu Sprache, zu Schmerz“ (Benedetti, 2006, S. 89).

In psychischen Krisensituationen benötigt der Mensch eine Stellvertreterin/einen Stellvertreter. Fachpersonen der helfenden Berufe sind solche Stellvertreter*innen. Sie stehen für die betroffene Person ein, wenn diese selbst keine Kraft mehr hat, um für sich selbst einzustehen. Die somatische Medizin kann Vitalfunktionen und Organe stellvertretend aufrechterhalten. Doch was geschieht mit den psychischen Funktionen? Wer hält das Selbstbild eines Menschen aufrecht, der sich im Negativen gefangen fühlt? Zentral ist daher „das Bild eines Du“, in dem sich die leidende Person wiedererkennen kann (Benedetti, 2006, S. 19).

Bruchlinien des Lebens

An den Bruchlinien des Lebens erleben Menschen „Situationen, die sie überwältigen und ihre Fassungskraft übersteigen“ (Laurendeau et al., 2007, S. 1; Waldenfels, 2002). Es gibt Ereignisse, „denen wir uns nicht stellen können. Sie sind ‚zuviel‘ für uns. Aufgrund ihres Ausmaßes ist es nicht möglich, sie in das Bild zu integrieren, das wir von uns selbst haben“ (Atwood, 2023, S. 1). Es braucht ein Gegenüber – mit der Kraft, das ganze Ausmaß des Negativen zu teilen, anzunehmen und mitzutragen. Negatives lässt sich dadurch nicht ungeschehen zu machen. Doch es erhält eine mitmenschliche, responsive Empfangswelt („reception world") (Ihanus, 2023, S. 158; Siirala, 1961).

Klinische Erfahrung führte Gaetano Benedetti (2006, S. 102) zu einer „grundlegenden These: Der Mensch [...] drückt mit seinen Symptomen eine Leidensgeschichte aus, die er [...] nicht beendigen kann mit sich oder in sich allein“. Umso wichtiger ist die Präsenz der Therapeutin/des Therapeuten. Dadurch erlebt der Patient etwas Entscheidendes: Es gibt einen Menschen, der seine Realität ernst nimmt und mitträgt. Dadurch kann sich schrittweise eine „Positivierung“ entwickeln: „Hier hat sich mein Konzept der ‚Positivierung‘ entwickelt: Positivierung verwirklicht sich in der Übernahme der Symbole ... in einem Therapeuten, der sie aufnimmt, in sich umwandelt und hineingeht, neben [dem Patienten] geht und mit ihm darüber hinausgeht“ (Benedetti, 2006, S. 107).

Im „dunklen Erfahrungsraum“

Der Mensch ist ein erwartungsbezogenes Wesen. Das Gehirn arbeitet permanent mit Erwartungen und Vorhersagen („Predictive Coding“; Clark, 2013). Die eigene Lebensgeschichte bildet die Basis für Vorhersagemodelle. Positive Lebenserfahrungen führen zu positiven Vorhersagemodellen. Wer negative und enttäuschende Erfahrungen macht, verinnerlicht negative Erwartungsmuster. Je nach Vorhersagemodell deuten Menschen einströmende Sinneseindrücke. Sie sehen, was sie aufgrund ihrer Lebensgeschichte erwarten. Nicht jeder Mensch hat die Gabe, Positives zu erwarten. Positive Vorstellungsmuster sind fragil. Einschneidende Lebensereignisse können sie erschüttern und zerbrechen (Ramos-Grille et al., 2022). In Krisen- und Leidenssituationen fixiert sich das Gehirn auf negative Erwartungsmuster. Dadurch lassen sich einströmende Sinneseindrücke nicht mehr positiv bewerten: „Ohne positive Interpretationen können auch keine positiven Emotionen mehr zum Tragen kommen“ (Everaert et al., 2020, S. 1). Das Gehirn verliert seine Flexibilität bei der Deutung des Geschehens. Die „Permanenz des Negativen“ setzt ein. Es ist nicht mehr vorstellbar, das Hier und Jetzt aktiv verändern zu können. Die Welt erscheint statisch und unveränderlich. Sie steht still im Zustand aussichtsloser Negativität. So entsteht ein „dunkler Erfahrungsraum – ohne die subjektiv gefühlte Möglichkeit, aktiv eingreifen zu können. Erfahrungen in diesem dunklen Raum wirken so bedrückend, dass keinerlei Handlung mehr möglich scheint. Es gelingt nicht mehr, das Licht einzuschalten oder gar den Raum zu verlassen – um ins Freie zu treten, in die Helligkeit ...“ (Fabry, 2020, S. 1). Aus diesem Gefangensein im Negativen kann sich ein Mensch aus eigener Kraft nicht mehr befreien. Er fühlt sich wie gelähmt durch den ständigen Zustrom an negativen Erwartungen (Kube et al., 2020). Das Predictive-Coding-Modell verdeutlicht, wie bedeutsam positive Erwartungen für die menschliche Wahrnehmung sind. Ohne positive Vorstellungsbilder bricht das Handeln in der Welt zusammen (Fabry, 2020). Zudem wird nachvollziehbar, wie schwierig es ist, Menschen in seelische Leidenssituationen zu erreichen. Wie nähere ich mich einem Menschen, der im „Raum des Negativen“ lebt? Als Antwort entwickelte Gaetano Benedetti das Konzept des ‚Progressiven Therapeutischen Spiegelbildes‘ (Benedetti, 1982).

Das progressive therapeutische Spiegelbild

Der Therapeut kopiert die Zeichnung des Patienten. Dadurch „taucht er in dessen Welt ein – und bringt sie von innen heraus in Bewegung. Dies geschieht, indem er durch seine Zeichnung alternative Lösungen vorschlägt, mögliche Progressionen skizziert, andere Interpretationen sichtbar werden lässt [...] So wird die Zeichnung zu einer Art Eingangstür ...“ (Peciccia, 2000, S. 48). Krisenhaftes Erleben lässt sich kaum in Worte fassen. Zeichnungen hingegen ermöglichen einen wortlosen Dialog. In Bildern und Symbolen verdichten sich die Erlebnisse, Empfindungen und Befürchtungen des Patienten/der Patientin. Oft zeigen sich Selbstsymbole.

Sie deuten an, wie ein Mensch sich selbst sieht und empfindet. Auch „Leerräume" sind in den Bildern enthalten. Häufig ist es das Nicht-Erlebte, das lebenslang Vermisste oder ungelebte Leben, das Leiden auslöst. Der Therapeut tritt in die „innere Landschaft" des Patienten ein (Benedetti, 1982, S. 20). Er greift die Symbole des Patienten auf und zeichnet sie weiter. Dadurch teilt er die Welt des Patienten. In einer „Geschichte zu zweit geht er mit dem Patienten im gleichen Schritt, Tempo und Maß" (Benedetti, 1960, S. 475). Der Therapeut „passt sich an die Bilderwelt des Patienten an und malt die übernommene, geteilte Not" (Benedetti, 1982, S. 43). Der Patient „merkt, dass der Therapeut sein Leiden introjiziert" (Benedetti, 1982, S. 42). Auch auf negative, (selbst)destruktive Erlebensdimensionen geht der Therapeut ein. Er nimmt „das Gewicht des Entsetzens auf sich" (Benedetti, 1982, S. 43). Dabei zeichnet er sich hinein in die Landschaften des Patienten. Er nimmt „darin eine Gestalt an, die dem Patienten ähnlich ist. Doch [er behält] die Übersicht, die dem Patienten fehlt" (Benedetti, 1982, S. 20). Die Arbeit mit dem progressiven therapeutischen Spiegelbild geht von mehreren Voraussetzungen aus:

- Therapeut*innen sind fähig, den Patienten „ganzheitlicher zu sehen, als er es selbst vermag" (Benedetti, 1982, S. 44).
- Sie sehen in psychischen Krisen nicht das Pathologische, Abnorme, sondern leidvolle menschliche Erfahrungen, „die auch in uns sind" (Benedetti, 2006, S. 14).
- Sie gehen von einem heilen Kern der Persönlichkeit aus. Diesen unzerstörbaren Ich-Kern ziehen sie nie in Zweifel. Durch die Symptome des psychischen Leidens hindurch haben sie den heilen Kern der Persönlichkeit immer im Blick.
- Zentral ist die „Treue gegenüber einem Menschen, von dem sich sonst alle mehr oder weniger abwenden" (Benedetti, 1960, S. 536).

Die zeichnerische Positivierung geschieht äußerst behutsam. Therapeut*innen setzen stets an den negativen Symbolen an. Vorsichtig und schrittweise führen sie positivierende Elemente ein. Sie bieten Vorschläge an für das, was im Leben des Patienten bzw. der Patientin fehlt: „Symbole, die dem Patienten das schenken, was er lange vermißt hat" (Benedetti, 1982, S. 25). Therapeut*innen spiegeln zuerst das Leiden des Patienten/der Patientin – erst dann beginnen sie, zu positivieren. Der Patient kann die Bildvorschläge annehmen oder ablehnen. Entscheidend ist die Erfahrung, wortlos emotional verstanden, anerkannt und gespiegelt zu werden (Benedetti, 2006, S. 15). Nach jahrzentelanger klinischer Praxis stellte Gaetano Benedetti fest: Es ist entscheidend, dem Patienten „immer wieder ein positives Selbstbild zurückzugeben, sich in seine Welt zu begeben, seine Symbole zu verstehen und sie positiv zu amplifizieren. Diese Positivierung ist der entscheidende therapeutische Faktor, den ich [...] erkennen kann“ (Benedetti, 1982, S. 50).

Therapeutische Symbiose

Das Progressive Therapeutische Spiegelbild ermöglicht Menschen, in Leidenssituationen zu einem positiveren Selbstbild zu gelangen. Dies geschieht zu einer Zeit, in der sie sich selbst nur noch ‚in dunklen Farben‘ und fragmentiert sehen können. Therapeutische Positivierung basiert auf Identifikation: Therapeut*innen identifizieren sich mit dem Leiden der Patient*innen. Dadurch fühlen sich Patient*innen in ihrem Leiden wahrgenommen. Sie können sich selbst in den Therapeut*innen wiedererkennen – und sich ihrerseits mit ihnen identifizieren. So entstehen Symbole, die „abwechselnd Züge des Patienten und des Therapeuten“ zeigen (Benedetti, 1992, S. 80). Patient*innen können von sich sagen: Ich nehme das positive Selbstbild an, das der Therapeut bzw. die Therapeutin mir spiegelt. Die Fixierung auf das Negative lässt sich durchbrechen. Auf diesem Weg sind folgende Schritte essenziell:

- Eine Positivierung kann entstehen, wenn sich der Patient in seinem Erleben ernst genommen, emotional verstanden und sensibel gespiegelt fühlt. Er erkennt sich im Spiegel des Therapeuten wieder und kann ein positiveres Bild von sich verinnerlichen (Ammaniti & Ferrari, 2013; Shore, 2000).
- Gelingt es dem Therapeuten die Bedürfnisse des Patienten wortlos zu erkennen und zu erfüllen, erlebt der Patient „Vitalitätsaffekte“: Er fühlt sich lebendig, wenn sein Gegenüber ihm helfend, verstehend und anteilnehmend entgegenkommt (Ammaniti & Ferrari, 2013).
- Der Patient erlebt ein Miteinander-Teilen seines momentanen Zustands, ein Verbundensein – mitten im extrem negativem Erleben. Durch „Moments of Meeting“ gelingt es, negative Zustände zu durchbrechen, sich für neue Erfahrungen zu öffnen und neue Vorstellungsbilder zu entwickeln (Duarte et al., 2022).

Im zeichnerischen Dialog entstehen „nonverbale, [...] emotional intensive gemeinsame Erfahrungen [...], gefolgt von einem Gefühl echter Verbundenheit und Nähe, [...] eine Art von Resonanz und Komplizenschaft“ (Duarte et al., 2022, S. 515). Diese Momente sind intersubjektiv – Patient*in und Therapeut*in gestalten sie gemeinsam. Beide bringen das Einzigartige und Besondere ihrer eigenen Persönlichkeit ein. Neue Muster und Selbstbilder können sich entwickeln.

In Krisensituationen wirkt interpersonales Verbundensein vitalisierend und positivierend. Menschen benötigen ein Erlebnis, das sie möglicherweise „im frühen postnatalen Leben niemals erfahren haben: das Erlebnis [...] der guten Symbiose“ (Benedetti, 2006, S. 24).

Menschsein heißt in Beziehung sein

Die Dualisierung des Leidens beruht auf einer relationalen Sichtweise: Menschsein heißt in Beziehung sein. Dualisierung macht das natürliche Angewiesensein des Menschen auf seine Mitmenschen zum Thema. Angewiesensein gilt in der Gesellschaft weitgehend als unerwünscht und beschämend (Steele et al., 2001). Es wird mit Schwäche, Regression und Kindlichkeit in Verbindung gebracht. Die Gesellschaft „legt übermäßig viel Wert auf Unabhängigkeit und Selbständigkeit. Seit Jahrzehnten verleugnet sie das Phänomen der Symbiose während des gesamten Lebenszyklus“ (Walant, 1995, S. 2). Dies hat einen hohen Preis. Immer mehr Menschen sind von psychischen Krisen und Erkrankungen betroffen (World Health Organization (WHO), 2022). „Autonomie und Unabhängigkeit werden auf Kosten der Bindungsbedürfnisse gefördert“ (Walant, 1995, S. 2). Im Fokus stehen „Methoden, die jedes Angewiesensein des Patienten im therapeutischen Umfeld verhindern. [Es besteht das] Vorurteil, dass Angewiesensein ein negativer, pathologischer und unerwünschter Zustand ist“ (Steele et al., 2001, S. 81).

Längst ist es Zeit, Angewiesensein „als notwendigen Bestandteil des Lebens zu verstehen und zu respektieren“ (Steele et al., 2001, S. 109). Das Konzept der Dualisierung des Leidens würdigt „die Tiefe und die als lebensrettend empfundene Qualität der therapeutischen Bindung“ (Dalenberg, 2000, S. 190). Es zeigt, wie Menschen durch ein mitmenschliches Band nach und nach wieder Halt in finden können. Leiden ist somit immer auch Ausdruck fehlender, zerbrochener oder fragiler sozialen Beziehungen.

Die Privatisierung des Leidens überwinden

Es ist wichtig, individuelles Leiden in einem größeren Zusammenhang zu sehen: „Der Mensch [...] bringt mit seinen ‚Symptomen‘ eine Leidensgeschichte zum Ausdruck, die weder mit ihm angefangen hat noch mit ihm selbst aufhören kann“. Hinter dem Begriff „Leidensgeschichte“ verbergen sich „höchst komplizierte individuelle, kollektive und gesellschaftliche Dilemmata, die beim Individuum [oder] bei einer Gruppe [...] bestehen. Meist geht man aber davon aus, dass es weitgehend nur Sache des unmittelbar Betroffenen sei, diese Last zu lösen. Das dem Einzelnen zugeschobene Leiden muss jedoch in seinen individuellen, kollektiven und gesellschaftlichen Bezügen entdeckt [...] werden“(Elrod, 1987, S. 285). Die Antwort auf menschliches Leiden besteht darin, „Formen der Mitmenschlichkeit zu finden und zu praktizieren, die zu einer Neuverteilung [...] und somit zu einer Reduzierung der

Last führen sollen, unter der der Betroffene bisher gelitten hat“ (Elrod, 1987, S. 285). Hier deutet sich an, was Sozialität im essenziellen Sinn bedeutet: Teilnahme am Tragen und Verarbeiten individueller, kollektiver und gesellschaftlicher Leidensformen. Solange sich Leiden auf die Privatsphäre konzentriert, setzt es sich fort. Leiden zu unterbrechen und zu lindern, erfordert „Sharing of burdens“ („Lasten teilen“) im großen, gesellschaftlichen Maßstab (Ihanus, 2023).

Deep Seeing: Zusammenschau

Ein sensibilisierter Blick auf Verletzlichsein öffnet die Augen für folgende Aspekte:

- Leiden als „Innenseite“ einer verletzenden Erfahrung – als „intime Resonanz“ auf Krankheit, Trauma, Verlust und Sterblichkeit (LeBreton, 2009, S. 326).
- Das innere Selbst ist betroffen: Leiden setzt ein, wenn das innere Selbst eine Verletzung und Kränkung erleidet.
- Privatisierung des Leidens: Leiden gilt als intimes, privates Erleben. Von zentraler Bedeutung ist jedoch eine rezeptive „Empfangswelt“ – um Leiden aufzunehmen und zu teilen.
- Dualisierung des Leidens: Menschen in Leidenssituationen erleben eine Permanenz des Negativen. Aus eigener Kraft lässt sie sich nicht überwinden. Umso wichtiger ist die Dualisierung des Leidens als Partizipation, damit „die Bürde eine gemeinsame ist“ (Benedetti, 2006, S. 104).
- Leiden als Leerstelle im Gesundheitswesen: Eine Kultur der Linderung des Leidens ist nötig (Siirala, 1961).

9.2 Reflexions- und Handlungsfelder

Es ergeben sich folgende Reflexions- und Handlungsfelder:

Leiden als Verletzlichsein par excellence. „Wenn es eine existentielle Erfahrung des Verletzlichseins gibt, dann ist es das Leiden. Es stellt den Höhepunkt des Verletzlichseins dar“ (Le Gall, 2021, S. 118). Leiden als „Innenseite“ des Verletzlichseins erfordert ein responsives Gegenüber, das „Shared Reality“ ermöglicht. Um Leiden zu lindern, ist ein dyadisches, symbiotisches Erleben unverzichtbar. Anhaltendes Leiden wäre dann die Folge einer fehlenden Dualiserung, einer Abwesenheit von haltenden Strukturen. Somit hat Leiden immer eine soziale Dimension. Es dauert an, solange es ungeteilt bleibt.

Verschwiegenes und tabuisiertes Leiden adressieren. Im klinischen Bereich ist Leiden omnipräsent. Es steht im Raum – doch es bleibt weitgehend tabuisiert und unausgesprochen: „Wir behandeln die Krankheit, aber wir lindern nicht das Leiden“ (Sadler, 2014, S. 270). Die Privatheit und Intimität des Leidens hält Fachpersonen oft davon ab, Leiden zu adressieren. In Bezug auf Schmerz sind sie sensibilisiert. Leiden bleibt hingegen ein Bereich der Unsicherheit und Zurückhaltung (Dany et al., 2006). Wie begegne ich einem leidenden Menschen? Inwieweit fühle ich mich selbst ungeschützt und sprachlos bei der Konfrontation mit menschlichem Leiden? Wer sich öffnet für das Leiden eines anderen Menschen, begibt sich auf ein „Territorium, auf dem es keine gesicherten, klar erkennbaren Wege gibt“ (Atwood, 2013, S. 1).

Bereit sein für die Konfrontation mit eigenem Leiden. Menschen im Leiden zu begleiten, setzt voraus, das eigene Leiden nicht zu verdrängen: „Eine ernsthafte Begegnung mit Menschen in extremen psychischen Leidenszuständen konfrontiert uns unweigerlich mit uns selbst [...]. Dies fällt nicht leicht [...]. Der therapeutische Weg schließt unweigerlich und immer beide Teilnehmer ein“ (Atwood, 2013, S. 1).

Die soziale Dimension des Leidens beachten. Die Leidensgeschichte eines Menschen ist zwar individuell. Sie hat ihren Ursprung jedoch nicht nur in einer singulären sozialen Erfahrung und basiert auch auf der verletzenden Art und Weise, wie Menschen ihr Zusammenleben gestalten („Harming Societies“) (Pemberton, 2015).

Epilog

„Wir sind einbezogen in das (...) Leiden, das wir behandeln. Die Wunden, die bei unseren Patienten geheilt werden müssen, entsprechen den Wunden, die wir in uns selbst tragen. Der Beobachter und das Beobachtete sind [...] untrennbar miteinander verbunden.“ (Atwood, 2023, S. 1)

Literatur

Ammaniti, M. & Ferrari, P. (2013). Vitality affects in Daniel Stern’s thinking—A psychological and neurobiological perspective. *Infant Mental Health Journal, 34*(5), 367–375. https://doi.org/10.1002/imhj.21405

Atwood, G. (2023). *The unbearable and the unsayable.* http://www.georgeatwood.com/the-unbearable-and-the-unsayable.html

Atwood, G. (2013). *Reflexions.* http://www.georgeatwood.com/credo-and-reflections.html

Benedetti, G. (2006). *Symbol, Traum, Psychose.* Vandenhoek & Ruprecht. https://doi.org/10.13109/9783666490866

Benedetti, G. (1992). *Psychoanalyse als existenzielle Herausforderung.* Vandenhoek & Ruprecht.

Benedetti, G. (1982). *Todeslandschaften der Seele. Psychopathologie, Psychodynamik und Psychotherapie der Schizophrenie.* Vandenhoeck & Ruprecht.

Benedetti, G. (1960). Blumhardts Seelsorge in der Sicht heutiger psychotherapeutischer Kenntnis. *Reformatio, 9,* 474–487.

Călin, A. (2014). Le pouvoir des mots: autour de Thomas l'Obscur. In A. Milon (Hrsg.), *Maurice Blanchot, entre roman et récit* (S. 75–92). Presses universitaires de Paris Nanterre. https://doi.org/10.4000/books.pupo.3148

Clark, A. (2013). Whatever next? Predictive brains, situated agents, and the future of cognitive science. *Behavior and Brain Sciences, 36,* 181–253. https://doi.org/10.1017/S0140525X12000477

Dalenberg, C. (2000). *Countertransference and the treatment of trauma.* American Psychological Association. https://doi.org/10.1037/10380-000

Dany, L., Dormieux, A., Futo, F. & Favre, R. (2006). La souffrance : représentations et enjeux. *Recherche en Soins Infirmiers, 1*(84), 91–104. https://doi.org/10.3917/rsi.084.0091

Duarte, J., Martinez, C. & Tomicic, A. (2022). Sparks of psychotherapeutic change: How therapists understand moments of meetings' contribution to change in psychotherapy. *Psychotherapy Research, 32*(4), 511–524. https://doi.org/10.1080/10503307.2021.1948138

Elrod, N. (1987). *Psychoanalyse im Rahmen der Demokratischen Psychiatrie* (Band II). Althea.

Everaert, J., Bronstein, M., Castro, A., Cannon, T. & Joormann, J. (2020). When negative interpretations persist, positive emotions don't! Inflexible negative interpretations encourage depression and social anxiety by dampening positive emotions. *Behaviour Research Therapy, 124,* 103510. https://doi.org/10.1016/j.brat.2019.103510

Fabry, R. (2020). Into the dark room: a predictive processing account of major depressive disorder. *Phenomenolology and Cognitive Sciences, 19,* 685–704. https://doi.org/10.1007/s11097-019-09635-4

Kube, T., Schwarting, R., Rozenkrantz, L., Glombiewski, J. & Rief, W. (2020). Distorted cognitive processes in major depression: A predictive processing perspective. *Biological Psychiatry, 87*(5), 388–398. https://doi.org/10.1016/j.biopsych.2019.07.017

Ihanus, J. (2023). Martti Siirala and Gaetano Benedetti – friends in the dialogical and psychotherapeutic sharing of burdens. *International Forum of Psychoanalysis, 33*(3), 152–162. https://doi.org/10.1080/0803706X.2023.2181293

Laurendeau, M., Labarre, L. & Senécal, G. (2007). The psychosocial dimension of health and social service interventions in emergency situations. *Open Medicine, 1*(2), 102–106.

LeBreton, D. (2009). Entre douleur et souffrance : approche anthropologique. *L'information psychiatrique, 4*(85), 323–328.

Le Gall, Y. (2021). *Le roman britannique contemporain au défi de la vulnérabilité: M. Amis, J. Coe, J. McGregor, D. Mitchell, P. Neate.* Université Paul Valéry Montpellier

Peciccia, M. (2000). Die Entwicklung meines Denkens im Gespräch mit Gaetano Benedetti. In B. Rachel (Hrsg.), *Die Kunst des Hoffens. Begegnungen mit Gaetano Benedetti* (S. 47–86). Vandenhoeck & Ruprecht.

Pemberton, S. (2015). *Harmful societies. Understanding social harm.* Oxford Academic Policy Press. https://doi.org/10.56687/9781847427960

Ramos-Grille, I., Weyant, J., Wormwood, J., Robles, M., Vallès, V., Camprodon, J. & Chanes, L. (2022). Predictive processing in depression: Increased prediction error following negative valence contexts and influence of recent mood-congruent yet irrelevant experiences. *Journal of Affective Disorders, 15*(311), 8–16. https://doi.org/10.1016/j.jad.2022.05.030

Sadler, K. (2014). Comment soigner en étant soi-même touché par la douleur de l'autre? *Médecine Palliative : Soins de Support – Accompagnement – Éthique, 13*(5), 265–271. https://doi.org/10.1016/j.medpal.2014.09.001

Shore, A. (2000). Attachment and the regulation of the right brain. *Attachmant & Human Development, 2*(1), 23–47. https://doi.org/10.1080/146167300361309

Siirala, M. (1961). *Die Schizophrenie des Einzelnen und der Allgemeinheit*. Vandenhoeck & Ruprecht.

Steele, K., van der Hart, O. & Nijenhuis, E. (2001). Dependency in the treatment of complex posttraumatic stress disorder and dissociative disorders. *Journal of Trauma and Dissociation, 2*(4), 79–116. https://doi.org/10.1300/J229v02n04_05

Walant, K. (1995). *Creating the capacity for attachment: Treating addictions andthe alienated self.* Jason Aronson Publishers.

Waldenfels, B. (2002). *Bruchlinien der Erfahrung*. Suhrkamp.

World Health Organization (WHO). (2022). *WHO highlights urgent need to transform mental health and mental health care*. https://www.who.int/news/item/17-06-2022-who-highlights-urgent-need-to-transform-mental-health-and-mental-health-care

Winnicott, D. (1963). Communicating and not communicating leading to a study of certain opposites. In D. Winnicott (Ed.), *The Maturational Processes and the Facilitating Environment* (pp. 179–192). International Universities Press.

10 Trauma: das zerbrechliche Ich

> Die traumatische Erfahrung führt uns vor Augen, was wir nicht ertragen könnten, was zu extrem wäre, um es zu sehen, zu hören und zu wissen. (Nguyen, 2011, S. 28)

Der Mensch ist ein traumatisierbares Wesen. Ein Trauma ist eine „Grenzüberschreitung" (Boulanger, 2018, S. 60). Einem Menschen ist *etwas zugestoßen*, das ihn verletzt und die Grenzen seiner Bewältigungskraft übersteigt. Das „unmöglich zu Ertragende", das „Nicht-Integrierbare" und „Nicht-Assimilierbare" hat sich ereignet (Lacan, 1977, S. 11). Die Vorstellung einer schützenden Grenze des eigenen Körpers und der eigenen Psyche ist zerbrochen. Traumatisierend wirkt die Konfrontation mit Vernichtung, völligem Exponiertsein, Ohnmacht, Schwäche, Nicht-mehr-können. Ein Trauma konfrontiert den Menschen mit etwas, das „zu extrem wäre, um es zu sehen, zu horen und zu wissen" (Nguyen, 2011, S. 28). Im Moment der Konfrontation reagiert das Gehirn mit einer natürlichen Schutzreaktion – mit Dissoziation als ‚Flucht' aus dem Bewusstsein. Dissoziation ist die Möglichkeit, unerträglichem Schmerz zu entkommen. Das Erlebte wird nicht verbunden und nicht in die eigene Lebensgeschichte integriert. Es wird fragmentiert und bleibt im Körpergedächtnis. Kognitive und sprachliche Gehirngebiete sind deaktiviert. Dadurch kann Unerträgliches nicht zum Bewusstsein vordringen. Das Bewusstsein bleibt geschützt vor unaushaltbarem psychischem Schmerz. Was geschehen ist, lässt sich nicht in Sprache fassen. Das Gehirngebiet, das Empfindungen in Sprache umsetzt, ist nicht mehr aktiv (Rauch et al., 2006; van der Hart et al., 2006; van der Kolk & van der Hart, 1989). Der traumatisierte Mensch ist das Gegenbild zum autonomen, handelnden, aktiven, kognitiv kontrollierenden und sprechenden Menschen: „Ich habe nicht verstanden, was vor sich ging. Ich lag wie gelähmt am Boden. Ich konnte nicht einmal sprechen" (Sajus, 2020, S. 78). Der traumatisierte Mensch ist „wounded by reality" (Boulanger, 2007, S. 1).

Traumatisierung zeigt menschliches Verletzlichsein in seinem extremen Ausmaß. „Gewissheiten und kognitive Muster, die durch Bildung, Sprache und Gesellschaft vermittelt sind, zerbrechen. Ein Trauma erschüttert die Netzwerke individueller und gruppenbezogener Bedeutungen. Es erschüttert die Grundlagen eines Bedeutungsnetzwerks, das einer Kultur oder sogar allen Kulturen gemeinsam ist" (Auxéméry, 2021, S. 375). Traumatisierende Ereignisse erschüttern die lebensbegleitende Hintergrundsicherheit des Menschen („shattered assumptions") (Janoff-Bullman, 2002): Unverletzlichkeit, Integrität, Verbundensein und Sinnhaftigkeit erweisen sich als illusionär. Traumatisierung führt dazu, dass sich „die eigenen Erwartungen und Annahmen tiefgreifend verändern. Die Zerbrechlichkeit des Lebens wird in vollem Ausmaß bewusst" (Boulanger, 2018, S. 62).

10.1 Dissoziation als natürliche Schutzstrategie

Dissoziation ermöglicht dem Menschen, „sich mental von Erfahrungen zu lösen, die für die Psyche zu belastend und zu überwältigend sind" (van der Hart et al., 2006, S. 1). Die dissoziierende Reaktion unterbricht den Fluss des Geschehens: Wahrnehmungen erhalten keinen Zugang mehr zum Selbst und zur Lebensgeschichte. So entstehen Orte des psychischen Rückzugs – abgeschirmt von Emotion, Schmerz und bedrohlicher Realität. Dissoziation bietet tiefe Einblicke in die Funktionsweise der Psyche (Rudegeair & Farelly, 2008; Steiner, 2019).

Der Mensch ist ein dissoziierendes Wesen. Die menschliche Psyche ist „dissoziativ strukturiert" (Howell, 2005, S. 1). „Das Selbst greift auf alle seine Ressourcen zurück, um seinen psychischen Schmerz auf ein erträgliches Maß zu reduzieren – auch auf die Fähigkeit zur Dissoziation" (Prince, 2009, S. 280). Ein dissoziativer Zustand verdeutlicht: Hier hat ein Mensch die Grenze des Erträglichen erreicht – die Grenze seines momentanen Selbstzustands (Kirmayer, 2011). Daher wechselt er in einen anderen „Self State".

Noch immer gelten Dissoziation, Spaltung und Fragmentierung als Inbegriffe eines „psychopathologischen" Geschehens. Doch Dissoziation ist ein natürlicher Schutzmechanismus („protective device") (van der Hart et al., 2006). Es handelt sich um eine angeborene „lebensrettende Reaktion auf erschütternde Erfahrungen" (Haddock, 2001, S. 21). Sie setzt ein, sobald sich das „Toleranzfenster" des Nervensystems schließt (Beutler, 2022). Bei extremem Stress setzt ein „Shutdown" ein (Schauer & Elbert, 2010, S. 109). Das Nervensystem wechselt abrupt von Überstimulierung (Hyperarousal) zu Unterstimulierung (Hypoarousal) (Beutler et al., 2022). Dissoziation bewirkt

- Depersonalisation: vom „Kern-Selbst“ losgelöst sein
- Derealisation: sich von der Außenwelt abgetrennt fühlen
- „Detachment“: vom momentanen Geschehen abgeschnitten sein
- Emotionale Taubheit: nicht mehr von Emotionen überwältigt werden
- Analgesie: keinen physischen und psychischen Schmerz mehr fühlen
- Tonische Immobilität: sich nicht mehr bewegen Können – als Abwehrmechanismus bei extremem Stress (Beutler et al., 2022).

Durch Dissoziation ist der Mensch „herausgenommen“ aus einer untolerierbaren Situation. Menschen dissoziieren nicht nur bei lebensbedrohlichen Ereignissen. Sie sind auf unterschiedliche Weise „irritabel, störbar, [...] aus dem Gleichgewicht zu bringen. Bereits kleinere Störungen können schon Schwankungen, [...] Tiefs, Abstürze, Ausklinken und Krisen [...] auslösen“ (Scharfetter, 2002, S. 257).

Diese Sichtweise ist essenziell. Sogenannte ‚psychische Störungen‘ (Depression, Borderline, Schizophrenie) erscheinen in einem anderen Licht, wenn Dissoziation als *nicht-pathologisch* gilt: Diese ‚Störungen‘ wären dann unterschiedliche Grade der Abschirmung vor dem psychisch Unerträglichen (Dillon et al., 2012).

Ein dissoziativer Zustand kann wenige Sekunden, mehrere Stunden, einige Tage oder lange Zeit andauern (Scharfetter, 2002). Zugleich gibt es unterschiedliche Grade der Abschirmung. Manche Menschen erleben ein kurzes „Ausklinken‘“ Andere „fühlen nichts mehr“ Einige wechseln in ein „anderes Selbst“. Wenige verlieren ihr Selbstempfinden – und den Kontakt zur gemeinsamen Realität.

Was als momentaner Schutzzustand gedacht ist, kann auf Dauer extrem irritierend wirken. Das Gefühl „emotional taub“, „innerlich leer“, ja „leblos“ zu sein, kann stark belasten. Durch Distanzierung vom Erleben fehlt das Empfinden, „geerdet, emotional intuitiv und sozial verbunden zu sein“ (Kearney & Lanius, 2022, S. 19). Der Verlust der Ich-Identität, der Ich-Grenzen und der Ich-Vitalität ist die weitreichendste Folge (Scharfetter, 2002).

Das Phänomen der Dissoziation bietet Einblicke in die „Werkstatt“ der Psyche. Es regt dazu an, „Modellvorstellungen von Psyche und Identität kritisch zu hinterfragen. Dann zeigt sich ein Spektrum, das mit leichten Dissoziationen beginnt und bis zur schwersten Form der Dissoziation [reicht] – bis zum veränderten Ich-/ Selbst-Erleben“ (Scharfetter, 2002, S. 257).

Somit wäre Dissoziation kein Zeichen der Schwäche oder des Versagens. Jeder Mensch ist „flexibel und vulnerabel zugleich – und somit gefährdet in den unausweichlichen Stürmen (Belastungen) des Lebens“ (Scharfetter, 2002, S. 257).

Diese Sichtweise führt zu einer zentralen Frage: Was würde es bedeuten, wenn nicht mehr von psychischen „Erkrankungen“ die Rede wäre, sondern von psychischen Schutzmechanismen? Was würde sich verändern, wenn „Depression“, „Borderline“ oder „Schizophrenie“ als unterschiedliche „Überlebensstrategien in hochgradigen Stresssituationen“ gelten würden? (Seikkula 2019, S. 143). Könnte dies „die Art und Weise verändern, wie wir das gesamte Spektrum des psychischen Leidens konzeptualisieren“? (Dillon et al., 2012, S. 145).

Die Vielheit der „Self States“

Verschiedene Self States ermöglichen, ‚bewohnbare‘ psychische Räume zu finden, wenn die momentane Realität ‚unbewohnbar‘ wird. Findet ein Mensch kein relationales Zuhause für unerträgliche Affekte, bleibt der Wechsel in einen anderen Selbstzustand (Prince, 2009; Stolorow, 2015). Vielfache Self States sind nicht pathologisch: „Vielheit ist das, was uns als erstes charakterisiert. Einheit steht an zweiter Stelle” (Bromberg, 1996, S. 510). Längst überwiegt die Sichtweise, dass „das Phänomen der multiplen Persönlichkeit in allen menschlichen Wesen präsent ist – als Basis mentaler Funktionsfähigkeit (...). Sogar bei Menschen, die sehr gut ‚funktionieren‘, ist die Persönlichkeitsstruktur durch Dissoziation geprägt“ (Bromberg, 1996, S. 510).

Wie stark Dissoziation im Verlauf des Lebens zum Tragen kommt, hängt auch von frühen Erfahrungen ab. Das Erleben von „Synchronie oder Dyssynchronie zwischen Innenwelt und Außenwelt“ spielt dabei eine wesentliche Rolle (Scalabrini et al., 2023, S. 1). Ist das frühe Erleben durch einen Mangel an Synchronie geprägt, entsteht eine „dissoziative Prädisposition mit Gefühlen des Abgelöstseins und der Dysregulation“ (Scalabrini et al., 2023, S. 9). Wer in der Kindheit wenig soziale Synchronie verinnerlichen konnte, reagiert häufiger dissoziativ (Schimmenti & Caretti, 2016). Eine „dissoziative Prädisposition“ lässt sich zurückführen auf

- unterbrochene oder fehlende Emotionsabstimmung zwischen Eltern und Kind
- fehlendes Eingehen auf die Bedürfnisse des Kindes
- fehlendes Containing negativer kindlicher Zustände (z. B. Angst oder Schmerz). Containing bedeutet Emotionen aufnehmen, mitempfinden und auf eine Weise zurückgeben, die für das Kind nicht überwältigend ist. Dies setzt hohe elterliche Affekttoleranz und Emotionsregulation voraus
- fehlendes synchronisiertes Zusammentreffen, um Emotionen, Bewegungen und Rhythmen miteinander zu teilen
- fehlende Erfahrung der Bezugspersonen als Schutzschild gegen Stress und Bedrohung
- emotionale Verlassenheit des Kindes (Schimmenti & Caretti, 2016).

Unter diesen Bedingungen wirkt die Außenwelt unberechenbar. Ein Gefühl des chronischen Bedrohtseins entsteht. Falls hochgradige Stresssituationen wiederholt ohne Antwort bleiben, wird Dissoziation zum dauerhaften Regulationsmuster.

Unsagbares und Undenkbares

Traumatisierte Menschen waren „den äußersten Extremen menschlicher Erfahrung ausgesetzt“ (Boulanger, 2018, 61). Doch der extremste psychische Schmerz des Menschen ist zunächst sprachlos geblieben: „Schweigen ist die Sprache des Traumas“ (Ritter, 2014, S. 176). Daher ist das ‚psychisch Schmerzhafteste‘ literarisch und philosophisch weitgehend unerschlossen. Es ist nicht Teil der Weltliteratur, der Philosophie, der Phänomenologie und der Hermeneutik: „Das Trauma der Krankheit, der Trennung, des Todes [...] eröffnet ein neues Feld, das bisher von der phänomenologischen Tradition nicht gedacht wurde und undenkbar war: Ein Trauma [...] bezeichnet die Zerstörung aller möglichen Synthesekategorien oder Phänomenalisierungshorizonte“ (Falque, 2021, S. 315). Kognitive, sprachliche und sinngebende Funktionen kommen hier an eine Grenze. Im Moment der Traumatisierung existiert kein synthetisierendes, sinngebendes Subjekt mehr. Es gibt Ereignisse, die „das phänomenalisierende Subjekt und den phänomenalisierten Horizont zerstören. Der Horizont der Phänomenalität ist zusammengebrochen. [...] Wenn ein Trauma einbricht, [...] dann stehen wir außerhalb“ (Falque, 2021, S. 315).

Es gehört zum menschlichen Verletzlichsein, dass die „äußersten Extreme menschlicher Erfahrung“ nicht Teil der Literatur und der Philosophie sind. Die extremsten Verletzungen sind nie unmittelbar in Sprache und Denken übergegangen. Nur nachträglich ließen sie sich rekonstruieren und in Sprache fassen. Die „dunkelsten Kapitel“ des menschlichen Erlebens sind ungeschrieben geblieben.

Deep Seeing: Zusammenschau

Ein sensibilisierter Blick auf Verletzlichsein öffnet die Augen für folgende Aspekte:

- Traumatisierung als radikale Infragestellung des logozentrischen Menschenbildes: Der Mensch ist mit Ereignissen konfrontiert, die seine Bewältigungskraft übersteigen. Es gibt einen Bereich des „unmöglich zu Ertragenden“ (Lacan, 1977, S. 3).
- Dissoziation als Schutz vor dem Überwältigenden: Die menschliche Psyche ist dissoziativ strukturiert (Howell, 2020).
- Eine andere Sicht des psychischen Leidens: Psychische ‚Störungen‘ lassen sich verstehen als Formen der natürlichen Abschirmung vor dem Unerträglichen (Dillon et al., 2012).
- Eine Psychiatrie der psychischen Verletzungen: Menschen schirmen sich ab vor Erfahrungen, die für sie unbewohnbar und unlebbbar sind.

- Vielfalt der „Self States“: Je nach Stressbelastung kann das Selbst unterschiedliche Grade der Einheit und Vielheit annehmen (Bromberg, 1996).
- Eine Zone des Unsagbaren: Die schmerzhaftesten menschlichen Erfahrungen bleiben außerhalb der Sprache, der Philosophie, der Hermeneutik und der Phänomenologie (Falque, 2021).

10.2 Reflexions- und Handlungsfelder

Es ergeben sich folgende Reflexions- und Handlungsfelder:

Abkehr von einer Pathologisierung menschlichen Erlebens. Vieles spricht dafür, dass ‚psychische Störungen‘ Folgen eines traumatisierenden Erlebens sind (Dillon et al., 2012). Es wäre ein wichtiger Schritt, menschliches Erleben nicht zu pathologisieren. ‚Psychische Erkrankungen‘ lassen sich als natürliche Schutzmechanismen verstehen – als protektive Reaktionen auf extreme seelische Verletzungen. Ein solches Verständnis könnte zu einer ‚Psychiatrie der Verletzungen‘ führen und eine ‚Psychiatrie der Störungen‘ ablösen. Dies wäre ein Wendepunkt für Menschen, die mit Psychiatrie in Kontakt kommen.

Traumatogene Lebensverhältnisse adressieren. Es fällt auf, dass die traditionelle Psychiatrie überwiegend auf die Innenwelt der Menschen fokussiert ist. Sie sucht die Ursachen im Individuum, in seiner Innenwelt (Boyle, 2011). Die „traumatogene Gesellschaft“ kommt in diesen Konzepten selten vor: „Es ist ein permanenter Zustand, dass Menschen durch menschliches Handeln traumatisiert werden“ (Vyssoki & Schürmann-Emanuely, 2004, S. 59). Umso wichtiger ist es, „die Auswirkungen des Umfelds und der Lebenserfahrungen als Hauptursachen für emotionalen Stress hervorzuheben – und die soziale Bedeutung dieser Zusammenhänge stärker herauszustellen“ (Boyle, 2011, S. 27).

Psychiatrie als ‚relationales Zuhause‘ für Menschen mit psychischen Verletzungen konzipieren. Im Sinne der „Intersubjective Systems Theory“ ist es essenziell, Responsivität und Sharing zu ermöglichen (Stolorow, 2015). Finden traumatisierte Menschen kein relationales Zuhause für ihre Erfahrungen, erleiden sie eine zweite Verletzung („sekundäres Trauma“). Dies geschieht, wenn Fachpersonen das Erlebte nicht „anerkennen und dadurch eine zweite Wunde zufügen. Wenn sie eine [...] Erfahrung banalisisieren oder herunterspielen“ (Boulanger, 2018, S. 61). Menschen mit psychischen Verletzungen benötigen eine Gegenerfahrung – einen Menschen, der für sie einsteht und mit ihnen durch das Geschehen hindurchgeht. Dieses Mitgehen kann dazu führen, dass Betroffene eine ‚zweite Haut' aufbauen können. Die zentrale therapeutische Erfahrung ist das Mitsein ("withnessing"). Die Fachperson ist bereit, in die Erfahrung eines Patienten einzutauchen und ihn zu begleiten. Das ist nicht selbstverständlich: „Es besteht die Gefahr, sich [...] abzuwenden. Dies geschieht oft unbewusst und ist eine Abwehr, wenn man zuhört oder sich etwas vorstellt, wofür die Patienten noch keine Worte finden können. Oder noch nicht wagen, es in Worte zu fassen" (Boulanger, 2018, S. 65).

Die Fachperson als Zeugin menschlicher Verletzungen. Die Traumatherapie beschreibt den hohen Stellenwert der Fachperson als Zeugin menschlicher Verletzungen. Für traumatisierte Menschen ist es oft ein Wendepunkt, wenn sich Fachpersonen „nicht von dem damit verbundenen Grauen abschrecken lassen. Gerade dies passiert jedoch sehr oft, und [traumatisierte Menschen] werden in ihrer Mitteilungsbedürftigkeit [...] zurückgewiesen. Es besteht ohnehin eine Neigung in der Gesellschaft, Opfer von Gewalt zu stigmatisieren, fast als wäre die Gewalterfahrung eine ansteckende Krankheit. [Viele] fürchten sich davor, mit dem Trauma [...] in Berührung zu kommen. Dabei gilt es auch zu beachten, dass es verschiedene Ausdrucksformen des Zurückschreckens und des Nicht-Verstehen-Wollens gibt" (Pint, 2016, S. 16). Das „in Berührung kommen" der Fachperson mit dem rekonstruierten Trauma ermöglicht der Klientin, sich wieder „als Mensch unter Menschen" zu fühlen – inmitten ihres Verletztseins (Kohut, 1984, S. 200).

Skepsis gegenüber Narrativen von „Post-traumatic Growth". Es zeigt sich zunehmend deutlicher, dass „Post-traumatic growth" ein äußerst seltenes Phänomen ist (Boals, 2023). Das Narrativ entspricht jedoch in hohem Maße der „Fantasie von der einfachen Verwandlung vom Opfer zum Survivor, von der Verletzung zum heldenhaften Triumph, von der Verwüstung zur Wiederherstellung. Diese beliebte Erzählweise entspricht unserem Wunsch, Schmerz, Verlust und Tod zu meistern". Die Wirklichkeit sieht jedoch anders aus. „Es gibt keine ‚Survivors' oder ‚Helden', die in eine einfache Geschichte der Heilung passen" (Nguyen, 2011, S. 32).

Epilog

„Trauma ist ein Thema, das über das Gesundheitswesen hinaus geht. [...] Was wollen wir von der traumatisierenden Erfahrung sehen und hören? Wie erzählen wir sie? Dadurch definieren wir, was es bedeutet, ein Mensch zu sein, was das Leben ausmacht, [...] was es zerstört und wie wir damit umgehen können." (Nguyen, 2011, S. 29)

Literatur

Auxéméry, Y. (2021). Le traumatisme psychique constitue une blessure du langage par atteinte des réseaux de significations. *L'Evolution Psychiatrique, 86*(2), 375–397. https://doi.org/10.1016/j.evopsy.2020.09.004

Beutler, S., Mertens, Y., Ladner, L., Schellong, J., Croy, I., Daniels, J. (2022). Trauma-related dissociation and the autonomic nervous system: a systematic literature review of psychophysiological correlates of dissociative experiencing in PTSD patients. *European Journal of Psychotraumatology, 13*(2), 2132599.

Boals, A. (2023). Illusory posttraumatic growth is common, but genuine posttraumatic growth is rare: A critical review and suggestions for a path forward. *Clinical Psychology Review, 103*, 102301. https://doi.org/10.1016/j.cpr.2023.102301

Boulanger, G. (2007). *Wounded by reality. Treating and understanding adult onset trauma*. Routledge.

Boulanger, G. (2018). When is vicarious trauma a necessary therapeutic tool? *Psychoanalytic Psychology, 35*(1), 60–69. https://doi.org/10.1037/pap0000089

Boyle, M. (2011). Making the world away. How psychology and psychiatry benefit. In M. Rapley, J. Moncrieff & J. Dillon (eds.), *De-medicalizing misery: psychiatry, psychology and the human condition* (S. 27–43). Palgrave Macmillan.

Bromberg, P. (1996). Standing in the spaces: The multiplicity of self and the psychoanalytic relationship. *Contemporary Psychoanalysis, 32*, 509–535. https://doi.org/10.1080/00107530.1996.10746334

Dillon, J., Johnstone, L. & Longden, E. (2012). Trauma, dissociation, attachment and neuroscience: A new paradigm for understanding severe mental distress. *Journal of Critical Psychology, Counselling and Psychotherapy, 12*, 145–155.

Falque, E. (2021). *Hors-Phénomène. Essai aux confins de la phénoménalité*. Hermann. https://doi.org/10.14375/NP.9791037020505

Haddock, D. (2001). *The dissociative identity disorder sourcebook*. McGraw Hill.

Howell, E. (2020). *Trauma and dissociation informed psychotherapy: Relational healing and the therapeutic connection*. Norton.

Howell, E. (2005). *The dissociative mind*. Analytic Press.

Janoff-Bullman, R. (2002). *Shattered assumptions. Towards a new psychology of trauma*. Free Press.

Kearney, B. & Lanius, R. (2022). The brain-body disconnect: A somatic sensory basis for trauma-related disorders. *Frontiers of Neuroscience, 11*(16), 1015749.

Kirmayer, L. (2011). Defining and delimiting trauma-related dissociation: A view from cultural psychiatry. *Journal of Trauma and Dissociation, 12*(4), 465–468. https://doi.org/10.1080/15299732.2011.570235

Kohut, H. (1984). *How does analysis cure?* University of Chicago Press. https://doi.org/10.7208/chicago/9780226006147.001.0001

Nguyen, L. (2011). The ethics of trauma: Re-traumatization in society's approach to the traumatized subject. *International Journal of Group Psychotherapy, 61*(1), 26–47, https://doi.org/10.1521/ijgp.2011.61.1.26

Lacan, J. (1977). Ouverture de la section clinique. *Ornicar, 9*, 7–14.

Pint, B. (2016). *„...wird sie die Kraft haben, sich zu retten?" (Gescheiterte) Trauma-Bewältigung in der österreichischen Literatur. Anna Mitgutsch: Die Züchtigung und Elisabeth Reichart: Februarschatten*. Unveröffentlichte Masterarbeit, Universität Graz.

Prince, R. (2009). The self in pain: the paradox of memory. *American Journal of Psychoanalysis, 69*(4), 279–290. https://doi.org/10.1057/ajp.2009.19

Rauch, S., Shin, L. & Phelps, E. (2006). Neurocircuitry models of posttraumatic stress disorder and extinction: human neuroimaging research – past, present, and future. *Biology & Psychiatry, 60*(4), 376–382.

Ritter, M. (2014). Silence as the voice of trauma. *American Journal of Psychoanalysis, 74*(2), 176–194.

Rudegeair, T. & Farrelly, S. (2008). Pharmacotherapy in the collaborative treatment of trauma-induced dissociation and psychosis. In P. Dell & J. O'Neil (Eds.), *Dissociation and the dissociative disorders: DSM-V and beyond* (pp. 521–533). Routledge.

Sajus, N. (2020). *Psychopathologie du traumatisme psychique et enjeux cliniques entre répétition, perversion et sublimation.* Université Paris Cité.

Scalabrini, A., De Amicis, M., Brugnera, A., Cavicchioli, M., Çatal, Y., Keskin, K., Gomez Pilar, J. & Northoff, G. (2023). The self and our perception of its synchrony – Beyond internal and external cognition. *Consciousness and Cognition, 116,* 103600. https://doi.org/10.1016/j.concog.2023.103600

Scharfetter, C. (2002). Trauma – Dissoziation – Schizophrenie. *Psychotherapie im Dialog, 3,* S. 257–261.

Schauer, M. & Elbert, T. (2010). Dissociation following traumatic stress etiology and treatment. *Zeitschrift für Psychologie, 218*(2), 109–127.

Schimmenti, A. & Caretti, V. (2016). Linking the overwhelming with the unbearable: Developmental trauma, dissociation, and the disconnected self. *Psychoanalytic Psychology, 33*(1), 106–128. https://doi.org/10.1037/a0038019

Seikkula, J. (2019). Psychosis is not illness but a survival strategy in severe stress: A proposal for an addition to a phenomenological point of view. *Psychopathology, 52*(2), 143–150.

Steiner, J. (2019). Orte des seelischen Rückzugs: *Pathologische Organisationen bei psychotischen, neurotischen und Borderline-Patienten.* Klett-Cotta.

Stolorow, R. D. (2015). The phenomenological-contextual, existential, and ethical perspective of emotional trauma. *Psychoanalytical Review, 102*(1), 123–138. https://doi.org/10.1521/prev.2015.102.1.123

Van der Hart, O., Nijenhuis, E. & Steele, K. (2006). *The haunted self: Structural dissociation and the treatment of chronic traumatization.* Norton.

Van der Kolk, B. A. & Van der Hart, O. (1989). Pierre Janet and the breakdown of adaptation in psychological trauma. *American Journal of Psychiatry, 146,* 1530–1540 https://doi.org/10.1176/ajp.146.12.1530

Vyssoki, D. & Schürmann Emanuely, A. (2004). Die traumatogene Gesellschaft — Soziologie und Psychotraumatologie. In A. Friedmann, P. Hofmann, B. Lueger-Schuster, M. Steinbauer & D. Vyssoki, (Hrsg.), *Psychotrauma* (S. 59–63). Springer https://doi.org/10.1007/978-3-7091-0615-0_5

11 Kognitives Verletzlichsein

> Wie können wir [...] Beziehungen aufbauen, wenn wir Menschen mit Demenz als ‚leere Hüllen' oder als Körper betrachten, denen die Persönlichkeit entzogen wurde? (Touhy, 2004, S. 43)

‚Auflösung der Persönlichkeit', ‚versteinertes Selbst' und ‚Zusammenbruch der Identität' – Vorstellungen wie diese prägen das öffentliche Bild von Demenz. Diese Erkrankung scheint dem Menschen das zu entziehen, was ihn zu einem Menschen macht. Demenz erschüttert unsere Vorstellungen von persönlicher Identität und Kontinuität (Chambéry, 2020). Gedächtnis und Kognition gelten oft als Fundamente des Selbst: „Wir sind Persönlichkeiten, weil wir uns erinnern können [...] Die Erinnerung ist das Gerüst, das unsere persönliche Geschichte aufrechterhält. Wenn wir die Erinnerung verlieren, dann verlieren wir die Verbindung mit uns selbst und mit den anderen" (Squire & Kandel, 1999, S. xi).

Demenz entzieht dem Menschen die Erinnerung als Garant der menschlichen Identität (Gil, 2012, S. 174). Was bleibt, wenn ein Mensch seine Erinnerung verliert? „Ein Leben ohne die Fähigkeit, Informationen zu speichern und Erlebtes wieder ins Gedächtnis zu rufen, ist ein Leben, das sich auflöst und zerbricht. Es ist ein Leben [...] ohne Verbindung zu anderen Menschen und Ereignissen – und tragischerweise ein Leben ohne Verbindung mit uns selbst" (Squire & Kandel, 1999, S. ix).

Sprache ermöglicht, sich mit anderen Menschen zu verbinden. Sobald Personen mit Demenz ihre Sprechfähigkeit verlieren, setzt eine gefährliche Reaktion ein: „Sprachlosigkeit wird als Abwesenheit einer lebendigen inneren Welt wahrgenommen" (Chambéry, 2020, S. 82). Ein Mensch, der nicht spricht, erweckt oft den Eindruck, er sei ‚innerlich leer', leblos und ohne Anteilnahme an der Welt. Solange ein Mensch mit Demenz noch spricht, bleibt er für seine Mitmenschen fassbar. Hört er auf, zu sprechen, entsteht der Eindruck: Seine Identität hat sich aufgelöst. Seine Gefühle, Ideen, Empfindungen und Erinnerungen haben ihn verlassen (Pellissier, 2003).

Demenz ist auch ein Leiden an der Unsichtbarkeit persönlicher Identität. Für eine Person mit Demenz wird es immer schwieriger, zu zeigen, *wer sie ist*. Ihre lebendige innere Welt ist für die Mitwelt kaum noch erkennbar. Erkenntnisse der Neurobiologie machen jedoch deutlich: „Menschen mit Demenz haben mehr Kognitionen und Emotionen, als sie der Familie und den Pflegenden effektiv mitteilen können“ (Warren, 2021, S. 2). Zudem entkräftet die neurobiologische Forschung eine jahrhundertealte Vorstellung: „Allein die Erinnerung hat als Quelle der persönlichen Identität zu gelten” (Hume, 1896/1739, S. 138). Identität beruht nicht nur auf Erinnerung. Auch ein Mensch ohne Erinnerung hat weiterhin ein Selbst – und eine lebendige innere Welt.

11.1 Der Körper erinnert sich

„Der menschliche Körper verändert sich, solange er lebendig ist. Körperzellen sterben ständig ab und erneuern sich. Kein Teil unseres Körpers bleibt für längere Zeit identisch. Eine Hautschicht erneuert sich alle zwei Wochen. Angesichts dieses kontinuierlichen Wandels wirkt es wie ein Wunder, dass es gelingt, über längere Zeit eine Identität aufrecht zu erhalten“ (Miller, 2002, S. 1). Wie ist es möglich, ein „Gefühl für sich selbst“ („sense of self“) zu bewahren – inmitten ständiger Veränderung? Was ist ein Selbst und wo liegt der Ursprung des Selbst? Antworten auf diese Fragen sind wichtig, um das Erleben von Menschen mit Demenz zu verstehen.

Das Selbst ist dem Menschen nicht angeboren. Es entsteht in der frühen Kindheit – lange bevor bewusstes Erinnern („explizites Gedächtnis“) möglich ist (Shore, 2021). Das „implizite Selbst“ ist als Körpererinnerung gespeichert. Dieses körperbasierte Selbst entsteht durch jahrelang wiederholte interpersonale Erfahrungen: Interaktions-Synchronie, Gefühlsgemeinschaft und Spiegelung der Emotionen sind nötig, um ein Selbst zu entwickeln (Feldman, 2012; Shore, 2021). Zentral ist das Erleben gemeinsam geteilter Rhythmen und Empfindungen (z.B. gleicher Herzschlag, identisches Atemmuster). Dadurch entstehen Vitalitätsaffekte. Das Gefühl, ‚lebendig‘ und ‚wirklich‘ zu sein, erfordert die Gegenwart einer mitempfindenden und mitlebenden Person. Diese andere Person bildet den ‚Spiegel‘ der eigenen inneren Welt. Dank dieser Spiegelung kann ein Selbstbild entstehen. Das Fundament des Selbst liegt in der Interpersonalität:

> Das Selbst entsteht in der Beziehung zum anderen. Entscheidend ist die Fähigkeit des anderen, auf das entstehende Selbst des Kindes einzugehen und sich mit ihm zu synchronisieren. Das Ergebnis dieser relationalen, intersubjektiven Synchronisation ist die Entwicklung des Selbst. (Scalabrini et al., 2022, S. 1)

Diese frühe Prägung ist nicht kognitiv, sondern körperlich verankert. Auch bei kognitiver Beeinträchtigung kann daher ein fühlendes, wahrnehmendes Selbst bestehen bleiben (Gazzaniga, 2018).

Das sozioemotionale Selbst

Der Körper dient ein Leben lang als Wissensspeicher, wenn Gedächtnis und Kognition den Menschen im Stich lassen. Propriozeption als Empfindung für Lage, Haltung und Bewegung des eigenen Körpers im Raum ist eine Quelle des Selbst, wenn kognitive Selbstprozesse an ihre Grenzen kommen (Mograbi et al., 2021). Auch Emotionen bilden ein Fundament des Selbst: Menschen erinnern sich, sobald sie von Emotionen bewegt und ergriffen werden. Emotionen sind Komponenten der Identität. Sie rufen Erinnerung hervor und stärken die Eigenwahrnehmung (Gil & Arroyo-Anllo, 2019).

Emotion und Propriozeption als Quellen des Selbst wirken als Ausgleich (Kompensation), wenn die kognitive Dimension des Selbst beeinträchtigt ist. Auch die Sensitivität gegenüber anderen Menschen bleibt erhalten: Personen mit Demenz nehmen Situationen intersubjektiv wahr – selbst bei fortgeschrittener Erkrankung und fehlender Sprechfähigkeit (Boyle & Warren, 2017). Umso wichtiger ist es, von einem lebendigen sozio-emotionalen Selbst bei Menschen mit Demenz auszugehen. Im Verlauf der Erkrankung steigert sich sogar die emotionale Empfindlichkeit. Betroffene werden sensitiver und verletzlicher gegenüber den Gefühlen, Worten und Verhaltensweisen anderer Menschen (Sturm et al., 2013). Erinnerungsverlust ist somit nicht identisch mit Selbstverlust.

Die Innensicht: Selbst-Verunsicherung

Was bedeutet menschliche Identität? Bin ich heute noch derselbe Mensch wie vor drei Tagen, vor vier Wochen oder vor fünf Jahren? Wieviel Identitätsveränderung akzeptiert die Gesellschaft? Ab wann spricht sie einem Menschen die Identität ab – weil er sich verändert hat? (Kraus, 2007). Fragen wie diese sind zentral, um die sozialen Erfahrungen von Menschen mit Demenz nachzuvollziehen.

Betroffene berichten von einem fundamental veränderten Selbst- und Welterleben in der frühen Phase. Ihre Grunderfahrung besteht darin, dass ihnen „alles entgleitet [...]. Nichts ist mehr fassbar". Angst vor dem Nicht-mehr-Können und vor Verlust prägt das Erleben: „Ich habe Angst, nicht nach Hause zu kommen, Angst, mein Geld zu verlieren, Angst, mich zu irren, [...] Angst vor dem Verlassenwerden." Diese Angst steigert sich zur „Angst vor mir selbst, weil ich nicht mehr das tun kann, was ich möchte" (Michon & Gargiulo, 2003, S. 30). Das Grundgefühl der Sicherheit ist fundamental erschüttert: Verunsicherung wird zum Grundgefühl.

In dieser Situation ist jede Selbst-Vergewisserung unmöglich. Vertraute Mitmenschen werden dadurch zur wichtigsten Quelle der Selbstidentität. Wer spricht mir Identität zu? Wer spiegelt mir zurück, was ich fühle? Wer versteht, was in mir vorgeht? Es besteht ein starkes Bedürfnis, das eigene Erleben mit anderen zu teilen. Betroffene merken jedoch: Eine Gefühlsgemeinschaft mit ‚den Anderen' ist kaum noch möglich. Sie erleben einen veränderten Blick ihrer Mitmenschen. Dieser andere Blick verunsichert sie am meisten. Statt eines bestätigenden, identitätsstärkenden, vergewissernden Blickes, nehmen sie einen objektivierenden, misstrauischen Anblick wahr (Van Wijngaarden et al., 2018). Für Mitmenschen scheint die reale Person mehr und mehr zu verschwinden hinter den öffentlichen Vorstellungen von der Erkrankung. Seit der Diagnose besteht eine ‚Welt der Gesunden' und eine ‚Welt der Kranken'. Zwischen diesen Welten gibt es immer weniger Berührungspunkte. Die Demenz-Diagnose wirkt von nun an trennend (Maisondieu, 2017). Das gemeinsam geteilte Menschsein scheint zu Ende. Betroffene vermissen oft einen anerkennenden Blick, der ihre Identität stärkt.

Ob sich ein Mensch mit sich identisch fühlen kann, entscheidet das Gegenüber. Eine sichere Selbstidentität ist keine kognitive Ich-Leistung. Es kommt darauf an, ob die Mitwelt ein stabiles Identitätsgefühl vermitteln kann. Früh verinnerlichte Schemata können identitätsbewahrend wirken. Doch in jeder Lebenssituation ist es *der Blick des Anderen*, der Identität zuspricht oder abspricht: Ich erkenne dich wieder – du bist in meinen Augen dieselbe/derselbe geblieben (Maisondieu, 2017). Menschen mit Demenz sind auf ihre Gegenüber angewiesen, um ihr Selbstempfinden zu bewahren (Boyle & Warren, 2017). Es geht darum, Menschen mit Demenz Identität zuzusprechen: Das bist Du! Für mich bist Du dieselbe – was auch immer geschehen ist und noch geschehen wird (Chambéry, 2020).

Interpersonale Identität

Die Gesellschaft orientiert sich am äußerlich Wahrnehmbaren. Wirkt eine Person mit Demenz äußerlich apathisch, ist die Gefahr groß, ihr keine lebendige innere Welt des Fühlens und Wünschens mehr zuzuschreiben (Jennings, 2009). Diese

Sichtweise zeigt, wie schwer es fällt, sich die innere Welt eines Menschen als etwas Nicht-Kognitives vorzustellen (Grosclaude, 2000). Oft fehlt eine interpersonale Sichtweise. Interpersonal bedeutet: Das Identitätsgefühl einer Person mit Demenz hängt davon ab, ob sie eine synchronisierende, bestätigende und anerkennende Erfahrung mit einer anderen Person machen kann.

Unter diesen Voraussetzungen besteht „die Tragödie der Demenz nicht primär darin, dass sie die Gehirnfunktion verändert [...] Sie liegt darin, dass wir die betroffenen Personen auf ihre Defizite und ihr verändertes Verhalten reduzieren" (Jennings, 2009, S. 427). Die Gesellschaft übernimmt häufig keine identitätsbewahrende Funktion. Sie versäumt ihre Aufgabe, Menschen identitätsbewahrende Erfahrungen zu ermöglichen.

Schließt beeinträchtigte Kognition eine Beziehungsfähigkeit aus? Ist Erinnerungsverlust nicht mehr vereinbar mit Zugehörigkeit zur menschlichen Gemeinschaft? „Dies sind die Paradigmen [...], die wir aus unserer Tradition übernommen haben" (Jennings, 2009, S. 428). Wer eine Demenz-Diagnose erhält, lebt von nun an im Schatten der negativen sozialen Vorstellungen über Demenz (Carbonelle et al., 2009).

Was passiert, wenn die Gesellschaft keine ‚haltende Funktion' übernimmt? Was geschieht, wenn sie ihre Aufgabe nicht erkennt? Sie besteht darin, Menschen mit Demenz identitätsbewahrende Erfahrungen zu ermöglichen. Genau an diesem Punkt setzt das psychologische Konzept der Mentalisierung an.

Mentalisierung: Respekt vor der inneren Welt

Mentalisierung bedeutet, einer Person eine lebendige innere Welt des Fühlens und Denkens zuzugestehen (Poulin-Dubois, 2020). Dazu gehört, einem Menschen zuzuschreiben, dass er persönliche Wünsche, Bedürfnisse, Intentionen und Gefühle hat – unabhängig vom äußerlich sichtbaren Verhalten. Es geht um Aufmerksamkeit gegenüber dem, was nicht sichtbar ist an einer Person: psychische Zustände und Empfindungen (Meins et al., 2002). Das Mentalisierungskonzept enthält eine zentrale Botschaft: Wir benötigen eine Vorstellung davon, dass eine andere Person eine innere Welt hat und somit psychisch verletzlich ist. Mentalisierung ist das Gegenteil von Objektivierung (einen Menschen als seelenlose Sache wahrnehmen) und Dehumanisierung. Der Respekt vor der inneren Welt einer Person lässt sich als Essenz des Ethischen und des Humanen beschreiben (Gray et al., 2012).

Mentalisierung ist ein wertvolles Konzept, wenn es um Beziehungsgestaltung mit Personen geht, die sich nicht sprachlich artikulieren können. Eine mentalisierende Haltung besteht darin, die Kontinuität der Person vorauszusetzen – ungeachtet der demenzbedingten Veränderungen (Grosclaude, 2000). Diese Treue gegenüber der Person wirkt identitätsbewahrend. Ein mentalisierendes Gegenüber vermittelt der Person mit Demenz: Du bleibst für mich derselbe Mensch – wie sehr dich die Krankheit auch verändern mag (Chambéry, 2020).

Mentalisierung ermöglicht, ‚Memorial Personhood' zu verwirklichen – und dadurch die Identität der Person mit Demenz zu stützen. „Eine ‚Memorial Person' zu sein, bedeutet ein Selbst zu sein in der Vorstellung und in der Erinnerung [anderer Menschen] – ein Selbst, dessen Identität gewürdigt und anerkannt wird durch die Mitmenschen" (Jennings, 2009, S. 430). Mitmenschen sind die Garant*innen der Würde und der Identität einer Person mit Demenz (Chambéry, 2020).

Die interpersonale Dimension

Das Ich benötigt ein verstehendes und antwortendes Du, um die eigene Identität zu bewahren – darin besteht der Grundgedanke der Interpersonalität (Atwood, 2011). Dieser Gedanke ist wichtig für eine identitätsbewahrende Begleitung von Menschen mit Demenz. Folgende Aspekte erweisen sich als zentral:

- Identität und Selbst basieren auf interpersonaler Spiegelung und Synchronisierung: Alle Menschen benötigen zur Aufrechterhaltung ihres Selbst einen Spiegel. Sich anerkannt und wertgeschätzt zu fühlen, setzt Spiegelung durch den anderen voraus: Du spiegelst mich, also bin ich. Du verstehst, was in mir vorgeht. Dies erlebe ich als Anerkennung und Wertschätzung (Atwood, 2011).
- Ohne identitätsstützende Beziehungen droht ein Identitätsverlust: Menschen sind angewiesen auf stützende Beziehungen (Stolorow & Atwood, 1992).
- Das soziale Umfeld hat einen maßgeblichen Einfluss auf das Selbstempfinden der Person mit Demenz. Die Qualität der Umgebung entscheidet darüber, ob das Selbstempfinden aktiviert oder blockiert wird (Johnstone et al., 2021).
- Für die Person mit Demenz ist es identitätserhaltend, wenn ihr soziales Umfeld signalisiert: Wir erkennen dich wieder – Du bleibst die Person, die wir kannten. Du gehörst zu uns (Maisondieu, 2017). Die zugesprochene Identität kann Verlust- und Verlassenheitsängsten entgegenwirken.

Die interpersonale Dimension ist gefährdet, sobald ein versachlichender, unpersönlich-distanzierender Blick dominiert (Chambéry, 2020).

Memorial Personhood als sozialer Auftrag

„Es liegt an uns, die Selbstkontinuität eines Menschen mit Demenz zu bewahren und aufrecht zu erhalten. [...] Doch wer von uns kann ‚Memorial Personhood' allein leisten?" (Jennings, 2009, S. 425). Um „Memorial Personhood" zu verwirklichen, ist die gesamte Gesellschaft gefragt – im Sinne einer ‚Memorial Society'. Menschen mit Demenz benötigen ein soziales Umfeld, das ihnen als Ressource dient – eine Gesellschaft, die mit ihnen denkt und mit ihnen fühlt. In diesem Sinn bildet die Memorial Society ein „soziales prosthetisches [stützendes] System" (Kosslyn, 2006, S. 541). In einer solchen Gesellschaft können sich Menschen mit Demenz jederzeit auf andere Menschen als soziale Ressourcen stützen.

Dies setzt jedoch ein Umdenken voraus. In einer Memorial Society ist Demenz nicht mehr die ‚Krankheit der Anderen'. Demenz gilt als etwas, das jedem menschlichen Leben innewohnen kann. Erst wenn die ‚Gesunden' ihr eigenes Verletzlichsein, ihr eigenes Gefährdetsein und Bedürftigsein nicht mehr verdrängen, können sie Menschen mit Demenz eine identitätssichernde Erfahrung schenken. Dies wäre eine Solidarität, die Menschen mit Demenz dringend benötigen.

Deep Seeing: Zusammenschau

Ein sensibilisierter Blick auf Verletzlichsein öffnet die Augen für folgende Aspekte:

- Die Rolle des Menschenbildes und der sozialen Imaginationen – beide prägen die Begegnung mit Menschen mit Demenz (Carbonelle et al., 2009).
- Die Problematik des kognitionszentrierten Menschenbildes: Demenz gilt als dehumanisierende Krankheit: Sie nimmt dem Menschen scheinbar alles, was seine Humanität ausmacht.
- Die Frage nach der Kontinuität der menschlichen Persönlichkeit: Inwieweit toleriert die Gesellschaft eine veränderte Persönlichkeit? Warum spricht sie einem Menschen sein Menschsein ab, weil er sich „demenziell verändert"?
- Das Konzept der Mentalisierung: Menschen schreiben einer Person zu, dass sie ein fühlendes, sensibles Wesen ist – auch dann, wenn sie sich selbst nicht mehr verbal und kognitiv artikulieren kann. Diese Haltung steht einer dehumanisierenden Sicht von Demenz entgegen.
- Memorial Personhood als zentrales Konzept bei der Begleitung von Menschen mit Demenz: Ich halte daran fest, dass Du ein lebendiger, fühlender Mensch bist – entgegen allem Anschein.

11.2 Reflexions- und Handlungsfelder

Es ergeben sich folgende Handlungsfelder:

Die sozialen Imaginationen der Erkrankung hinterfragen. Bei kaum einer Erkrankung kommt dem Menschenbild eine so zentrale Bedeutung zu wie bei Demenz. Gelten Kognition, Rationalität, Sprache und Autonomie als das, was einen Menschen zum Menschen macht, erscheint Demenz als dehumanisierende Erkrankung. Sie entzieht dem Menschen alles, was die Würde des Menschen ausmacht. Es ist von fundamentaler Bedeutung, die sozialen Imaginationen von Demenz kritisch zu hinterfragen. Denn diese Vorstellungen haben einen weitreichenden Einfluss darauf, welche Haltung Fachpersonen gegenüber Betroffenen einnehmen. Es ist wichtig, zu erkennen, „wie tief die Stereotypen verankert sind und wie schwierig jede Veränderung ist" (Carbonelle et al., 2009, S. 3).

Das Konzept der Identität neu durchdenken. Was macht mich zu der Person, die ich bin? Oft besteht die Vorstellung, das ‚Selbst' sei kognitiv geprägt. Eine interpersonale Sicht ist kaum bekannt: Das Selbst ist eine Erfahrung, die bei der Begegnung mit anderen Menschen entsteht: Du spiegelst mich, also bin ich. Du verstehst, was in mir vorgeht. Du vermittelst mir eine Selbsterfahrung (Atwood, 2011). Diese Selbsterfahrung ist bei allen Menschen fragil. Sie hängt davon ab, ob ein anderer Mensch ihnen gegenüber responsiv ist oder nicht.

Identität ist ein problematisches Konstrukt. Es basiert auf einer illusorischen Vorstellung der Selbstpermanenz – als könne ein Mensch immer der bleiben, der er schon immer war (Le Gall, 2021).

Mentalisierung als Konzept zur Geltung bringen. Der Fachbegriff „Mentalisierung" bildet den Gegenbegriff zu „De-menz" (ohne eine innere Welt des Fühlens und Denkens sein). Menschen mit Demenz haben immer weniger Möglichkeiten, ihre innere Welt des Fühlens und Denkens so zum Ausdruck zu bringen, dass Andere sie verstehen (Touhy, 2004). Das Konzept der Mentalisierung macht deutlich: Es ist die Aufgabe der Mitwelt, dem Menschen mit Demenz eine lebendige innere Welt zuzuschreiben. Entscheidend ist die Botschaft: Ich erkenne Dich wieder – ungeachtet aller Veränderungen (Maisondieu, 2017).

Im Unterschied dazu, hat die Vorstellung eines „diminishing self" fatale Folgen. Sie führt dazu, Demenz als „loss of humanness" wahrzunehmen (Touhy, 2004, S. 43). Dies führt zu dehumanisierenden, unpersönlichen, entwürdigenden Interaktionen (Touhy, 2004).

Das rationalistische Menschenbild überdenken. Demenz wirft die Frage nach der Kontinuität der menschlichen Identität auf (Carbonelle et al., 2009, S. 9). Das Gedächtnis zu verlieren „erscheint als die Beeinträchtigung unserer Menschlichkeit par excellence". Hier zeigt sich, wie oberflächlich ein Menschenbild ist, das Menschsein gleichsetzt mit „einer Summe von Leistungen ist, an deren Spitze die Vernunft steht" (Rigeaux, 2012, S. 1). Ist Menschsein durch kognitive Leistungen und sprachlichen Selbstausdruck definiert, stellt sich die Frage: Wie geht eine Gesellschaft um mit Menschen, die sich nicht mehr auf Kognition und Sprache stützen können?

Ein körperbasiertes, interpersonal orientiertes Menschenbild verändert die Sichtweise von Menschen mit Demenz. Durch seinen Körper und seine Emotionalität nimmt der Mensch mit Demenz seine Umwelt weiterhin sensibel wahr. Alles kommt auf die Bereitschaft der Mitwelt an, ihm identitätsstärkende Erfahrungen zu ermöglichen: ‚Wir erkennen dich wieder – Du bleibst die Person, die wir kannten' (Maisondieu, 2017).

Epilog

„Über Demenz nachzudenken, heißt, über unsere Denkmuster nachzudenken. Diese Denkmuster prägen unsere Vorstellungen von der Krankheit, von den betroffenen Menschen und von denjenigen, die sie begleiten. Über Demenz nachzudenken, bedeutet auch, über das Leben und unsere Werte nachzudenken." (Chambéry, 2020, S. 5)

Literatur

Atwood, G. (2011). *The abyss of madness*. Routledge.

Boyle, G. & Warren, L. (2017). Showing how they feel: the emotional reflexivity of people with dementia. *Families, Relationships and Societies, 6*(1), 3–19. https://doi.org/10.1332/204674315X14328175376100

Carbonelle, S., Casini, A. & Klein, O. (2009). *Les représentations sociales de la démence: de l'alarmisme vers une image plus nuancée. Une perspective socio-anthropologique et psychosociale*. Fondation Roi Baudouin.

Chambéry, C. (2020). *L'identité personnelle à l'épreuve de la maladie d'Alzheimer*. Université de Lille.

Feldman, R. (2012). Bio-behavioral synchrony: Amodel for integrating biological and microsocial behavioral processes in the study of parenting. *Parenting Science and Practice, 12*(2–3), 154–164. https://doi.org/10.1080/15295192.2012.683342

Gazzaniga, V. (2018). *Cognitive Neuroscience: The Biology of the Mind*. Norton & Company.

Gil, R. (2012). Mémoire et mémoires, garantes de l'identité humaine. In F. Gzil & E. Hirsch (Hrsg.). *Alzheimer, éthique et société* (S. 174–185). Eres.

Gil, R. & Arroyo-Anllo, E.-M. (2019). Émotions et maladie d'Alzheimer: Neuropsychologie et enjeux éthiques. *NPG Neurologie - Psychiatrie - Gériatrie, 19*(112), 233–240. https://doi.org/10.1016/j.npg.2019.04.003

Gray, K., Young, L. & Waytz, A. (2012). Mind Perception Is the Essence of Morality. *Psychological Inquiry, 23*(2), 101–124. https://doi.org/10.1080/1047840X.2012.651387

Grosclaude, M. (2000). Démence et communication. Comment communiquer avec le malade au cours des différents temps évolutifs de sa maladie ? *Annales Médico-Psychologiques, 2*(158), 180–183.

Hume, D. (1896/1739). *A treatise of human nature*. Clarendon Press.

Jennings, B. (2009). Agency and moral relationship in dementia. *Metaphilosophy, 40*(3–4), 425–437. https://doi.org/10.1111/j.1467-9973.2009.01591.x

Johnstone, B., Cohen, D. & Dennison, A. (2021). The integration of sensations and mental experiences into a unified experience: A neuropsychological model for the "sense of self". *Neuropsychologia, 159*, 107939. https://doi.org/10.1016/j.neuropsychologia.2021.107939

Kosslyn, S. M. (2006). On the evolution of human motivation: the role of social prosthetic systems. In S. Platek, T. Shackelford & J. Keenan (Eds.), *Evolutionary Cognitive Neuroscience* (pp. 541–554). MIT Press. https://doi.org/10.7551/mitpress/2882.003.0026

Kraus, W. (2007). Designing the long view: Lessons from a qualitative longitudinal study on identity development. In M. Watzlawik & A. Born (Eds.), *Capturing identity: Quantitative and qualitative methods* (pp. 23–37). University Press of America.

Le Gall, Y. (2021). *Le roman britannique contemporain au défi de la vulnérabilité : M. Amis, J. Coe, J. McGregor, D. Mitchell, P. Neate*. Université Paul Valéry Montpellier III.

Maisondieu, J. (2017). Pas de démence sans aliénation et donc pas de soins sans prise en compte de la psyché. *NPG Neurologie – Psychiatrie – Gériatrie, 17*(99), 161–165. https://doi.org/10.1016/j.npg.2016.12.008

Meins, E., Fernyhough, C., Wainwright, R., Das Gupta, M., Fradley, E. & Tuckey, M. (2002). Maternal mind-mindedness and attachment security as predictors of theory of mind understanding. *Child Development, 73*(6), 1715–1726. https://doi.org/10.1111/1467-8624.00501

Michon, A. & Gargiulo, M. (2003). Forgetfulness in Alzheimer's disease: The patient's experience. *Cliniques Méditerranéennes, 1*(67), 25–32. https://doi.org/10.3917/cm.067.0025

Miller, M. (2002). *The storms of change. A comment on Page 144 of Damasio's book*. http://www.psy.vanderbilt.edu/courses/psy115w/Fall02/Essay2OnDamasio.index/Miller.DamasioEssay.htm

Mograbi, D. C., Huntley, J. & Critchley, H. (2021). Self-awareness in Dementia: a Taxonomy of Processes, Overview of Findings, and Integrative Framework. *Current Neurology and Neuroscience Reports, 21*, 69. https://doi.org/10.1007/s11910-021-01155-6

Pellissier, J. (2003). *La nuit, tous les vieux sont gris : la société contre la vieillesse*. Bibliophane – Daniel Radford.

Poulin-Dubois, D. (2020). Theory of mind development: State of the science and future directions. In S. Hunnius & M. Meyer (Eds.), *New perspectives on early social-cognitive development* (pp. 141–166). Elsevier. https://doi.org/10.1016/bs.pbr.2020.05.021

Rigeaux, N. (2012). Représentations médicales et sociales de la maladie d'Alzheimer. *Etudes, 6*(416), 761–770. https://doi.org/10.3917/etu.4166.0761

Scalabrini, A., Mucci, C. & Northof, G. (2022). The nested hierarchy of self and its trauma: In search for a synchronic dynamic and topographical re-organization. *Frontiers in Human Neurosciences*, 16. https://doi.org/10.3389/fnhum.2022.980353

Shore, A. (2021). The interpersonal neurobiology of intersubjectivity. *Frontiers in Psychology, 12*, 648616. https://doi.org/10.3389/fpsyg.2021.648616

Squire, L. & Kandel, E. (1999). *Gedächtnis. Die Natur des Erinnerns*. Spektrum Verlag.

Stolorow, R. D. & Atwood, G. (1992). *Contexts of being: The intersubjective foundations of psychological life*. Analytic Press.

Sturm, V., Yokoyama, J., Seeley, W., Kramer, J., Miller, B. & Rankin, K. (2013). Heightened emotional contagion in mild cognitive impairment and Alzheimer's disease is associated with temporal lobe degeneration. *Proceedings of the National Academy of Sciences USA, 110*(24), 9944–9949. https://doi.org/10.1073/pnas.1301119110

Touhy, T. (2004). Dementia, personhood, and nursing: learning from a nursing situation. *Nursing Science Quarterly, 17*(1), 43–49. https://doi.org/10.1177/0894318403260639

Van Wijngaarden, E., van der Wedden, H., Henning, Z., Komen, R. & The, A. (2018). Entangled in uncertainty: The experience of living with dementia from the perspective of family caregivers. *PLoS One, 13*(6), e0198034. https://doi.org/10.1371/journal.pone.0198034

Warren, A. (2021). Preserved Consciousness in Alzheimer's Disease and Other Dementias: Caregiver Awareness and Communication Strategies. *Front in Psychology, 12*, 790025. https://doi.org/10.3389/fpsyg.2021.790025

12 Fragiles Altern

> Ältere Menschen erinnern uns an unsere eigene Sterblichkeit. Es ist die Furcht vor unserer eigenen Sterblichkeit, die uns dazu bringt, ältere Menschen abzuwerten und zu stigmatisieren. (Martens et al., 2005, S. 1524)

Alte Menschen führen jüngeren Menschen vor Augen, was ‚irgendwann' auch auf sie zukommt: Im Gesicht eines alternden Menschen „sehen wir, dass auch unser eigenes Leben vergänglich ist und unwiederbringlich dem Ende zuläuft" (Martens et al., 2005, S. 1525). ‚Ageism' als Diskriminierung alter Menschen tritt vor allem bei jenen Personen auf, die ihre eigene Sterblichkeit und Verletzlichkeit nicht an sich heranlassen können. Jüngere Menschen sind sich ihrer Endlichkeit zwar bewusst. Sie versuchen sie jedoch im Alltag weitgehend zu verdrängen. Selbstwertgefühl und sinngebende Weltanschauungen dienen dazu, sich vor einer ernüchternden, desillusionierenden Erkenntnis zu schützen: „Wir sind dem Tod [...], der Vernichtung und dem natürlichen physischen Verfall ausgesetzt" (Martens et al., 2005, S. 1525).

Die Begegnung mit älteren Menschen kann unbewusst „existenzielle Ängste aktivieren. Daher neigen wir dazu, uns mental von älteren Menschen zu distanzieren. Auf diese Weise vermeiden wir es, uns selbst in ihnen zu sehen. [...] Wir fühlen uns ihnen überlegen und rücken sie in ein geringeres, ungünstigeres Licht. Wir distanzieren uns vor dem, was wir fürchten" (Martens et al., 2005, S. 1526).

Personen, die ihre Todesangst als sehr hoch einschätzen, zeigen eine besonders negative Einstellung gegenüber älteren Menschen (Depaola et al., 2003). Somit lässt sich Ageism auf eine tief verwurzelte psychische Abwehrreaktion zurückführen: Alternde Menschen werden zu ‚Anderen' gemacht und an den Rand der Gesellschaft gedrängt, weil sie eine sozial unerwünschte Realität sichtbar machen: die natürliche Verletzlichkeit und Vergänglichkeit (Bauman, 2016).

12.1 Altern als Untergrabung der persönlichen Würde

„Auf unserem Lebensweg wird uns der Status eines erwachsenen Menschen zuerkannt. Im späteren Lebensalter besteht die Gefahr, dass wir diesen Status wieder verlieren – weil sich unser Körper verändert. Den körperlichen Veränderungsprozess bezeichnen wir als Altern. Altern [...] entspricht nicht unserem Realitätssinn. Wir leben in einer altersfeindlichen Gesellschaft“ (Featherstone & Wernick, 1995, S. 1). Ageism verdeutlicht wie kaum ein anderes Phänomen den Fokus auf die Illusion der unverletzlichen Identität: Der Mensch soll sich nicht verändern. Er soll identisch bleiben – ohne Spuren von Veränderung.

Das Menschenbild einer Gesellschaft entscheidet darüber, wie Menschen im Alter leben können. Altern ist nicht nur ein biologischer Prozess. Es ist geprägt durch die Zuschreibungen der Gesellschaft – durch das Bild, das sich die Gesellschaft vom Altern macht (Donizzetti et al., 2019; Levy, 2009). Westliche Gesellschaften haben sich mehr und mehr davon entfernt, Altern als etwas anzunehmen, das in der Natur des Menschen liegt (Cole et al., 2019). Ideale wie Autonomie, Selbständigkeit, Gesundheit, Jugendlichkeit und kognitive Fitness – all dies scheint das Altern dem Menschen wegzunehmen: „Sobald wir altern, sieht man uns immer weniger als Menschen an“ (Morganroth Guillette, 2021, S. 1). Altern bedeutet dann eine Untergrabung des persönlichen Wertes und der Würde (Scrutton, 1990, S. 13).

Studien zeigen, wie tief verwurzelt die negativen Vorstellungen der Gesellschaft über ältere Menschen sind. Bereits Kinder übernehmen Stereotypen und Vorurteile. Diese prägen ihre Gefühle, Einstellungen und Verhaltensweisen gegenüber [alten] Menschen“ (Wong et al., 2021, S. 2).

Altersgrenzen durchziehen Gesellschaften und Kulturen. Die Trennung zwischen ‚jung‘ und ‚alt‘, zwischen ‚wir‘ und ‚ihr‘ strukturiert das öffentliche Leben (Hagestad & Uhlenberg, 2005). ‚Age Segregation‘ – die Zweiteilung der Gesellschaft in ‚jung‘ und ‚alt‘ gilt längst als Normalität. Diese Trennung „prägt die [...] Landkarte, auf der Menschengruppen in unterschiedlicher Weise ein- und ausgeschlossen werden. Insbesondere alte Menschen nehmen [...] ein anderes Territorium ein [...]“ (Bytheway, 1995, S. 117). Das Alter gilt als ein „Land für sich“ (Hagestad & Uhlenberg, 2005, S. 345). Alternde Menschen erleben täglich, welche Territorien ihnen nicht mehr offenstehen.

Die Türen schließen sich

„Nicht das Alter müssen wir fürchten, sondern die Diskriminierung, die damit verbunden ist“ (Morganroth Guilette, 2021, S. 1). Alternde Menschen machen die

Erfahrung, dass sich die Türen der Gesellschaft vor ihnen schließen. Diese hat vielfältige Gründe:

- In der Arbeitswelt besteht massive Altersdiskriminierung. Der Rückzug aus der Arbeitswelt ist oft nicht freiwillig, sondern diskriminierungsbedingt.
- In einer Gesellschaft, die sich durch Arbeit definiert, hat Nicht-mehr-Arbeiten einschneidende Folgen: Statusverlust, soziale Unsicherheit, fehlende Teilhabe, Verlust des Selbstwertgefühls.
- Die Gesundheit alter Menschen hat deutlich weniger gesellschaftliche Priorität. Berufe in der gerontologischen Gesundheitsversorgung gelten als weniger attraktiv, haben geringeres gesellschaftliches Prestige und erhalten geringere Ressourcen. In vielen Ländern ist der gerontologisch-geriatrische Bereich nicht ausreichend entwickelt.
- In ökonomisierten und individualisierten Gesellschaften gilt Altern weitgehend als Privatsache. Alternde Menschen sind in Gesellschaften des langen Lebens weitgehend auf sich selbst gestellt. Altern wird dem Bereich der Familie zugeteilt – oder erfordert private Finanzierung (Lester et al., 2019; Pitkälä et al., 2018).

Viele Menschen erleben das Alter als Zeit der Exklusion, der Marginalisierung und der sozialen Dequalifizierung (Walsh et al., 2016). Wiederholte Erfahrungen im Alltag können Ageism zu einem chronischen Stressfaktor machen. Diskriminierung als dauerhafte Lebenserfahrung erhöht das Risiko, chronisch krank zu werden. Stigmatisierende Erlebnisse gehen ‚unter die Haut'. Betroffene reagieren mit erhöhten kardiovaskularen Stressreaktionen. Im Vergleich zu Menschen, die positive soziale Erfahrungen machen, steigt beispielsweise die Gefahr für Herzerkrankungen und Schlaganfall. Eine negative Selbstwahrnehmung des Alterns beeinträchtigt das Immunsystem und das Herz-Kreislauf-System (Allen, 2016).

Diskriminierung greift auch das eigene Selbstbild an (Levy, 2009). Ältere Menschen verinnerlichen das negative Altersbild. Wer sich selbst im Alter negativ wahrnimmt, erholt sich langsamer von Krankheiten und hat eine geringere Lebenserwartung (Levy et al., 2006). Das Empfinden der eigenen Selbstwirksamkeit lässt mehr und mehr nach. Ältere Menschen mit einem positiven Selbstbild leben durchschnittlich 7,5 Jahre länger als diejenigen, die ein negatives Bild des Alterns verinnerlicht haben (Levy, 2009). Wer sich selbst im Alter positiv wahrnimmt, ist gesünder und hat eine erhöhte Lebenserwartung (Donizzetti, 2019). Somit ist Altern nicht nur ein biologischer Prozess. Lebensverhältnisse tragen dazu bei, wie und wann Menschen altern – früher oder später (Ayalon et al., 2021; Ferraro & Shippee, 2009).

Soziale Fragilität im Alter

Wer langfristig mit belastenden Lebenserfahrungen konfrontiert ist, altert bedeutend schneller (Lin & Epel, 2022). Das chronologische Alter widerspiegelt nicht die Unterschiede, die im Alterungsprozess bestehen. Das Konzept der Exposition an chronisch stressreiche Lebensbedingungen („exposure to chronic adverse conditions“) erklärt die Ursachen (Polsky et al., 2022). Chronischer Stress löst eine Kaskade von neurobiologischen Reaktionen aus – und beschleunigt den Alterungsprozess. Als Grund dafür gilt eine kumulative Stressexposition (Lin & Epel, 2022). Menschen in sozial fragilen Lebensverhältnissen sind häufiger mit stressreichen Erfahrungen konfrontiert. Gesundes Altern setzt somit gesundheitsförderliche Lebensbedingungen voraus. Häufig bleibt außer Acht, dass „Menschen im gesamten Lebensverlauf bis ins hohe Alter benachteiligt sind – und dadurch unter gesundheitlichen Problemen leiden. Sie haben begrenzte Ressourcen – und werden von der Gesellschaft alleingelassen“ (Grenier et al., 2017, S. 1).

Zu einer Zeit, in der es immer mehr alternde Menschen gibt, tritt ein Paradox ein: Staaten ziehen sich immer mehr aus der Verantwortung zurück für soziale Sicherheit im Alter. Für sozial fragile Menschen bedeutet Altern chronische Unsicherheit – in ökonomischer und rechtlicher Hinsicht. „Precarity“ beginnt häufig mit dem Ende der Berufstätigkeit – oder mit eintretender Pflegebedürftigkeit (Grenier et al., 2020). Über 14 Prozent der Menschen über 65 Jahre leben in relativer Einkommensarmut (Organisation for Economic Cooperation and Development (OECD), 2023). Oft ist das Alter nicht nur eine Lebensphase körperlicher Fragilität. Soziale Fragilität ist häufig das größere Problem (Walker, 2018). Soziale Sicherheit gilt als Menschenrecht – und ist im Alter besonders bedeutsam.

Altern ist eine Form des Verletzlichseins, die alle Menschen gemeinsam haben. Somit liegt es nahe, zu fragen: Wie kann es sein, dass Gesellschaften weltweit in ihrem Rechtswesen, in ihrem politischen System und in ihren Institutionen dem Altern keine höhere Aufmerksamkeit widmen? (Fineman, 2017).

Wege zu alterssensiblen Gesellschaften

„Die Rechte von alten Menschen sollten mehr internationale Aufmerksamkeit erhalten – angesichts des steigenden Anteils in der Gesellschaft. Das Potenzial für die Verletzung spezifischer Menschenrechte und für Versäumnisse ist bei alten Menschen besonders hoch” (Mégret, 2011, S. 37). Um Exklusion und Diskriminierung entgegenzuwirken, ist es wichtig,

- dass Fragen des Alterns in allen Bereichen des öffentlichen Lebens Berücksichtigung finden,

- dass sozialpolitische Interventionen auf die Bevölkerungsalterung abgestimmt werden (u. a. Rentensysteme, Gesundheits- und Pflegesysteme, Arbeitsmarkt),
- dass die Situation älterer Menschen auf allen politischen Ebenen Aufmerksamkeit erhält (United Nations Economic Commission for Europe [UNECE], 2023).

Die UNECE (2023) stellt fest, dass eine systematische Sicherstellung der Bedürfnisse alter Menschen bisher nicht erfolgt ist. Es geht darum, alterssensible Analysen systematisch in neue Gesetze, politische Strategien und Programme einzubringen. Wichtig ist die Entwicklung einer alterssensiblen Politik, die effektiver auf die Bedürfnisse alter Menschen eingehen kann. Dies wäre ein Schritt zu politischer Responsivität gegenüber Verletzungsverhältnissen im Alter. Alte Menschen sind mehr als jede andere Generation auf soziale Responsivität angewiesen.

Viele Menschen erleben das Alter als *unbewohnbare* Lebensphase. Die Unbewohnbarkeit beginnt, wenn der eigene Körper durch Krankheit oder Schwäche kein Zuhause mehr sein kann. Hinzu kommen gesellschaftliche Marginalisierung und Ausgrenzung. Es gehört zu den Aufgaben der Gerontologie und Geriatrie, diese Unbewohnbarkeit zu unterbrechen.

Deep Seeing: Zusammenschau

Ein sensibilisierter Blick auf Verletzlichsein öffnet die Augen für folgende Aspekte:

- Ageism beginnt in der eigenen Psyche – durch die Konfrontation mit dem eigenen Vergänglichsein und Sterblichsein.
- Negative soziale Imaginationen des Alters: Diese Lebensphase scheint dem Menschen das zu entziehen, was gesellschaftlichen Höchstwert hat: Autonomie, Gesundheit, Leistungsfähigkeit und Unabhängigkeit. Altern bedeutet häufig das Erleiden von Statusverlust und sozialer Disqualifikation.
- Fehlende Responsivität gegenüber Altern als Lebensphase: Die Anzahl alter Menschen erhöht sich weltweit – eine sozialpolitische Antwort auf Gesellschaften des langen Lebens bleibt weitgehend aus.
- Altern als Lebensphase erhöhter „Precarity“: Viele alte Menschen sind mit sozialer Fragilität konfrontiert. Sie erleben das Altern als *unbewohnbare* Lebensphase.
- Altern ist ein lebenslanger Prozess – geprägt durch sozioökonomische Lebensbedingungen. Gesundes Altern setzt Responsivität für Verletzungsverhältnisse voraus voraus.

12.2 Reflexions- und Handlungsfelder

Es ergeben sich folgende Handlungsfelder:

Entstigmatisierung des Alterns als Bedingung des Zusammenlebens. Ageistische Gesellschaften sind dehumanisierende Gesellschaften. Wer sich dafür schämt, zu altern, schämt sich für etwas, das zutiefst menschlich und natürlich ist. Ageismus umfasst auch, dass die Lebensphase des Alters keine Existenzberechtigung hat: Um jeden Preis gilt es, Altern zu verhindern, hinauszuzögern oder unsichtbar zu machen. Ideologien wie „Healthy Ageing", „Active Ageing", „Effective Ageing" oder „Successful Ageing" stigmatisieren jene Menschen, die solchen Schemata nicht entsprechen können – aufgrund ihrer Lebensverhältnisse und ihrer Verletzungsgeschichte (Katz & Calasanti, 2015).

Es ist bezeichnend, dass Ageism in den Gesellschaften des langen Lebens nicht nachlässt (Levy, 2009). Das Gegenteil ist der Fall. Stereotypisierungen werden noch negativer. Eine Entstigmatisierung des Alterns ist die unverzichtbare Bedingung für das Zusammenleben der Generationen. Möglicherweise erfordert dies einen rechtlichen Rahmen durch Antidiskriminierungsgesetze zum Schutz alter Menschen (Doron et al., 2018).

Die altersorientierte Trennung sozialer Räume überwinden. Segregation in Altersgruppen spaltet die Gesellschaft und entfremdet die Generationen voneinander (McCoy & Somer, 2019). Sie verstärkt Stereotypisierung und Stigmatisierung. Alte Menschen leben in Altersheimen, Kinder verbringen ihre Zeit mit anderen Kindern, Erwachsene sind unter sich. Die Spaltung der Gesellschaft in Altersgruppen ist unnatürlich. Jedoch wird sie weitgehend akzeptiert und kaum kritisch hinterfragt (Freedman & Stamp, 2021). ‚Age segregation' durch ‚Age integration' zu ersetzen, erfordert einen Kulturwandel.

Weltweite Versorgungslücken im geriatrischen Bereich adressieren. Medizin, Pflege und Begleitung alter Menschen erfordern spezifisches Fachwissen. Dieses Wissen geht über die Erwachsenenmedizin hinaus. Der Beitrag geriatrisch qualifizierter Fachpersonen ist daher essenziell (Lester et al., 2019). Ungeachtet der steigenden Zahl alternder Menschen geht weltweit die Anzahl spezialisierter Fachpersonen im geriatrischen Bereich zurück (Geriatrics Workforce by the Numbers, 2018). In einer internationalen Studie gab die Hälfte der Befragten an, dass die Gesundheitsversorgung für ältere Menschen in ihren Ländern nicht zufriedenstellend zur Umsetzung kommt (Pitkälä et al., 2018).

„Social Policy for Ageing“. Altern ist für einen großen Teil der Weltbevölkerung stärker durch soziale Fragilität geprägt als durch körperliche Fragilität (Grenier et al., 2017). Bis heute gibt es keine international verbindliche „Social Policy for Ageing“ (Walker, 2018). Sozialpolitik entscheidet wesentlich darüber, welche Lebensmöglichkeiten alternden Menschen offenstehen. Politische Rahmenbedingungen bzw. politische Unterlassungen können einen weitaus größeren Einfluss auf das Altern haben als biologische Faktoren (Grenier et al., 2017).

Advocacy der Fachpersonen. Fachpersonen in helfenden Berufen können:

- auf Ageism aufmerksam machen,
- nicht-diskriminierende Einstellungen und Verhaltensweisen vorleben,
- Respekt für alte und alternde Menschen einfordern,
- sich in der Öffentlichkeit dafür einsetzen, dass die Rechte alternder und alter Menschen Anerkennung finden,
- in ihren Institutionen eine kritische Analyse der altersdiskriminierenden Praktiken und Kulturen durchführen,
- sich für ein Menschbild einsetzen, das von Respekt vor Verletzlichsein geprägt ist,
- zu einem Kulturwandel beitragen (Allen, 2016).

Epilog

Altern – ‚ein Land für sich‘? (Hagestad & Uhlenberg, 2005)

Literatur

Allen, J. (2016). Ageism as a risk factor for chronic disease. *Gerontologist, 56*(4), 610–614. https://doi.org/10.1093/geront/gnu158

Ayalon, L., Chasteen, A. & Diehl, M. (2021). Aging in times of the COVID-19 pandemic: Avoiding ageism and fostering intergenerational solidarity. *Journal of Gerontological and Social Sciences, 76*(2), 49–52. https://doi.org/10.1093/geronb/gbaa051

Bauman, Z. (2016, 16. Mai). Interview: The refugee crisis is humanity's crisis. *New York Times.*

Bytheway, B. (1995). *Ageism.* Open University Press.

Cole, J. H., Marioni, R. & Harris, S. (2019). Brain age and other bodily 'ages': implications for neuropsychiatry. *Molecular Psychiatry, 24*, 266–281. https://doi.org/10.1038/s41380-018-0098-1

Depaola, S., Griffin, M., Young, J.& Neimeyer, R. (2003). Death anxiety and attitudes toward the elderly among older adults: the role of gender and ethnicity. *Death Studies, 27*(4), 335–354. https://doi.org/10.1080/07481180302904

Donizzetti, A. (2019). Ageism in an aging society: The role of knowledge, anxiety about aging, and stereotypes in young people and adults. *International Journal of Environmental Research and Public Health, 16*(8), 1329. https://doi.org/10.3390/ijerph16081329

Doron, I., Numhauser-Hennig, A., Spanier, B., Georgantzu, N. & Mantovani, E. (2018). Ageism and anti-ageism in the legal system: A review of key themes. In L. Ayalon & C. Tesch-Römer (Eds.), *Contemporary Perspectives on Ageism* (pp. 309–319). Springer. https://doi.org/10.1007/978-3-319-73820-8_19

Featherstone, M. & Wernick, A. (1995). *Images of aging. Cultural representations of later life*. Routledge.

Ferraro, K. & Shippee, T. (2009). Aging and cumulative inequality: How does inequality get under the skin? *The Gerontologist, 49*(3), 333–343. https://doi.org/10.1093/geront/gnp034

Fineman, M. (2017). Vulnerability and inevitable inequality. *Oslo Law Review, 4*(3), 133–149. https://doi.org/10.18261/issn.2387-3299-2017-03-02

Geriatrics Workforce by the Numbers. (2018). *State of the Geriatrican Workforce*. https://www.americangeriatrics.org/geriatrics-profession/about-geriatrics/geriatrics-workforce-numbers

Hagestad, G.O. & Uhlenberg, P. (2005). The Social Separation of Old and Young: A Root of Ageism. *Journal of Social Issues, 61*(2), 343–360. https://doi.org/10.1111/j.1540-4560.2005.00409.x

Lester, P., Dharmarajan, T. & Weinstein, E. (2019). The looming geriatrician shortage: ramifications and solutions. *Journal of Ageing and Health, 32*(9), 1052–1062. https://doi.org/10.1177/0898264319879325

Levy, B. (2009). Stereotype embodiment: A psychosocial approach to aging. *Current Directions: Psychological Science, 18*, 332–336. https://doi.org/10.1111/j.1467-8721.2009.01662.x

Levy, B., Slade, M., May, J. & Caracciolo, E. (2006). Physical recovery after acute myocardial infarction: Positive age self-stereotypes as a resource. *International Journal of Aging and Human Development, 62*, 285–301. https://doi.org/10.2190/EJK1-1Q0D-LHGE-7A35

Freedman, M. & Stamp, T. (2021). *Overcoming age segregation. Stanford Social Innovation Revue*. https://ssir.org/articles/entry/overcoming_age_segregation

Grenier, A., Phillipson, C., Laliberte Rudman, D., Hatzifilalithis, S., Kobayashi, K. & Marier, P. (2017). Precarity in late life: Understanding new forms of risk and insecurity. *Journal of Aging Studies, 43*, 9–14. https://doi.org/10.1016/j.jaging.2017.08.002

Grenier, A., Hatzifilalithis, S., Laliberte-Rudman, D., Kobayashi, K., Marier, P. & Phillipson, C. (2020). Precarity and aging: A scoping review. *Gerontologist, 60*(8), 620–632. https://doi.org/10.1093/geront/gnz135

Katz, S. & Calasanti, T. (2015). Critical perspectives on successful aging: does it "appeal more than it illuminates"? *Gerontologist, 55*(1), 26–33. https://doi.org/10.1093/geront/gnu027

Lin, J. & Epel, E. (2022). Stress and telomere shortening: Insights from cellular mechanisms. *Ageing Research Review, 1*(73), 101507. https://doi.org/10.1016/j.arr.2021.101507

Martens, A., Goldenberg, J. & Greenberg, J. (2005). Ageism: A terror management perspective. *Social Issues, 61*(2), 223–239. https://doi.org/10.1111/j.1540-4560.2005.00403.x

McCoy, J. & Somer, M. (2019). Toward a theory of pernicious polarization and how it harms democracies: Comparative evidence and possible remedies. *Annals of the American Academy of Political and Social Science, 681*(1), 234–271. https://doi.org/10.1177/0002716218818782

Mégret, F. (2011). The human rights of older persons: A growing challenge. *Human Rights Law Review, 11*(1), 37–66. https://doi.org/10.1093/hrlr/ngq050

Morganroth Guillette, M. (2021). *Fear ageism, not aging: How an ageist society is failing its elders*. https://corealberta.ca/news/fear-ageism-not-aging-how-an-ageist-society-is-failing-its-elders

Organisation for Economic Co-operation and Development (OECD). (2023). *OECD Economic Outlook, 1.* https://www.oecd.org/en/publications/oecd-economic-outlook/volume-2023/issue-1_ce188438-en.html

Pitkälä, K., Martin, F., Maggi, S., Jyväkorpi, S. & Strandberg, T. (2018). Status of geriatrics in 22 countries. *Journal of Nutritional Health and Aging, 22*(5), 627–631. https://doi.org/10.1007/s12603-018-1023-7

Polsky, L., Rentscher, K. & Carroll, J. (2022). Stress-induced biological aging: A review and guide for research priorities. *Brain, Behaviour and Immunity, 104*, 97–109. https://doi.org/10.1016/j.bbi.2022.05.016

Scrutton, S. (1990). Ageism: The foundation of age discrimination. In E. McEwen (Ed.), *Age: The unrecognized discrimination* (pp. 12–27). Age Concern.

United Nations Economic Commission for Europe (UNECE). (2023). *Policy Brief.* https://unece.org/sites/default/files/2022-09/Policy-Brief-27.pdf

Walker, A. (2018). Why the UK needs a social policy on ageing. *Journal of Social Policy, 47*(2), 253–273 https://doi.org/10.1017/S0047279417000320

Walsh, K., Scharf, T. & Keating, N. (2016). Social exclusion of older persons: A scoping review and conceptual framework. *European Journal of Ageing, 14*(1), 81–98 https://doi.org/10.1007/s10433-016-0398-8

Wong, B. L. H., Siepmann, I., Rangan, A., El-Omrani, O., Davis, D., Arias-Casais, N., Saminarsih, D. S. & Gems, D. (2021). Involving Young People in Healthy Ageing: A Crucial Facet to Achieving the Decade of Healthy Ageing (2021–2030). *Frontiers of Public Health, 17*(9), 723068. https://doi.org/10.3389/fpubh.2021.723068

13 Einsamkeit als sozialer Schmerz

> Er kann seine Hand nicht mehr nach anderen ausstrecken. Aber er betrachtet manchmal die Hand seines Nachbarn, um darin Halt zu finden (Des Forêts, 2000).

Einsamkeit macht spürbar, wie verletzlich der Mensch für den Verlust sozialer Nähe ist. Sich einsam zu fühlen, gehört „zu den schmerzhaftesten Erfahrungen, mit denen Menschen konfrontiert sind“ (Medeiros et al., 2023, S. 1). Einsamkeit lässt sich als sozialer Schmerz beschreiben. Er entsteht durch „Separation Distress“ – eine Stressrektion beim Getrenntsein von der Gemeinschaft.

Die „Social Baseline Theory“ beschreibt, dass der menschliche Organismus auf soziale Nähe als Grunderfahrung („baseline“) ausgerichtet ist (Beckes & Coan, 2011). Die Funktionsweise des Gehirns ist sozial strukturiert („social ecology“). Sie bezieht sich auf das „Leben in einer sozialen Gemeinschaft – geprägt durch Vertrautheit, gemeinsame Aufmerksamkeit und wechselseitiges Teilen von Lasten“ (Beckes & Coan, 2011, S. 977). Das Gehirn geht von sozialer Nähe und Unterstützung als Norm aus. Zusammensein ist der Grund- und Ruhezustand. Angespannte Wachsamkeit ist nicht nötig. Es besteht kein Bedrohungsgefühl. Das Verletzungsrisiko ist gering. In der Gemeinschaft zu sein, ist ein energiesparender Modus für den Menschen. Er beruht auf Lastenteilung und Co-Regulation.

Die Gruppe verfügt „über mehr Augen und Ohren als ein einzelnes Individuum. Daher verteilt sich die Wachsamkeit gegenüber möglichen Gefahren auf die gesamte Gruppe. Somit sind weniger Ressourcen des Nervensystems nötig“ (Henriksen, 2014, S. 2). Das Gehirn deutet unterstützende soziale Nähe als Sicherheitssignal. Es ‚registriert‘ die Anwesenheit von Mitmenschen als „bioenergetische Ressource“ (Coan & Sbarra, 2015, S. 2). Fehlt diese Ressource, entsteht ein Energie-Problem. Daher reagiert das Gehirn hochgradig empfindlich auf den Verlust wohlwollender sozialer Nähe. Im Sinne der „Social Baseline Theory“ ist der Mensch auf eine bedrohungsfreie, „soziale Ökologie“ angewiesen (Coan & Sbarra, 2015, S. 2).

In der Entwicklungsgeschichte der Menschheit war Alleinsein eine Ausnahmesituation. Ohne den Schutz der Gruppe bestand ein hohes Verletzungsrisiko (Slavich & Cole, 2013). Daher entstand ein biologisches Notfallprogramm: Fehlt das Signal sozialer Nähe, bereitet sich der Körper auf potenzielle Verletzungen vor. Es kommt zur Freisetzung von Entzündungszellen. „Dadurch ist der Körper besser eingestellt auf mikrobielle Belastungen. Diese entstanden in der Vergangenheit bei Verletzungen in einer gefährlichen Umwelt“ (Slavich & Cole, 2013, S. 5). Dieses ‚uralte‘ Notfallprogramm hat sich bis heute erhalten. Menschen, die Einsamkeit erleben, weisen signifikant erhöhte Entzündungsmarker auf (C-reaktives Protein [CRP], Interleukin-6 und Urokinase Plasminogen-Aktivator-Rezeptor [suPAR]) (Matthews et al., 2024). Unter modernen Bedingungen ist dieses Schutzprogramm höchst problematisch. Bei langfristigem Alleinsein bleibt die Entzündungsreaktion bestehen. Chronische systemische Entzündungen sind die Folge. „Eine anhaltende Entzündungsreaktion kann gesunde Zellen, Gewebe und Organe schädigen. Über 50% aller Todesfälle weltweit sind auf entzündungsbasierte Krankheiten zurückzuführen, beispielsweise Herzerkrankungen oder neurodegenerative Erkrankungen wie Demenz. Daher ist es entscheidend, zu verstehen, welche Rolle Entzündungen im Kontext von Einsamkeit spielen – und welche Folgen sie für die Gesundheit haben“ (Kim et al., 2024, S. 990).

13.1 Fehlende soziale Nähe

Fehlende soziale Nähe wirkt als Bedrohungssignal für das Gehirn. Denn es schätzt die Anwesenheit anderer Menschen als physiologische Ressource ein. Dies zeigt sich daran, dass Menschen die Welt anderes wahrnehmen – je nachdem, ob sie allein oder in der Gruppe sind (Schnall et al., 2008). Physikalische Maße wie Entfernung, Steigung oder die Last eines Gegenstandes nimmt das Gehirn als geringer wahr, wenn soziale Nähe besteht (Ramenzoni et al., 2008, Proffitt, 2006). Macht sich eine Person allein auf den Weg, erscheint ihr die Steigung höher und das Ziel ihrer Wanderung weiter entfernt. Sie empfindet die Last ihres Gepäcks als schwerer. Das Gehirn berechnet den Kraftaufwand jeweils in Abhängigkeit von sozialer Nähe. In der Gemeinschaft verringert sich die physiologische Belastung – dies ist messbar und zeigt sich auf vielfache Weise.

Die körperliche Reaktivität gegenüber Stress ist deutlich reduziert, wenn Menschen soziale Unterstützung erleben. Sich in einer Gemeinschaft integriert zu fühlen, schützt vor Erkältungen, stressbedingten, kardiovaskulären und onkologischen Erkrankungen (Schnall et al., 2008).

Der Körper reagiert hochsensibel auf fehlende soziale Unterstützung. Das Gefühl, sozial ausgeschlossen zu sein, löst sofort eine Stressreaktion aus. Gefäße in der Körperperipherie ziehen sich zusammen. Die Körpertemperatur sinkt. Sobald Menschen wieder in der Gemeinschaft sind, kehrt die Körpertemperatur zum Durchschnittswert zurück. Die Gefäße erweitern sich (Ijzerman et al., 2012).

Sogar das Schmerzempfinden ist deutlich geringer, wenn ein Mensch nicht allein ist. Wer bei akutem Schmerzerleben die Hand eines Partners oder eines Fremden hält, spürt deutlich weniger Schmerz (Coan et al., 2006). Die Aktivität schmerzbezogener Schaltkreise ist geringer, wenn soziale Nähe gewährleistet ist. Diese Reaktionen machen deutlich: Der menschliche Organismus ist auf Sozialität und „relational entities" vorbereitet: „Die physische Welt erscheint weniger anspruchsvoll, wenn die psychosozialen Ressourcen gestärkt sind, und anspruchsvoller, wenn sie erschöpft sind" (Schnall et al., 2008, S. 1246). Der Verlust der Gemeinschaft löst unwillkürlich physiologische Dysregulation aus (Johnson et al., 2013; Beckes & Coan, 2011).

Einsamkeit schwächt den Organismus

Fehlende oder zerbrechende soziale Bindungen schwächen den Organismus. Der Alltag ist erschöpfender, wenn Menschen keine soziale Nähe erleben: Der Schlaf- und Energiebedarf ist höher (Beckes & Coan, 2011; Gross & DeVilliers, 2020). Die zelluläre Immunabwehr ist geschwächt. Eine einsame Person wendet täglich mehr Ressourcen auf, um sich zu entscheiden, Probleme kreativ zu lösen und Bedrohungen wahrzunehmen. Diese Erkenntnisse lassen zwei wichtige Schlussfolgerungen zu:

1. Es ist notwendig, „die weit verbreitete Annahme in Frage zu stellen, dass das einzelne Individuum die Grundeinheit darstellt" (Beckes & Coan, 2011, S. 983). In der Biologie bilden Organismus und Umwelt eine untrennbare Lebenseinheit (Gibson, 1979). Menschen sind für andere Menschen physiologische Regulatoren und haltende, energiespendende Umwelten.
2. Die Gemeinschaft hat eine starke Schutzfunktion in Bezug auf Erschöpfung und Erkrankung. Eine Ausnahme bilden jene Formen des Zusammenseins, die durch Unterdrückung, soziale Zurückweisung und Gewalt gekennzeichnet sind: Sie stellen einen hochgradigen Stressfaktor dar (Beckes & Coan, 2011; Saxbe et al., 2020).

Vor diesem Hintergrund wird deutlich: Einsamkeit ist weit mehr als ein subjektives Gefühl der Isolation, wenn soziale Bedürfnisse unerfüllt bleiben. Auf Dauer ist Einsamkeit ein hochgradiger Stresszustand, der zur Erschöpfung führt. Einsamkeit kann Menschen krank machen.

Das erschöpfte Ich

Das einsame Ich ist ein erschöpftes Ich: Es erleidet eine „fatigue d'etre soi" („Müdigkeit, ein Selbst zu sein") (Ehrenberg, 1998). Der gesellschaftliche Zwang zur Selbständigkeit und der Verlust stützender sozialer Strukturen widersprechen fundamental den basalen biologischen Bedürfnissen des Menschen. Ausgrenzung von sozialem Support erleben Menschen wie eine physische Verletzung.

In Gesellschaften mit individualistischen Werten wie Unabhängigkeit, Eigenständigkeit und Selbstverwirklichung ist das Risiko der Erschöpfung und Erkrankung besonders hoch (Morand & Walther, 2018). Die Social Baseline Theorie kann eine Grundlage bieten, um die Problematik des einsamen, erschöpften Ich physiologisch zu verstehen. Umso wichtiger wäre es, Sozialität als Grundlage für Gesundheit zu verstehen („Relational Health"; Garner & Yogman, 2021). Menschen regulieren gegenseitig ihr Nervensystem, während sie miteinander interagieren. Durch abgestimmte Resonanz („attuned resonance") und nonverbale Synchronie können sie im Gegenüber einen Zustand basaler Sicherheit auslösen (Lapides, 2011).

Eine Gesellschaft ohne tiefgreifende sozioemotionale Bindungen droht, zu einer psychisch und physisch erschöpften Gesellschaft zu werden. Oberflächliches Vernetztsein kann soziale Nähe nicht ersetzen. Die Entbettung des Menschen aus sozialen Beziehungen steht in stärkstem Kontrast zur sozialen Natur des Menschen. Der Fachbegriff hierfür lautet „evolutionäre Diskrepanz" („evolutionary mismatch"): Der Mensch hat sich maximal entfernt von jenen Lebensbedingungen, die seine psychische und physische Integrität sicherstellen (Sbarra et al., 2019). Erschöpfung ist ein Ausdruck dieser evolutionären Diskrepanz: Menschen sind mit Lebensformen und gesellschaftlichen Normen konfrontiert, die sie erschöpfen und krank machen. Erlebtes responsives Mitsein senkt die kardiovaskuläre Erregung, hemmt die Ausschüttung von Stresshormonen und reduziert die bedrohungsbedingte neuronale Aktivierung. Hingegen sind soziale Exklusion, Isolation, Dominanz und Demütigung starke Quellen von Stress (Beckes & Coan, 2011).

Einsamkeit als sozialer Schmerz

„Soziale Beziehungen sind ein Grundbedürfnis wie Luft, Wasser oder Nahrung. Ohne sie kann ein Mensch nicht leben. ... Der Schmerz, der durch soziale Isolation oder Ablehnung entsteht, unterscheidet sich nicht wesentlich von bestimmten Arten körperlicher Schmerzen" (Eisenberger & Lieberman, 2005, S. 110). Ablehnung und Zurückweisung durch die Gemeinschaft gehören zu den „schmerzhaftesten Erfahrungen, denen Menschen ausgesetzt sind“ (Eisenberger, 2012, S. 421). Wer sich abgelehnt und ausgegrenzt fühlt, aktiviert Gehirngebiete, die auch bei physischem Schmerz beteiligt sind. Daher nehmen Menschen ein ‚sozial isolierendes Ereignis‘ als schmerzhaft wahr (MacDonald & Leary, 2005). ‚Sozialer Schmerz‘ entsteht, wenn ein Mensch „von erwünschten Beziehungen ausgeschlossen oder von erwünschten Beziehungspartnern bzw. Gruppen abgewertet wird” (MacDonald & Leary, 2005, S. 202). Diese Sichtweise hat weitreichende Konsequenzen. Wo immer soziale Ablehnung und Zurückweisung geschieht, ereignet sich ein schmerzhaftes Geschehen – in Beziehungen und Familien, im Kontext von Erziehung, Bildung und Arbeit, im Kontakt mit Behörden und Institutionen: „Episoden der Ablehnung [...] können für Betroffene genauso schädlich und schwächend sein wie Episoden körperlicher Schmerzen. Wir nehmen zwar körperliche Schmerzen ernster und halten sie für schwerwiegender. Doch sozialer Schmerz kann ebenso belastend sein. Dies verdeutlicht die Aktivierung schmerzbezogener neuronaler Schaltkreise bei Trennung von der Gemeinschaft“ (Eisenberger, 2012, S: 433).

Hier stellen sich weitreichende Fragen: Was geschieht in Gesellschaften, die bestimmte Gruppen von Menschen ausschließen und marginalisieren? Welche Folgen hat verweigerte soziale Unterstützung? Was passiert, wenn sozialer Kontakt verboten ist? Die ‚Social Pain‘-Perspektive bringt einen medizinischen Begriff ein, um soziale Praktiken neu zu bewerten. Begriffe wie ‚soziale Exklusion‘, ‚Abbau der Sozialsysteme‘ oder ‚Marginalisierung‘ sind abstrakt und somit ‚schmerzfrei‘. Sie widerspiegeln nicht, was in betroffenen Menschen vorgeht. Ihr ‚soziales Leiden‘ bleibt unausgesprochen und verborgen (Renault, 2008).

Deep Seeing: Zusammenschau

Ein sensibilisierter Blick auf Verletzlichsein öffnet die Augen für folgende Aspekte:

- ‚Social Baseline Theory‘ als Modell, um Einsamkeit zu verstehen: Einsamkeit ist mehr als eine psychische Erfahrung, Sie ist primär ein physiologischer Stresszustand (Beckes & Coan, 2011).
- Soziale Nähe als Grund- und Ruhezustand: Das Gehirn setzt bedrohungsfreies soziales Zusammensein voraus.
- Selbstregulation als erschöpfender Zustand: Individualistische Kulturen mit Werten wie Selbständigkeit, Autonomie, Unabhängigkeit verletzen die basalen biologischen Bedürfnisse des Menschen.

- Biologie und Physiologie im Kontrast zum individualistischen Menschenbild. Die Social Baseline-Theorie stellt „die weit verbreitete Annahme in Frage, dass das einzelne Individuum die Grundeinheit darstellt“ (Beckes & Coan, 2011, S. 983).
- Ein Verständnis der Sozialität als physiologischer Schutzfaktor: Gemeinschaften, die durch Unterdrückung, soziale Zurückweisung und Gewalt gekennzeichnet sind, stellen einen hochgradigen Stressfaktor dar (Beckes & Coan, 2011; Saxbe et al., 2020).

13.2 Reflexions- und Handlungsfelder

Es ergeben sich folgende Handlungsfelder:

Einsamkeit anhand der Social Baseline Theorie verstehen. Um Einsamkeit als gesellschaftliches Problem zu erfassen, kann die Social Baseline Theory einen Schlüssel bieten. Sie berücksichtigt die fundamentalen biologischen Bedürfnisse des Menschen und kontrastiert sie mit der gesellschaftlichen Gegenwart: Was passiert, wenn Menschen in gesellschaftlichen Systemen leben, die auf Selbstregulation und Autonomie ausgerichtet sind? Was geschieht, wenn Menschen keinen Zugang zu sozialer Unterstützung erhalten? Wie reagieren sie, wenn Selbstregulation nicht mehr die vorübergehende Ausnahme, sondern der Dauerzustand ist? Anhand der Social Baseline Theorie lässt sich nachvollziehen, dass dauerhafte Selbstregulation und fehlende soziale Unterstützung in einen Zustand chronischer physiologischer Überforderung und Dysregulation führen. Individualisierte, autonomiezentrierte Kulturen sind ein Beispiel für „evolutionary mismatch“ – für die Entfernung vor ursprunglichen biologisch erwartbaren Umgebungen (Sbarra et al., 2019).

Die Fokussierung auf das ‚Individuum' in Frage stellen. Die Social Baseline Theory stellt die Fokussierung auf das ‚Individuum' fundamental in Frage. Dabei stützt sie sich auf Erkenntnisse der Gehirnphysiologie und Entwicklungsgeschichte. Sie rückt die Perspektiven zurecht.

Gesundheit im Licht der Social Baseline Theory betrachten. Die Social Baseline Theory macht nachvollziehbar, dass Gesundheit primär Zugang zu sozialer Nähe und Unterstützung erfordert. Integriertsein in eine bedrohungsfreie, unterstützende Gemeinschaft senkt die kardiovaskuläre Erregung, hemmt die Ausschüttung von Stresshormonen und reduziert die bedrohungsbedingte neuronale Aktivierung. Hingegen sind soziale Exklusion, Isolation, soziale Dominanz und Demütigung starke Quellen von Stress (Beckes & Coan, 2011). Vor diesem Hintergrund erscheint der Begriff ‚Gesundheit' in einem neuen Licht.

Einsamkeitsfördernde Umwelten thematisieren. Es ist essenziell, Einsamkeit zurückzuführen „auf die Art und Weise, wie Gesellschaften und die Welt um uns herum konstruiert sind. Es geht um [...] einsamkeitsfördernde Umgebungen" („lonelygenic environments") (Feng & Astell-Burt, 2022, S. 933).

Ursache der Einsamkeit ist die „Deprivation von sozialen Bindungen" (Feng & Astell-Burt, 2022, S. 1). Soziale Systeme generieren Einsamkeit durch:

- Erosion sozialer Unterstützungsstrukturen
- „Politics of Abandonment" (Rückzug aus der Verantwortung für die soziale Sicherheit aller Bevölkerungsgruppen)
- Soziale Ungleichheit und soziale Hierarchien
- Soziale Exklusion und Segregation von Generationen
- „Othering" und Diskriminierung: Individualismus auf Kosten des Zugehörigkeitsgefühls verstärkt das Gefühl der Einsamkeit.

Einsamkeit ist ein Thema, das die Aufmerksamkeit der gesamten Gesellschaft erfordert. Fachpersonen der helfenden Berufe „können eine Schlüsselrolle spielen – durch die Sensibilisierung für das Thema" (Lancet, 2024, S. 1).

Einsamkeit innerhalb von Beziehungen erkennen. Menschen können sich in Beziehungen, in Familien, in einer Gemeinschaft und inmitten einer Menschenmenge einsam fühlen. Entscheidend ist die Qualität des In-Beziehung-Seins. Unresponsive und unsensible Beziehungen sind ein hochgradiger Stressfaktor, wenn Menschen nicht gesehen, nicht gehört, nicht verstanden, nicht gespiegelt und nicht anerkannt werden. Ein Leben lang ist der Mensch „auf der Suche nach Umweltresonanz [...] weil die Befriedigung von Resonanzbedürfnissen identitätsstiftend wirkt – von Geburt an, ein Leben lang" (Altmeyer, 2016, S. 281).

Epilog

„Soziale Unterstützung und die Möglichkeit, sich anderen anzuvertrauen, [...] führt zu einer Weltwahrnehmung, die durch geringere Anforderungen und weniger Stressbelastung geprägt ist. Menschen, denen solche sozialen Ressourcen fehlen leben in einer Welt, in der die Hügel steiler, die Entfernungen größer, die Abgründe tiefer und die körperlichen Herausforderungen beängstigender und anspruchsvoller sind." (Schnall et al., 2008, S. 1254)

Literatur

Altmeyer, M. (2016). *Auf der Suche nach Resonanz. Wie sich das Seelenleben in der digitalen Moderne verändert*. Vandenhoek & Ruprecht. https://doi.org/10.13109/9783666462726

Beckes, L. & Coan, J. (2011). Social baseline theory: the role of social proximity in emotion and economy of action. *Social and Personality Psychology Compass, 5*, 976–988. https://doi.org/10.1111/j.1751-9004.2011.00400.x

Coan, J., Schaefer, H. & Davidson, R. (2006). Lending a hand: social regulation of the neural response to threat. *Psychological Science, 17*(12), 1032–1039. https://doi.org/10.1111/j.1467-9280.2006.01832.x

Coan, J. & Sbarra, D. (2015). Social Baseline Theory: The social regulation of risk and effort. *Current Opinion in Psychology, 1*(2), 87–91.

Des Forêts, L.-R. (2000). *Ostinato*. Gallimard.

Ehrenberg, A. (1998). *La fatigue d'être soi. Dépression et société*. Odile Jacob.

Eisenberger, N. (2012). The neural bases of social pain: Evidence for shared representations with physical pain. *Psychosomatic Medicine, 74*(2), 126–135. https://doi.org/10.1097/PSY.0b013e3182464dd1

Eisenberger, N. I. & Lieberman, M. D. (2005). Why it hurts to be left out: The neurocognitive overlap between physical and social pain. In K. Williams, J. Forgas, & W. von Hippel (Eds.), *The social outcast: Ostracism, social exclusion, rejection, and bullying* (pp. 109–127). Psychology Press.

Feng, X. & Astell-Burt, T. (2022). Lonelygenic environments: a call for research on multilevel determinants of loneliness. *Lancet Planetary Health, 6*(12), e933-e934. https://doi.org/10.1016/S2542-5196(22)00306-0

Garner, A. & Yogman, M. (2021). Preventing childhood toxic stress: partnering with families and communities to promote relational health. *Pediatrics, 148*, e2021052582. https://doi.org/10.1542/peds.2021-052582

Gibson, J. (1979). *The ecological approach to visual perception*. Houghton Mifflin.

Gross, E. & DeVilliers, S. (2020). Cognitive Processes Unfold in a Social Context: A Review and Extension of Social Baseline Theory. *Frontiers in Psychology, 10*(11), 378. https://doi.org/10.3389/fpsyg.2020.00378

Henriksen, R., Torsheim, T. & Thuen, F. (2014). Loneliness, social integration and consumption of sugar-containing beverages: testing the social baseline theory. *PLoS One, 9*(8), e104421.

Ijzerman, H., Gallucci, M., Pouw, W., Weissgerber, S., Van Doesum, N. & Williams, K. (2012). Cold-blooded loneliness: social exclusion leads to lower skin temperatures. *Acta Psychologica, 140*, 283–288. https://doi.org/10.1016/j.actpsy.2012.05.002

Johnson, S., Riley, A., Granger, D. & Riis, J. (2013). The science of early life toxic stress for pediatric practice and advocacy. *Pediatrics, 131*(2), 319–327. https://doi.org/10.1542/peds.2012-0469

Kim, B., Weibel, M. & McDaniel, J. (2024). Loneliness gets under the skin: A scoping review exploring the link between loneliness and biological measures of inflammation. *Western Journal of Nursing Research, 46*(12), 989–1001.

Lapides, F. (2011). The implicit realm in couples therapy: Improving right hemisphere affect-regulating capabilities. *Smith College Studies in Social Work, 39*, 161–169. https://doi.org/10.1007/s10615-010-0278-1

Lancet. (2024). Editorial: Loneliness as a health issue. *The Lancet, 402*(6396), 79.

MacDonald, G. & Leary, M. R. (2005). Why does social exclusion hurt? The Relationship between social and physical pain. *Psychological Bulletin, 131*(2), 202–223.

Matthews, T., Hartmann Rasmussen, L., Ambler, A., Danese, A., Eugen-Olsen, J. & Moffitt, T. (2024). Social isolation, loneliness, and inflammation: A multi-cohort investigation in early and mid-adulthood. *Brain, Behavior, and Immunity, 115,* 727–736. https://doi.org/10.1016/j.bbi.2023.11.022

Medeiros, P., Medeiros, A. & Coimbra, J. (2023). Physical, emotional, and social pain during COVID-19 pandemic-related social isolation. *Trends in Psychology, 31*, 400–428. https://doi.org/10.1007/s43076-022-00149-8

Morand, S. & Walther, B. (2018). Individualistic values are related to an increase in the outbreaks of infectious diseases and zoonotic diseases. *Science Reports, 8*, 3866. https://doi.org/10.1038/s41598-018-22014-4

Proffitt, D. (2006). Embodied perception and the economy of action. *Perspectives on Psychological Science, 1*(2), 110–122. https://doi.org/10.1111/j.1745-6916.2006.00008.x

Ramenzoni, V. C., Riley, M. A., Shockley, K. & Davis, T. (2008). Short article: Carrying the height of the world on your ankles: Encumbering observers reduces estimates of how high an actor can jump. *Quarterly Journal of Experimental Psychology, 61*(10), 1487–1495. https://doi.org/10.1080/17470210802100073

Renault, E. (2008). *Souffrances sociales : Philosophie, psychologie et politique*. La Découverte.

Saxbe, D., Beckes, L., Stoycos, S. & Coan, J. (2020). Social allostasis and social allostatic load: A new model for research in social dynamics, stress, and health. *Perspectives on Psychological Science, 15*(2), 469–482. https://doi.org/10.1177/1745691619876528

Sbarra, D., Briskin, J. & Slatcher, R. (2019). Smartphones and close relationships: The case for an evolutionary mismatch. *Perspectives on Psychological Science, 14*(4), 596–618. https://doi.org/10.1177/1745691619826535

Schnall, S., Harber, K., Stefanucci, J. & Proffitt, D. (2008). Social support and the perception of geographical slant. *Journal of Experiental Sociology and Psychology, 44*(5), 1246–1255. https://doi.org/10.1016/j.jesp.2008.04.011

Slavich, G. & Cole, S. (2013). The emerging field of Human Social Genomics. *Clinical Psychology and Science, 1*(3), 331–348.

14
Trauer: Verletzende Verluste

> Trauern führt uns [...] die tiefe Relationalität des Menschen vor Augen. An der Trauer zeigt sich, dass Menschen intensiv miteinander verbunden sind. Menschen sind durchlässig und offen statt abgegrenzt und geschlossen ... (Brinkmann, 2018, S. 2)

Es sagt viel über den Menschen aus, dass er trauert. In der Erfahrung des Trauerns „erkennen wir unser Angewiesensein auf andere. Trauer [...] offenbart die existenzielle Krise, in der sich ein Mensch nach einem Verlust befindet“ (Lund, 2021, S. 102). Zurückbleibende berichten, dass sie nach dem Verlust nicht mehr zu ihrem früheren Selbst- und Weltempfinden zurückkehren konnten (Granek, 2017, S. 282). Trauer lässt sich erst in seinem ganzen Ausmaß verstehen, wenn die Verflechtung zwischen ‚Ich‘ und ‚Du‘ in den Fokus rückt:

Der nahestehende andere Mensch „ist einbezogen in die neuronale Repräsentation des eigenen Selbst“ (Coan & Sbarra, 2015, S. 87). Der Mensch bildet eine relationale Einheit mit anderen Menschen (Dupré & Nicholson, 2018). Nach einem Verlust wird seine Unvollständigkeit spürbar (Barreyre, 2014). „Eine Einheit ist zerbrochen“ (Marin, 2019, S. 1). Bei einem Verlust bricht ein Teil des eigenen Selbst weg. Daher wird die eigene Identität fragil (Desjarlais, 1991). Menschliches Verbundensein wird in individualisierten Gesellschaften weitgehend tabuisiert. Intensive Trauerreaktionen gelten als pathologisch und therapiebedürftig (Cacciatore & Francis, 2022). „Die Pathologisierung von Trauer verletzt die Würde von Beziehungen. Sie erklärt Trauernde zu psychisch Kranken ...“ (Cacciatore & Frances, 2022, S. 32). Trauern entspricht nicht dem Bild des autonomen, abgegrenzten, in sich selbst ruhenden Menschen. Das Phänomen der Trauer zeigt: Menschen sind verletzlich, weil sie jederzeit mit dem Verlust des Anderen konfrontiert sind (Cohen, 2006).

14.1 Spuren des Verlustes

Der Begriff „Separation Distress“ deutet an, dass der Verlust eines Menschen physiologische Folgen hat. Er löst im Körper einen hochgradigen Stresszustand aus (Hopf et al., 2020).

- Noch zwölf Monate nach dem Tod eines Partners/ einer Partnerin sind erhöhte Werte des Stresshormons Cortisol nachweisbar. Studien konnten sogar fünf Jahre nach dem Verlust noch signifikant erhöhte Cortisolwerte nachweisen (Perez et al., 2017).
- Je mehr Verluste von nahestehenden Menschen jemand erlebt hat, desto höher ist der Cortisolspiegel (Perez et al., 2017).
- Je länger die Vorwarnzeit vor dem Tod einer Person ist, desto höher ist der Cortisolspiegel nach dem Verlustereignis (Buckley et al., 2009).
- Die Nähe zur verstorbenen Person beeinflusst die Intensität der Trauer (Cohen et al., 2015). Je enger die Beziehung war, desto stärker ist die endokrine Dysregulation ausgeprägt.
- Intensive Trauer und geringe soziale Unterstützung sind mit höheren Cortisolspiegeln verbunden (Vitlic et al., 2014).
- Bei älteren Menschen wirken sich Verlusterfahrungen deutlich stärker aus (Khanfer et al., 2011).

Nach einem Verlust ist die Dysregulation der Stressachse (HPA-Achse) das zentrale Kennzeichen (Hopf et al., 2020). Noch Jahre später zeigt sich, wie einschneidend ein Verlustereignis auf den Körper wirkt.

Nichts kann an die Stelle rücken

Sigmund Freud schrieb nach dem Tod seiner Tochter Sophie in einem privaten Brief: „Man weiß, dass die akute Trauer nach einem solchen Verlust [enden] wird, aber man wird ungetröstet bleiben, nie einen Ersatz finden. Alles, was an die Stelle rückt, und wenn es sie auch ganz ausfüllen sollte, bleibt doch etwas anderes. Und eigentlich ist es recht so. Es ist die einzige Art, die Liebe fortzusetzen, die man ja nicht aufgeben will“ (Freud, 1960, S. 383). Diese Sichtweise steht im Gegensatz zu Sigmund Freuds Theorie der Trauer. „Die Idee, dass ein Verlust eine andauernde, offene Wunde hinterlässt, die durch kein neues Objekt ersetzt werden kann [...], lässt sich in seinem späteren theoretischen Werk nicht mehr finden“ (Wolff Bernstein, 2021, S. 1).

Sigmund Freud prägte das Trauermodell der schrittweisen Loslösung von der verstorbenen Person (Dekathexis). Die Theorie der emotionalen Abtrennung basiert auf einem individualistischen Menschenbild: „Aus der Sicht Freuds erreicht die Trauerarbeit ihr Ziel, wenn das trauernde Ich seine Bindung an das verstorbene Du aufgibt. Freud ging davon aus, dass es eine klare Trennung gibt zwischen dem trauernden Subjekt (Ich) und dem verstorbenen Objekt (Du). [...] Trauer erfordert eine Trennung zwischen Ich-Repräsentanzen und Du-Repräsentanzen" (Hirsch, 2019, S. 592). Forschungen aus dem Bereich der kognitiven Neurowissenschaft zeigen jedoch, dass keine scharfe Trennung zwischen Ich und Du besteht (Hirsch, 2019, S. 593). In engen Familien- und Partnerbeziehungen entstehen überwiegend Wir-Repräsentanzen („self-with-other"). Dies hat weitreichende Folgen für das Verständnis von Trauer.

Bleibende Wir-Repräsentanzen

„Es ist, als wären zwei Personen eine einzige Person. Wir sind immer noch zusammen. Er ist hier – in mir, in meinem Inneren" (Bowlby, 1980, S. 99). Aussagen wie diese galten lange Zeit als „Zeichen einer Konfusion zwischen dem Selbst und der verstorbenen Person" (Hirsch, 2019, S. 1). Heute lässt sich jedoch auf wissenschaftlicher Basis sagen: Zurückbleibende Personen können fast nur auf Wir-Repräsentanzen zurückgreifen. Es gibt kaum reine Ich-Repräsentanzen.

Traditionelle Trauermodelle unterschätzen den zentralen Stellenwert menschlicher Bindung. Erst das „Continuing-Bonds"-Modell ist mit dem Wir-Erleben vereinbar (Stroebe & Schut, 2005). Es würdigt das psychische Einheitsgefühl und die Relationalität des Menschen. Auf diese Weise bringt Continuing Bonds die Eigenart menschlicher Trauer besonders gut zum Tragen. „In engen Beziehungen sind die Fähigkeiten, Vorstellungen und Identitäten des Anderen bis zu einem gewissen Grad ins eigene Selbst integriert" (Aron et al., 2013, S. 90). Je bedeutsamer die verstorbene Person für die Selbstidentität des zurückbleibenden Menschen ist, desto schmerzhafter ist das Verlusterleben (Boelen, 2017).

„Self-other-overlap" (Überschneidung zwischen Selbst und Anderen)

Sich überschneidende mentale Repräsentationen des Selbst und des Anderen sind charakteristisch für enge partnerschaftliche und familiäre Beziehungen (Quintard et al., 2021). Je näher sich Menschen stehen, desto mehr ist der Andere ein Teil des eigenen Selbst (de Vignemont, 2013). „Zusammensein bedeutet, nicht mehr zu unterscheiden zwischen sich selbst und dem anderem" (Quintard et al., 2021, S. 1). Gehirnregionen, die selbstbezogene Informationen verarbeiten, sind aktiviert, sobald der Name des Anderen genannt wird oder sein Gesicht sichtbar ist (Quintard et al., 2021). „Self-other-overlap" als Überschneidung zwischen Selbst und Anderen verändert bisherige Vorstellungen von Trauer.

Um die Ich-Identität der Zurückbleibenden aufrecht zu erhalten, ist ein bleibendes Gefühl der Zusammengehörigkeit unverzichtbar. In engen Beziehungen besteht ein Primat des Wir: Ich bin, weil es uns gibt (Zahavi, 2022). Zugleich entwickelt sich ein starkes emotionales Feedback-System. Es umfasst sicherheitsgebende, beruhigende und emotional stabilisierende Zuwendung. Sobald eine belastende Situation eintritt, wird dieses Feedback-System aktiv. Die zurückbleibende Person hat das stabilisierende Feedback verinnerlicht. Es ist Teil der Wir-Repräsentanzen (Hirsch, 2019). Auch mehrere Jahre nach dem Verlust wirkt das partnerschaftliche Regulationssystem weiterhin beruhigend und sicherheitsgebend. Eine Studie zeigte, dass Angehörige zwei Jahre nach dem Verlust täglich positive Gefühle erlebten, sobald sie die innere Nähe der verstorbenen Person spüren konnten (Field & Friedrichs, 2004). Zu Tageszeiten, an denen das Verbundensein weniger fühlbar war, ließ das positive emotionale Empfinden nach. Vor diesem Hintergrund zeigt sich die Wichtigkeit von Continuing Bonds als Quelle psychischer Sicherheit. Das bleibende Gefühl der Zusammengehörigkeit wirkt haltgebend. Es dient als Hintergrundsicherheit (Kosminsky, 2017).

Kontinuität über den Tod hinaus

Lässt sich eine Wir-Identität aufrechterhalten – obwohl die Person nicht mehr physisch anwesend ist? Viele zurückbleibende Menschen bejahen diese Frage. Für sie geht die Beziehung auch nach dem Verlust weiter – als bleibender Teil ihres Alltags (Kosminsky, 2017). Die Beziehung gehört nicht der Vergangenheit an – sie entwickelt sich in der Gegenwart weiter (Bailey et al., 2015). Bleibendes Verbundensein ist eine Art und Weise, den verstorbenen Menschen zu würdigen. Für Zurückbleibende ist es oft schmerzhaft, wenn das soziale Umfeld nach und nach gleichgültig wird. Es tut ihnen weh, wenn die verstorbene Person in Vergessenheit gerät. Erst „wenn die Erinnerung aufhört" ereignet sich der Tod eines Menschen (Bailey et al., 2015, S. 81).

Vor diesem Hintergrund zeigt sich der Wert von Continuing Bonds als Trauermodell. Es entspricht den Erfahrungen der Betroffenen. Zugleich kommt es der „tiefen Relationalität des Menschen" in besonderer Weise entgegen (Brinkmann, 2018, S. 2). Das physiologische Prinzip der „relationships as regulators" bleibt auch nach einem Verlust in Kraft (Hofer, 1984).

Bleibendes Verbundensein

„Er wird ein Teil meines Lebens bleiben [...] – immer ist er im Hintergrund" (Dekel et al., 2020, S. 8). Diese Aussage enthält den Grundgedanken des Continuing

Bonds-Modells: Nicht Loslösen, sondern Verbundenbleiben steht im Zentrum des Trauerns. Das Modell soll „aufzeigen, dass es nicht pathologisch, sondern normal ist, mit verstorbenen Menschen verbunden zu bleiben“ (Klass, 2006, S. 844). Continuing Bonds ist ein bindungsorientiertes Trauermodell. Das Bindungssystem gilt als stärkstes biologisches Motivationssystem des Menschen. Soziale Nähe dient dem Überleben und ist die Quelle tiefer psychischer Sicherheit. Wir-Repräsentanzen vermitteln ein starkes Gefühl von Sicherheit, wenn Bindungspersonen nicht physisch anwesend sind. Diese verinnerlichten Bilder sind die Basis von Continuing Bonds (Field et al., 2005). Nach dem Verlust ereignet sich ein Übergang – von der physischen, äußerlich sichtbaren Präsenz zur psychischen, inneren Präsenz. Die verstorbene Person ist „nicht mehr physisch anwesend, doch sie bleibt psychisch weiterhin präsent“ (Dekel et al., 2020, S. 7).

Continuing Bonds ist definiert als „das Vorhandensein einer inneren Beziehung mit der verstorbenen Person” (Stroebe & Schut, 2005, S. 477). Dadurch erleben Zurückbleibende eine Quelle tragender psychischer Sicherheit (Kosminsky, 2017). Um von Continuing Bonds zu sprechen, müssen spezifische Bedingungen erfüllt sein:

- Die trauernde Person anerkennt die Realität des Verlusts. Continuing Bonds bedeutet nicht, den Tod zu verdrängen oder zu verleugnen.
- Das Weiterführen der Beziehung ist für die zurückbleibende Person eine stützende und sicherheitsgebende Erfahrung. Konfliktbeladene, verletzende, mit Schuldgefühlen behaftete Beziehungen lassen keine sicherheitsgebenden Erfahrungen zu.
- Die Beziehung mit der verstorbenen Person entwickelt sich in der Gegenwart dynamisch weiter. Es handelt sich nicht um ein reines Erinnern, das sich auf die Vergangenheit bezieht (Field et al., 2005; Root & Exline, 2013).

Continuing Bonds entwickeln sich mit der Zeit. Der Verlust scheint zunächst unbewältigbar: „Ohne ihn hatte ich das Gefühl: Das ist nicht mehr meine Welt. Jetzt fühle ich, dass mein Leben weitergehen kann – und diese Kraft kommt auch von ihm” (Kosminsky, 2017, S. 121). Die bleibende Verbindung kann wie ein Schutzschild wirken. Sie trägt dazu bei, den Verlust zu ertragen, ohne emotional überwältigt zu werden. In diesem Sinn kommt Continuing Bonds dem verlustbedingten Verletzlichsein des Menschen in einzigartiger Weise entgegen.

Deep Seeing: Zusammenschau

Ein sensibilisierter Blick auf Verletzlichsein öffnet die Augen für folgende Aspekte:

- Trauern als Ausdruck der tiefen Relationalität des Selbst (Brinkman, 2018). Wie kein zweites Phänomen verdeutlicht Trauer, dass Menschen Beziehungswesen sind.
- Trauer als physiologischer Zustand: Der Verlust eines Menschen löst „separation distress" aus. Folgen dieser Dysregulation sind noch Jahre nach dem Ereignis nachweisbar.
- Wir-Repräsentanzen als Charakteristikum enger familiärer und partnerschaftlicher Beziehungen. Der Andere ist Teil des eigenen Selbst („self-other-overlap"). Somit ist die Identität der zurückbleibenden Person fragmentiert (Granek, 2017).
- Continuing Bonds als Trauermodell der Relationalität. Trauern bedeutet, die Beziehung innerlich aufrecht zu erhalten. Dies wirkt stabilisierend auf die Zurückbleibenden („relationships as regulators"; Field & Friedrichs, 2004; Hofer, 1984).

14.2 Reflexions- und Handlungsfelder

Es ergeben sich folgende Reflexions- und Handlungsfelder:

Einen Verlust als physiologischen Ausnahmezustand verstehen. Die Neurowissenschaft verdeutlicht: Bindungen sind in den menschlichen Körper eingeprägt. Das Gehirn erwartet soziale Nähe. Verbundensein ist der Grundzustand („baseline"). Der Begriff „separation distress" deutet die Dramatik dieses Geschehens an – eine Dramatik, die der Begriff „Trauer" nicht vermitteln kann.

„Creating Continuity": Continuing Bonds als Grundlage der Trauerbegleitung. Wie Fachpersonen trauernden Menschen begegnen, hängt auch von ihrem Menschenbild ab. Steht der Mensch *als Beziehungswesen* im Zentrum, verändert sich das Verständnis von Trauer. Dann gilt Trauern nicht mehr als „innerseelisches, privates Ereignis" (Hagman, 2001, S. 2). Trauern lässt sich verstehen als Reaktion auf das Zerbrechen eines sozialen Gewebes (Sztompka, 2000). Menschen sind Teil eines sozialen Beziehungsgewebes. Zerbricht dieses Gewebe, ereignet sich eine psychische und physische Verletzung. Um diese Verletzung zu lindern, ist „Creating Continuity“ das leitende Prinzip. Ziel des Trauerprozesses ist dann, „die Beziehung zur verlorenen Person aufrecht zu erhalten“ (Abraham, 1925, S. 435). Dadurch lässt sich das emotionale Feedback-System bewahren, das in langjährigen Beziehungen entsteht (Field & Friedrichs, 2004). Die Kontinuität der Beziehung bildet die „haltende Umwelt“ für den trauernden Menschen.

Den Übergang von der physischen Präsenz zur psychischen Präsenz lindern. Die physische Abwesenheit der verstorbenen Person wirkt zunächst wie „eine Welt, die nicht mehr meine ist“ (Kosminsky, 2017, S. 121). In diese leere Welt tritt in kollektiven Kulturen die Gemeinschaft. Sie bildet in der Übergangszeit eine stabilisierende, auffangende „Holding Environment“.

In individualisierten Kulturen treten die Fachpersonen der helfenden Berufe in die Leerstelle ein. Sie bilden eine professionalisierte haltende Umwelt (Applegate, 1997). Dabei eröffnen sie den zurückbleibenden Menschen einen Raum, in dem ihre Trauer abströmen darf. Fachpersonen bieten Trauernden ein relationales Zuhause (Stolorow, 2015). Darin erleben sie Responsivität und Resonanz. Beides fehlt oft – in der Familie und in der Gesellschaft. Fachpersonen begleiten den schmerzhaften Übergang von der physischen Anwesenheit zur psychischen Anwesenheit der verstorbenen Person (Field & Friedrichs, 2004).

Die begleitende Fachperson ermöglicht, Continuing Bonds zu bewahren. In diesem Sinne wäre Trauer ein „ständiger und immerwährender Dialog mit den Toten“ (Kaplan, 1995, S. 16). Somit ist es eine Illusion, dass Trauer enden kann (Gaines, 1997). Menschen können ein Leben lang trauern (Hagman, 2001).

„Disenfranchised Grief“ (Aberkennung der Trauer). Trauer abzuerkennen, ist weit verbreitet („disefranchized grief“) (Doka, 1989). Im engeren Sinn bezieht sich aberkannte Trauer auf spezifische Konstellationen. Die Gesellschaft toleriert die Beziehung zur verstorbenen Person nicht oder der Verlust wird durch die Gesellschaft trivialisiert. Beispielsweise kann der Tod von älteren, unheilbar kranken Menschen oder Neugeborenen als etwas gelten, das in der ‚Natur der Dinge‘ liegt. Trennungen und das Zerbrechen von Beziehungen gelten als unproblematisch, da sie nicht mit dem Tod eines Menschen verbunden sind. In beiden Fällen entzieht die Gesellschaft einem Menschen das Recht, Trauer zu erleben – und hierfür Anerkennung und Mitempfinden zu erhalten (Doka, 1989).

Was aber passiert, wenn eine Gesellschaft sich selbst das Recht auf Trauern abspricht? („self disenfranchizement“) (Cesur-Soysal & Ari, 2024). Was geschieht, wenn die Gesellschaft Trauer als solche verleugnet und verdrängt? (Doka, 1989). Die soziale Responsivität der Gesellschaft hat im Trauerprozess einen unüberschätzbaren Effekt (Cesur-Soysal & Ari, 2024). Gilt Trauer als sozial unerwünscht und pathologisch, setzt eine verheerende Konsequenz ein: Menschen sprechen sich selbst das Recht ab, zu trauern (Cesur-Soysal & Ari, 2024; Shabad, 2001; Stark, 2002). Dies hat massive Folgen. Um sich vor dem psychischen Schmerz des Trauerns zu schützen, greifen Menschen zu Abwehrmechanismen (Di Giuseppe & Perry, 2021; Stark, 2002). Sie werten sich und andere ab. Hilfe weisen sie zurück. Sie entwickeln Fantasien von einem idealen, unabhängigen Selbst, das zu allem fähig ist und alles unter Kontrolle hat. Dadurch kann es zeitweise gelingen, psychischen Schmerz auszublenden und vom Bewusstsein fernzuhalten (Di Giuseppe & Perry, 2021). Individualismus entsteht, wenn Kulturen keine responsiven Räume mehr bieten – um psychische Verletzungen und Verluste zum Ausdruck zu bringen und aufzufangen (Applegate, 1997).

Epilog

„Ein Verlust ist eine körperliche Erfahrung. Eine Einheit ist zerbrochen. Es ist, als würde der Körper keine Nahrung mehr erhalten. [...] Die Trennung wird im Körper erlebt. Sie lässt uns manchmal vorzeitig altern [...] Eine Spur der erlebten und erlittenen Gewalt bleibt in uns zurück. Wir verinnerlichen diese Gewalt. Sie graviert sich in uns ein.“ (Marin, 2019, S. 1)

Literatur

Abraham, K. (1925). *Selected papers of Karl Abraham*. Brunner Mazel Publishers.

Applegate, G. (1997). The holding environment: An organizing metaphor for social work theory and practice. *Smith College Studies in Social Work, 68*(1), 7–29. https://doi.org/10.1080/00377319709517514

Aron, A., Lewandowsky, G., Mashek, B. & Aron, E. (2013). The self-expansion model of motivation and cognition in close relationships. In J. Simpson & L. Campbell (Eds.), *Oxford Handbook of Close Relationships* (pp. 90–115). Oxford University Press. https://doi.org/10.1093/oxfordhb/9780195398694.013.0005

Bailey, L., Bell, J. & Kennedy, D. (2015). Continuing social presence of the dead: exploring suicide bereavement through online memorialization. *New Review of Hypermedia and Multimedia, 21*(1–2), 72–86. https://doi.org/10.1080/13614568.2014.983554

Barreyre, J.-Y. (2014). *Éloge de l'insuffisance. Les configurations sociales de la vulnérabilité*. Érès.

Boelen, P. (2017). Self-identity after bereavement: Reduced self-clarity and loss-centrality in emotional problems after the death of a loved one. *Journal of Nervous and Mental Diseases, 205*(5), 405–408. https://doi.org/10.1097/NMD.0000000000000660

Bowlby, J. (1980). *Loss: Sadness and depression*. Basic Books.

Brinkman, S. (2018). General psychological implications of the human capacity for grief. *Integrative Psychological and Behavioural Science, 52*(2), 1–14. https://doi.org/10.1007/s12124-018-9421-2

Buckley, T., Bartrop, R. & McKinley, S. (2009). Prospective study of early bereavement on psychological and behavioural cardiac risk factors. *Internal Medicine Journal, 39*, 370–378. https://doi.org/10.1111/j.1445-5994.2008.01879.x

Cacciatore, J. & Frances, A. (2022). Prolonged grief disorder. Author's reply. *Lancet Psychiatry, 9*, 697.

Cesur-Soysal, G. & Ari, E. (2024). How we disenfranchise grief for self and other: An empirical study. *Omega, 89*(2), 530–549. https://doi.org/10.1177/00302228221075203

Coan, J. & Sbarra, D. (2015). Social Baseline Theory: The social regulation of risk and effort. *Current Opinion in Psychology, 1*(2), 87–91. https://doi.org/10.1016/j.copsyc.2014.12.021

Cohen, M., Granger, S. & Fuller-Thomson, E. (2015). The association between bereavement and biomarkers of inflammation. *Behavioural Medicine, 41*, 49–59. https://doi.org/10.1080/08964289.2013.866539

Cohen, R. (2006). Levinas: Thinking Least about Death: Contra Heidegger. *International Journal for Philosophy of Religion, 60*(1/3), 21–39. http://www.jstor.org/stable/27646177

Dekel, R., Shorer, S. & Nuttman-Schwarz, O. (2020). Living with spousal loss: Continuing bonds and boundaries in remarried widows' marital relationships. *Family Process, 4*, 1–15.

Desjarlais, R. (1991). Poetic transformations of Yolmo "sadness." *Culture, Medicine and Psychiatry, 15*, 387–420. https://doi.org/10.1007/BF00051326

De Vignemont, F. (2013). Shared body representations and the "Whose" system. *Neuropsychologia*, 1–43.

Di Giuseppe, M. & Perry, J. (2021). The hierarchy of defense mechanisms: Assessing defensive functioning with the Defense Mechanisms Rating Scales Q-Sort. *Frontiers of Psychology, 15*(12), 718440.

Doka, K. (1989). Disenfranchised grief. In K. J. Doka (Ed.), *Disenfranchised grief: Recognizing hidden sorrow* (pp. 3–11). Lexington Books.

Dupré, J. & Nicholson, D. (2018). A manifesto for a processual philosophy of biology. In D. Nicholson & J. Dupré (Eds.), *Everything Flows: Towards a processual philosophy of biology* (pp. 1–45). Oxford University Press. https://philpapers.org/archive/DUPAMF.pdf https://doi.org/10.1093/oso/9780198779636.003.0001

Field, N., Gao, B. & Paderna, L. (2005). Continuing bonds in bereavement: An attachment theory-based perspective. *Death Studies, 29*, 277–299. https://doi.org/10.1080/07481180590923689

Field, N. & Friedrichs, M. (2004). Continuing bonds in coping with the death of a husband. *Death Studies, 28*(7), 597–620. https://doi.org/10.1080/07481180490476425

Freud, E. L. (Ed.) (1960). *Letters of Sigmund Freud.* Basic Books.

Gaines, R. (1997). Detachment and continuity: The two tasks of mourning. *Contemporary Psychoanalysis, 43*(4), 549–571. https://doi.org/10.1080/00107530.1997.10747005

Granek, L. (2017). Is grief a disease? The medicalization of grief by the psy-disciplines in the twenty-first century. In N. Thompson & G. R. Cox (Eds.), *Handbook of the Sociology of Death, Grief, and Bereavement: A guide to Theory and Practice* (pp. 264–277). Routledge.

Hagman, G. (2001). Beyond decathexis: Toward a new psychoanalytic understanding and treatment of mourning. In R. Neimeyer (Ed.), *Meaning reconstruction & the experience of loss* (pp. 13–31). American Psychological Association. https://doi.org/10.1037/10397-001

Hirsch, P. (2019). Mind and mourning: The primacy of "we" in complicated grief. *Death Studies, 43*(9), 591–599. https://doi.org/10.1080/07481187.2018.1504835

Hofer, M. (1984). Relationships as regulators: A psychobiologic perspective on bereavement. *Psychosomatic Medicine, 46*(3). https://doi.org/10.1097/00006842-198405000-00001

Hopf, D., Eckstein, M., Aguilar-Raab, C., Warth, M. & Ditzen, B. (2020). Neuroendocrine mechanisms of grief and bereavement: A systematic review and implications for future interventions. *Journal of Neuroendocrinology, 32*(8), e12887. https://doi.org/10.1111/jne.12887

Kaplan, L. (1995). *No voice is wholly lost.* Simon and Schuster.

Khanfer, R., Lord, J. M., Phillips, A. (2011). Neutrophil function and cortisol:DHEAS ratio in bereaved older adults. *Brain, Behaviour, and Immunity, 25*, 1182–1186. https://doi.org/10.1016/j.bbi.2011.03.008

Klass, D. (2006). Continuing conversation about continuing bonds. *Death Studies, 30*(9), 843–858.

Kosminsky, P. (2017). Working with continuing bonds from an attachment theoretical perspective. In D. Klass & C. Staffan (Eds.), *Continuing Bonds* (pp. 112–128). Taylor & Francis. https://doi.org/10.4324/9781315202396-11

Lund, P. (2021). *Grief as disorder. On the transformation of grief from existential emotion to pathological entity*. Unveröffentlichte Dissertation, Aalborg University.

Marin, C. (2019, 10. April). Nous sommes dans le déni de la souffrance. *Libération*.

Perez, H. C. S., Direk, N., Milic, J., Ikram, M. A., Hofman, A. & Tiemeier, H. (2017). The impact of complicated grief on diurnal cortisol levels two years after loss: a population-based study. *Psychosomatic Medicine, 79,* 426–433. https://doi.org/10.1097/PSY.0000000000000422

Quintard, V., Jouffe, S. & Hommel, B. (2021). Embodied self-other overlap in romantic love: a review and integrative perspective. *Psychological Research, 85*, 899–914. https://doi.org/10.1007/s00426-020-01301-8

Root, B. & Exline, J. (2013). The role of continuing bonds in coping with grief: overview and future directions. *Death Studies, 38*(1–5), 1–8.

Shabad, P. (2001). *Despair and the return of hope. Echoes of mourning in psychotherapy*. Jason Aronson Publishers.

Stark, M. (2002). *Working with resistance*. Jason Aronson Publishers.

Stolorow, R. D. (2015). The phenomenological-contextual, existential, and ethical perspective of emotional trauma. *Psychoanalytical Review, 102*(1), 123–138. https://doi.org/10.1521/prev.2015.102.1.123

Stroebe, M. & Schut, H. (2005). To continue or relinquish bonds. *Death Studies, 29*, 477–494. https://doi.org/10.1080/07481180590962659

Sztompka, P. (2000). The ambivalence of social change – triumph or trauma? *Polish Sociological Review, 131*, 275–290.

Vitlic, A., Khanfer, R., Lord, J. M., Carroll, D. & Phillips, A. (2014). Bereavement reduces neutrophil oxidative burst only in older adults: role of the HPA axis and immunesenescence. *Immunity & Ageing, 11*, 13. https://doi.org/10.1186/1742-4933-11-13

Wolff Bernstein, J. (2021). *Die Spanische Grippe, COVID-19 und Sigmund Freud. Was können wir aus der Geschichte lernen?* https://www.freud-museum.at/de/blogbeitraege-details/articles/freud_covid

Zahavi, D. (2022). We in me or me in we? Collective intentionality and selfhood. *Journal of Social Ontology, 7*(1), 1–20. https://doi.org/10.1515/jso-2020-0076

15
Tränen: die Sprache des Verletzlichseins

> In solchen Momenten scheint man an das Innerste im Menschen zu rühren: Ein Übermaß an Emotionen bringt uns auf einmal dazu, zu weinen. Es sind Situationen, in denen ein existenzieller Umbruch stattfindet – das Zerbrechen einer Beziehung oder der Verlust eines Menschen, der uns nahestand. Tränen überwältigen uns. Sie entziehen sich unserer Kontrolle. Dadurch sind Tränen oft ein Tabu. Das Verletzlichsein, das unsere Existenz durchdringt, lässt sich nicht leicht akzeptieren. (Duru, 2016, S. 1)

Tränen führen vor Augen, wie verletzbar, affizierbar und erschütterbar Menschen sind. Sie machen sichtbar, wie stark eine Person durch ein Geschehen innerlich berührt ist. Tränen sind Ausdruck der Erschütterung des Innersten Selbst – ausgelöst durch Emotionen von äußerster Intensität (Vingerhoets & Cornelius, 2001). Etwas kommt dem Menschen zu nahe und ergreift ihn. In Momenten hochgradiger Emotion finden Menschen keine Worte mehr. Tränen machen das Unsagbare sagbar.

Aus physiologischer Sicht zeigen Tränen eine energetische Grenze an. Der sympathische Zweig des Nervensystems hat die Grenze seiner Belastbarkeit erreicht (Gračanin et al., 2018). Sobald Tränen abströmen, verändert sich der physiologische Zustand. Langsam beginnt ein Übergang von extremer Anspannung (Sympathikus) zu beruhigender Entspannung (Parasympathicus) (Rottenberg et al., 2008). Tränen sind somit eine „starke biologische Reaktion" (Bellieni, 2019, S. 75). Der Organismus hat alle Ressourcen des aktiven Copings ausgeschöpft (Gračanin et al., 2018). Jetzt benötigt er das soziale Unterstützungssystem. Tränen signalisieren der Umwelt: Ich brauche emotionale Unterstützung (Cornelius & Labott, 2001).

15.1 Soziale Emotionsregulation

„Tränen übertragen Gefühle von einem Menschen auf den andern. Es ist eine bewegende Erfahrung, andere Menschen ‚innerlich bewegt' zu sehen" (Valcarcel, 2016, S. 1). Das Gesicht eines weinenden Menschen hat soziale Signalwirkung (Hasson, 2008). Es löst im Gegenüber eine innere Bewegung aus. Gehirngebiete für helfendes Handeln werden aktiviert (Decety et al., 2016). „Wir identifizieren uns mit der [weinenden] Person. Vielleicht fühlen wir, dass auch wir in eine solche Situation geraten könnten. Oder wir spüren, dass wir als Menschen Leiden miteinander teilen. Eine starke Intensivierung des Gemeinschaftsgefühls entsteht" (Zickfeld et al., 2017, S. 3). Der soziale Sinn des Weinens besteht darin, mitmenschliche Zuwendung auszulösen. Gesten und Worte sollen den weinenden Menschen stützen in einer Situation emotionaler Erschütterung. Tränen sind Teil der sozialen Emotionsregulation: Menschen sollen nicht allein bleiben mit überwältigenden Emotionen. Mitmenschen fangen sie auf. Es ist ein zentrales Bedürfnis des Menschen, Emotionen mit anderen zu teilen: „I-Sharing ist die subjektive Erfahrung, dass das eigene Selbst mit einer anderen Person verschmilzt. So entsteht die Vorstellung, dass das Gegenüber dasselbe erlebt" (Pinel et al., 2006, S. 2). Diese Vorstellung ermöglicht, sich in inmitten des Verletzlichseins als Mensch unter Menschen zu fühlen (Kohut, 1984).

Tränen als wortloser Hilferuf

Der biologische Ursprung des Weinens liegt in „Distress Vocalisations" (Vingerhoets & Bylsma, 2016). Diese Hilferufe entstehen bei Aktivierung des Paniksystems. Auslösend ist der Verlust sozialer Nähe. Distress Vocalisations bewirken eine starke Kontraktion der Augenmuskulatur. Dadurch werden die Tränendrüsen stimuliert und sondern Flüssigkeit ab (Gračanin et al., 2018). Distress Vocalisations lösen im Tierreich und bei Menschen reflexartige Zuwendung der Eltern aus: Halten, Tragen und Körperkontakt stellen die verlorene soziale Nähe wieder her. Diese Sorgereflexe sind tief verankert im elterlichen Nervensystem (Bornstein et al., 2017). Distress Vocalisations sind überlebenswichtig. Solange ein Kind sich noch nicht selbst helfen kann, wirken sie als Signale: Ich brauche Hilfe und Unterstützung (Gračanin et al., 2018). Distress Vocalisations reichen weit zurück in die menschliche Entwicklungsgeschichte. Innerhalb von 200 Millionen Jahren haben sie sich tief ins Nervensystem eingeprägt – zum Schutz des Überlebens (Bornstein et al., 2017). Bei Kindern verliert das Vokalisieren mit der Zeit seine Notwendigkeit. Mit etwa drei oder vier Jahren suchen sie von sich aus soziale Nähe. Somit „reicht eine rein visuelle Variante des Weinens aus. Der stimmliche Anteil geht verloren" (Gračanin et al. 2018, S. 110).

Das Gesicht mit tränenerfüllten Augen wird zum zentralen biologischen Signal. Es vermittelt ein breites Spektrum an nonverbalen Informationen. Tränen in den Augen signalisieren dem sozialen Umfeld: Ein Mensch ist an der Grenze seiner physiologischen Bewältigungskraft: Er ‚kann nicht mehr'. Jetzt benötigt er Co-Regulation durch die Gemeinschaft. Wie Studien zeigen, sind Tränen ein unverzichtbares visuelles Signal, um die seelische Not eines Menschen visuell wahrzunehmen. Sind beispielsweise Tränen auf Fotos wegretouchiert, fällt es schwer, die emotionale Situation der abgebildeten Person sicher zu erfassen (Gračanin et al., 2018).

Physiologie des Weinens

Seit Jahrtausenden schreiben Menschen dem Weinen eine entlastende, reinigende Wirkung zu. In vielen Kulturen gilt Weinen als Heilungsmechanismus (Solter, 1995). Menschen bestätigen, dass sie sich danach besser fühlen (Cornelius & Labott, 2001). Worauf beruht diese therapeutische Wirkung? Unmittelbar vor Beginn des Weinens besteht eine erhöhte Herzfrequenz und ein massiv gesteigerter Sympatikotonus. Dies sind Zeichen starker psychophysischerAktivierung („peak emotion"). Sobald das Weinen einsetzt, vollzieht sich ein Wechsel vom sympathischen zum parasympathischen Zustand. Aus Anspannung wird Entspannung. In physiologischer Hinsicht ist Weinen Teil eines Homöostase-Prozesses. Es dient als Schutzmechanismus in Stresssituationen (Bylsma et al., 2021).

Somit ist Weinen ein protektiver, regulierender Prozess. Dies steht im Kontrast zu der Ansicht, Weinen sei ein Versagen der Emotionsregulation (Gross, 2013). Tränen als soziales Signal leitet physiologisches „Loadsharing" durch die Gemeinschaft ein. Lastenteilung geschieht, wenn ein Mensch einem anderen beisteht. Weinen signalisiert den Übergang von der Selbstregulation zur Co-Regulation durch soziale Nähe. Dies ist eine physiologische Schutzstrategie, um den Organismus zu entlasten. Weinen erinnert daran, dass Regulationsprozesse soziale Prozesse sind. Sie setzen Beziehung voraus – ein tragendes soziales Ökosystem, um seelisch und körperlich überleben zu können (Hasselmo et al., 2012).

„Hör auf zu weinen!"

Was Menschen zum Weinen bringt, soll häufig nicht zum Ausdruck kommen: „Hör auf zu weinen!" Diese Ermahnung zieht sich oft durch die gesamte Kindheit – und durch das ganze Leben (Pauw et al., 2019). In kognitionsdominierten Gesellschaften schämen sich Menschen dafür, Emotionen zu zeigen. „Das verletzte Kind, das in uns weint", erhält oft ein Leben lang keine Stimme (Fabre, 2003, S. 31). Die Psychologie geht davon aus, dass die Verletzungen des Kindes im

Erwachsenen fortbestehen. Sie sprechen die Sprache der Symptome (Fabre, 2003). Es gehört zur Verdrängung des menschlichen Verletzlichseins, Tränen weitgehend zu unterschätzen, zu banalisieren und zu trivialisieren. Weinen gilt weitgehend als privates, intimes Geschehen. Die Privatisierung des Weinens hatte weitreichende kulturelle und historische Folgen – nicht nur für den einzelnen Menschen.

Sozialer Widerhall des Weinens

„Tränen bringen zum Ausdruck, was uns schmerzt, was wir erleiden. Weinen kann sich aber auch in Zorn verwandeln und zu einem politischen Aufstand führen. Die Geschichte zeigt: [...] Es kann eine politische ‚Macht der Tränen' geben" (Biegelmann, 2016, S. 1). Einen persönlichen Verlust zu beweinen, kann weite Kreise ziehen. Der private Akt des Weinens kann sich ausweiten – und öffentlich werden. Dies geschieht durch soziale Resonanz.

„Bald schließt sich ein ganzes Volk denjenigen an, die den Toten weinend beklagen" (Didi-Huberman, 2020, S. 10). Was mit einer privaten Erschütterung beginnt, kann zu kollektiver sozialer Anklage werden. Aus dem privaten Beweinen eines Menschen kann breiter politischer Widerstand werden.

Es gibt soziokulturelle Funktionen des Weinens, die nicht zu unterschätzen sind (Ebersole, 2000). Rituelles Klagen führt bei Beteiligten zum Erleben von Synchronie – die Grenze zwischen Ich und Anderen wird durchlässig. Diese Einheitserfahrung kann Unerträgliches erträglich machen. Rituelles Weinen bewirkt ein intensives Gemeinschaftsgefühl.

Synchronie und Symbiose können individuelle Erschütterung auffangen: „Jedes Gefühl, das zum Ausdruck kommt, findet seinen Widerhall in anderen Menschen. Eine Echowirkung entsteht und intensiviert sich. Menschen teilen ihre Emotionen. [...] Die Gleichheit ihrer Gesten und Bewegungen löst etwas aus: Menschen fühlen sich miteinander im Einklang. Das kollektive Teilen von dysphorischen Situationen führt dazu, dass Grenzen durchlässig werden. Die Grenze zwischen Selbst und Anderem verwischt" (Collins, 2014, S. 34).

Verliert ein Mensch seine Selbstintegrität durch Verletzung oder Verlust, hat soziale Resonanz eine integrierende Wirkung (Whitehouse & Lanman, 2014). Hier beginnt die soziale Solidarität mit dem weinenden Menschen.

Deep Seeing: Zusammenschau

Ein sensibilisierter Blick auf Verletzlichsein öffnet die Augen für folgende Aspekte:

- Tränen als sichtbare Ausdruckform menschlichen Verletzlichseins: Jahrtausende lang galten Tränen als universales Zeichen der Sensibilität und Humanität. In autonomiezentrierten, individualisierten Kulturen wird Weinen zu einem schamhaften, privaten Geschehen.
- Weinen als starke biologische Reaktion: Weinen ist Teil physiologischer Regulationsprozesse. Es signalisiert den Übergang von Selbstregulation zu sozialer Co-Regulation in emotional hochintensiven Situationen.
- Tränen als soziales Signal: Im Kontext der Distress Vocalizations wird der soziale Sinn des Weinens deutlich – als Überlebensstrategie.
- Die unterschätzte Macht kollektiver Emotionen des Verletzlichseins: Weinen gilt oft als Zeichen von Schwäche. Es kann jedoch starke soziale Resonanz und Solidarität auslösen.

15.2 Handlungs- und Reflexionsfelder

Es ergeben sich folgende Reflexions- und Handlungsfelder:

Soziale Emotionsregulation – das unterschätzte humane Fundament. Es gehört zum Menschsein, die Emotionen eines anderen Menschen responsiv zu regulieren. Ein bedeutender Teil dieser Regulation erfolgt unbewusst. Dennoch ist es wichtig, soziale Emotionsregulation zum Thema zu machen. Es gehört zur Basis des humanen Zusammenlebens. Menschen bieten einander Unterstützung, um Emotionen zu bewältigen (Paley & Hajal, 2022).

Tränen in therapeutischen Situationen. Fachpersonen in helfenden Berufen erleben immer wieder, dass Patient*innen zu weinen beginnen (Genova et al., 2021). Viele sind verunsichert: Wie sollen sie sich in solchen Situationen verhalten? „Manchmal kann die Patientin nicht mehr sprechen. Sie weint mit ihrem ganzen Körper. Ich habe die irrationale Angst, dass sie nicht mehr in der Lage ist, ihre Kraft und ihren Verstand zusammenzunehmen, sich zu sammeln, um aufrecht zu stehen. ‚Es scheint Ihnen schwer zu fallen, heute zu sprechen' – das sind die einzigen Worte, die ich finden kann – als Echo auf meine eigene Schwierigkeit, den Tränen der Patientin zu begegnen" (Benhamoun, 2011, S. 64). Die Art und Weise, wie Fachpersonen dem Weinen einen Raum geben, ist für Patient*innen von essenzieller Bedeutung. Es kann ein Schlüsselerlebnis sein, dass die Fachperson den Tränen von Patient*innen nicht ausweicht, sie nicht bagatellisiert und nicht trivialisiert (Genova et al., 2021).

Co-Regulation als ein zentraler Aspekt des Therapeutischen. Im Kontext des Weinens in therapeutischen Situationen zeigt sich der Stellenwert interpersonaler Emotionsregulation. Die Fachperson übernimmt die Rolle des „regulierenden Anderen“ (Becker & Streeck-Fischer, 2012).

Epilog

„Jeder Mensch hat seine eigene Art und Weise, zu weinen. Manche verbergen die Augen, wenden ihr Gesicht schweigend ab. Andere scheinen [...] ihr Gegenüber wortlos anzuflehen oder zu bitten, ihr Leiden anzuerkennen.“ (Benhamoun, 2011, S. 65)

Literatur

Becker, T. & Streeck-Fischer, A. (2012). Rechtshemisphärisch aushalten statt linkshemisphärisch deuten – Projektive Identifizierung als interpersonaler Mechanismus zur Entwicklung der Fähigkeit zur Affektregulation. *Praxis der Kinderpsychologie und Kinderpsychiatrie, 61*(5), 348–359.

Benhamoun, O. (2011). Les psychologues face aux larmes du sujet adulte. *Le Journal des Psychologues, 11*(284), 64–68. https://doi.org/10.3917/jdp.284.0064

Bellieni, C. (2019). Meaning and importance of weeping. *New Ideas in Psychology, 47*, 72–76. https://doi.org/10.1016/j.newideapsych.2017.06.003

Biegelmann, F. (2016). *Peuples en larmes, peuples en armes de Georges Didi-Huberman*. Oedipe. https://www.oedipe.org/spectacle/litterature-et-cie-peuples-en-larmes-peuples-en-armes-de-georges-didi-huberman-par

Bornstein, M.H., Putnick, D.L., Rigo, P., Esposito, G., Swain, J.E., Suwalsky, J.T.D., Su, X., Du, X., Zhang, K., Cote, L.R., De Pisapia, N. & Venuti, P. (2017). Neurobiology of culturally common maternal responses to infant cry. *Proceedings of the National Academy of Sciences, 7*(114), E9465–E9473. https://doi.org/10.1073/pnas.1712022114

Bylsma, L., Gračanin, A. & Vingerhoets, A. (2021). A clinical practice review of crying research. *Psychotherapy, 58*(1), 133–149. https://doi.org/10.1037/pst0000342

Collins, R. (2014). Interaction ritual chains and collective effervescence. In C. von Scheve & M. Salmela (Eds.), *Collective emotions: Perspectives from psychology, philosophy, and sociology* (pp. 299–311). Oxford University Press.

Cornelius, R. & Labott, S. (2001). *The social psychological aspects of crying*. Routledge.

Decety, J., Bartal, I., Uzefovsky, F. & Knafo-Noam, A. (2016). Empathy as a driver of prosocial behaviour: highly conserved neurobehavioural mechanisms across species. *Philosophical Transactions of the Royal Society London, Biological Sciences, 371*(1686), 20150077. https://doi.org/10.1098/rstb.2015.0077

Didi-Huberman, G. (2020). *Popoli in lacrime, popoli in armi*. Mimesis Edizioni.

Duru, M. (2016). Jean-Louis Chrétien, Michaël Fœssel. Dans quel sens coulent les larmes? *Philosophie Magazine, 4.*
Ebersole, G. (2000). The function of ritual weeping revisited: Affective expression and moral discourse. *History of Religions, 39*, 211–246. https://doi.org/10.1086/463591
Fabre, N. (2003). L'enfant blesseé qui pleure en nous. *Imaginaire & Inconscient, 4*(12), 31–38. https://doi.org/10.3917/imin.012.0031
Genova, F., Zingaretti, P., Gazzillo, F., Tanzilli, A., Lingiardi, V., Katz, M. & Hilsenroth, M. (2021). Patients' crying experiences in psychotherapy and relationship with working alliance, therapeutic change and attachment styles. *Psychotherapy, 58*(1), 160–171. https://doi.org/10.1037/pst0000339
Gračanin, A., Bylsma, L. & Vingerhoets, A. (2018). Why only humans shed emotional tears: Evolutionary and cultural perspectives. *Human Nature, 29*(2), 104–133. https://doi.org/10.1007/s12110-018-9312-8
Gross, J. (2013). Emotion regulation: Taking stock and moving forward. *Emotion, 13*(3), 359–365. https://doi.org/10.1037/a0032135
Hasselmo, K., Coan, J. & Beckes, L. (2012). Die Social Baseline-Theorie und die soziale Regulierung von Emotionen. In K.-H. Brisch (Hrsg.), *Bindungen – Paare, Sexualität, Kinder* (S. 22–36). Klett-Cotta.
Hasson, O. (2008). Emotional tears as biological signals. *Evolutionary Psychology, 7*(3), 363–370.
Kohut, H. (1984). *How does analysis cure?* University of Chicago Press.
Paley, B. & Hajal, N.J. (2022). "Conceptualizing Emotion Regulation and Coregulation as Family-Level Phenomena." *Clinical Child and Family Psychology Review, 25*(1), 19–43. https://doi.org/10.1007/s10567-022-00378-4
Pauw, L., Sauter, D., van Kleef, G. & Fischer, A. (2019). Stop crying! The impact of situational demands on interpersonal emotion regulation. *Cognition and Emotion, 33*(8), 1587–1598. https://doi.org/10.1080/02699931.2019.1585330
Pinel, E.C., Long, A.E., Landau, M.J., Alexander, K. & Pyszczynski, T. (2006). Seeing I to I: A pathway to interpersonal connectedness. *Journal of Personality and Social Psychology, 90*, 243–257. https://doi.org/10.1037/0022-3514.90.2.243
Rottenberg, J., Bylsma, L.M., Wolvin, V. & Vingerhoets, A.J.J.M. (2008). Tears of sorrow, tears of joy: An individual differences approach to crying in Dutch females. *Personality and Individual Differences, 45*(5), 367–372. https://doi.org/10.1016/j.paid.2008.05.006
Solter, A. (1995). Why do babies cry? *Pre- and Perinatal Psychology Journal, 10*, 21–43.
Valcarcel, M. (2016). *Tears in Van Weyden's "Deposition of Christ"*. https://www.alejandradeargos.com/index.php/en/artp/509-tears-in-van-der-weyden-s-deposition-of-christ
Vingerhoets, A.J.J.M. & Bylsma, L.M. (2016). The riddle of human emotional crying: A challenge for emotion researchers. *Emotion Review, 8*(3), 207–217. https://doi.org/10.1177/1754073915586226
Vingerhoets, A.J.J.M. & Cornelius, R. (2001). *Adult crying. A biopsychosocial approach*. Routledge.
Whitehouse, H. & Lanman, J.A. (2014). The ties that bind us: Ritual, fusion, and identification. *Current Anthropology, 55*(6), 674–695. https://doi.org/10.1086/678698
Zickfeld, J., Schubert, T., Seibt, B. & Fiske, A. (2017). Empathic concern is part of a more general communal emotion. *Frontiers in Psychology, 8*(723). https://doi.org/10.3389/fpsyg.2017.00723

16
Letztes Verletzlichsein

> Existieren – bedeutet das nicht, sich immer wieder zu trennen? Ist ‚Leben' gleichbedeutend mit ‚verlieren'? Wenn das Leben eine Aneinanderreihung von Trennungen ist – was geschieht dann am Ende des Lebens? In welchem Sinn kann man am Ende des Lebens von einem Moment der Trennung sprechen? [...] Bedeutet ‚trennen', sich loszulösen? Muss man nicht eher eine Verbindung eingehen, um die Trennung vollziehen zu können? (Maillard, 2008, S. 1)

Am Ende des Lebens schließt sich der Kreis, der mit der Geburt begonnen hat. Zu Beginn des Lebens braucht der Mensch eine Symbiose, um sich mit der Welt verbinden zu können. Braucht er am Lebensende eine Symbiose, um sich von der Welt trennen zu können?

> Weil wir zu früh geboren werden, müssen wir eingehüllt sein in physische und psychische Hüllen, gehalten durch Arme, die uns stützen, nahe an der Haut, die uns wärmt [...]. Wir brauchen ein Gewebe von Bindungen, die uns mit anderen vereinen – Bindungen, die wir unser Leben lang immer wieder knüpfen und lösen ... (Kaës, 2009, S. 1)

Am Ende des Lebens zerbrechen menschliche Bindungen. Oft ist die Rede vom schrittweisen Loslösen, um die Trennung innerlich vorzubereiten. Menschen sollen auf Distanz gehen zu dem, was sie mit der Welt verbindet. Die Intensität der Bindungen soll nachlassen. Diese Individualisierung des Lebensendes geht über die stärksten psychischen und physischen Bedürfnisse des Menschen hinweg. Das Ende des Lebens ist eine Zeit massiver Wounded Humanity und intensiver Verlustängste. Zu keiner Zeit wird das Verletzlichsein des Menschen derart entblößt wie am Ende des Lebens. Und zu keiner Zeit ist das Bedürfnis nach sozialer Nähe größer als in der letzten Lebenszeit (Maillard, 2008).

16.1 Der Körper am Ende des Lebens

„Ich spüre, dass mein Körper mich nicht mehr hält" (Reny, 2013, S. 74). Das Haut-Ich und das „Enveloppe Psychique" sind am Ende des Lebens porös, verletzt oder geschwächt. Der Körper bietet keine schützende Hülle mehr. Therapien sind oft invasiv – sie zerstören das ‚Enveloppe Psychique'. „Während der Behandlung erleidet der Körper zahlreiche Traumata. Er wird [...] zum Spiegelbild von Fremdheit, Gefahr und Schmerz. Dies erschüttert die Identität des Betroffenen" (Garrouteigt, 2022, S. 16). Dann gewährt der Körper keine ‚Heimat' mehr (Svenaeus, 2000). Das Ende kann zu einer unbewohnbaren Lebenssituation werden. Wie lässt sich das Gefühl der Unbewohnbarkeit lindern? Alles kommt darauf an, dass Fachpersonen für Menschen am Ende des Lebens Beziehungsräume eröffnen. Zu kaum einer Zeit ist der Beziehungsraum so zentral für das Selbstempfinden (Jacobson, 2020).

Für den Menschen am Ende des Lebens kann gelten: Die Vorstellung davon, wer ‚ich bin' entsteht in der Interaktion mit anderen Menschen (Tamaki, 2024). Es sind die Menschen in seiner Umgebung, die eine Holding Environment für den Menschen am Lebensende gestalten. Sie bilden eine zweite Haut, um ihm ein Empfinden von Integrität zu vermitteln.

Der Tod als „große Verletzung"

Menschen erleben ihren bevorstehenden Tod als „große Verletzung". Sterben erfordert vom Menschen „einen Verzicht auf das Sein. [Es geht um] die Fähigkeit, die endgültige Auslöschung des Ich anzunehmen". Zugleich verletzt der Tod „unsere tiefste Grundlage – unsere Verbindung mit dem anderen Menschen" (Cupa, 2006, S. 1). So legt die letzte Lebenszeit das Verletzlichsein des Menschen frei. Mehr als je zuvor besteht das Bedürfnis nach einer schützenden Haut, einer Umhüllung.

Zu keiner Zeit des Lebens entsteht ein derart umfassendes Gefühl der existenziellen Vereinsamung (Pinel, 2018). Am Ende des Lebens ist ein Mensch mit Emotionen konfrontiert, die er mit niemandem teilen kann. Alle Menschen, die ihn umgeben, werden weiterleben. Die gemeinsame Welt scheint zu Ende zu sein – wenn ein Mensch bald sterben wird und der andere an Leben bleibt. Diese Kluft entsteht zu einer Zeit nie dagewesener Ängste. Oft bleiben Ängste am Lebensende unausgesprochen und ohne Resonanz (Maillard, 2008). Viele möchten Angehörige und Fachpersonen nicht belasten.

Sich noch immer als Mensch fühlen

In Krisen- und Grenzsituationen gibt es eine Erfahrung, die essenziell ist, um sich weiterhin als „Mensch unter anderen Menschen" zu fühlen (Kohut, 1984, S. 200). Menschen, die sich bisher sehr nahestanden, werden unwillkürlich voneinander entfernt – sobald eine Krankheit oder eine Krise in den gemeinsamen Raum eindringt. Nur eine(r) von beiden ist betroffen. „Das Innerste im Anderen" ist dadurch nicht mehr miteinander teilbar (Reny, 2020, S. 1). Dies ist eine massive Verletzung der bisherigen Symbiose. Die Verletzung ist umso größer in palliativen Situationen: Nur eine(r) von beiden wird sterben. Das Ende des Sharing und die absehbare Trennung zerstören die beiden wichtigsten Schutzschilde, die es gegen existenzielle Ängste gibt. Menschen werden von ihrem ursprünglichen Verletzlichsein massiv eingeholt, sobald das Ende einer Beziehung absehbar ist (Reny, 2020). Nie ist ein Mensch mit tiefgreifenderen Ängsten konfrontiert als am Lebensende. Und in keiner Lebenssituation ist es aussichtloser, einen Menschen zu finden, der diese Ängste auffangen und teilen kann.

Das Lebensende ist oft eine Zeit der jähen Konfrontation mit dem bisher Unvorstellbaren. Es ist eine massive Verletzung, wenn das Unvorstellbare real wird: körperlicher ‚Verfall', körperliche ‚Entstellung', Verlust der ‚Kontrolle' über den eigenen Körper, Scham, Angst vor dem Anblick des eigenen Körpers, Angst vor den Blicken der Anderen, Auflehnung gegen ‚Abhängigkeit', Selbstablehnung, Angst vor dem Verlust der persönlichen ‚Identität', vor Regression, vor Verwirrung, vor dem Verlust der Würde (Foucault & Mongeau, 2004).

Was sich bisher fernhalten, verdrängen und abwehren ließ, strömt am Ende des Lebens auf den Menschen ein. Hinzu kommt der absehbare Verlust des In-Beziehung-Seins. Dadurch entsteht ein Gefühl der Schutzlosigkeit und Hautlosigkeit in nie gekannter Intensität.

Bei wem erhalten diese Erfahrungen ein „relationales Zuhause"? Wer kann mitgehen mit diesen Ängsten? Wer ermöglicht „relational responsiveness"? Wer bildet mit Menschen am Ende des Lebens eine relationale Einheit?

Die letzte Dyade

Am Ende des Lebens sollte eine „letzte Dyade" stehen – spiegelbildlich zur „ersten Dyade" von Mutter und Kind am Beginn des Lebens (de M'Uzan, 1977). Es geht darum, sich intensiv verbunden zu fühlen, statt sich loszulösen. Das Erleben sozialer Nähe wirkt als Sicherheitssignal auf das autonome Nervensystem. Dies ermöglicht die Rückkehr in einen Grund- und Ruhezustand ohne Bedrohung. Das basale biologische Bedürfnis nach Sicherheit ist erfüllt.

Die „letzte Dyade" ist ein Versuch, das subjektiv Unvorstellbare und Unerträgliche relational erträglich zu machen. Essenziell ist die Vorstellung, mit den eigenen Erfahrungen nicht allein zu sein (Pinel, 2018). Die Annahme einer gemeinsamen Realität und das Teilen von Ich-Erfahrungen ist von essenzieller Bedeutung. Bis zuletzt in Beziehung zu sein, bis zum letzten Moment das eigene Erleben und Leben zu teilen – dies entspricht den symbiotischen Bedürfnissen des Menschen. Die Dyade bildet eine Brücke, um aus der Welt zu gehen – und dabei in Beziehung zu bleiben.

Die „letzte Dyade" befreit von existenzieller Einsamkeit am Lebensende. Sie bewahrt Menschen vor dem Gefühl, dass niemand ihre Erfahrungen teilt, versteht oder bestätigt. Insbesondere am Lebensende ist die Gefahr groß, sich nicht mehr „als Mensch unter Menschen" zu fühlen (Kohut, 1984, S. 200). Existenzielle Einsamkeit verletzt die Kernbedürfnisse nach einer geteilten Realität. Die letzte haltende Dyade ermöglicht, dass Abschiednehmen nicht als Loslösung fühlbar wird, sondern als Verbindung. Es geht darum, dass im Sterben Verbundensein spürbar wird (Cupa, 2006).

Palliare als schützende Hülle

„Palliare" bedeutet ‚mit einem Mantel umhüllen'. Palliative Care wäre somit eine letzte ‚Umhüllung' im Sinne des „Enveloppe Psychique" (Mellier et al., 2023). Dadurch steht die letzte Lebenszeit im Zeichen eines intensiven Verbundenseins. Dies steht im Kontrast zum Gedanken der schrittweisen Loslösung und des Abschiednehmens. Statt einer Individualisierung erfolgt eine *Sozialisierung* der letzten Lebenszeit. In diesem Kontext meint Sozialisation „das Intensivieren von sozialen Bindungen – als ein Mittel, um die Angst und die Gewalt des Todes kollektiv zu mildern" (Castra, 2015, S. 17).

Wie kann ‚Palliare' als Intensivieren von sozialen Bindungen konkret aussehen? Fachpersonen betonen den schrittweisen Übergang auf eine vorsprachliche Ebene (Clément-Hryniewicz, 2009). Sobald Sprache und Handlungen in den Hintergrund treten, wird ‚relationale Tiefe' möglich (Cooper, 2013). Es beginnt eine Zeit, in der Worte ihre Bedeutsamkeit verlieren. Gestik, Mimik und Körperdialog haben ihre eigene Sprache (Tornøe et al., 2014): „In der Stille zusammen zu sein – das sagt aus, dass ich die Person nicht verlasse, dass ich hier bleibe an diesem schwierigen Ort" (Bassett et al., 2018, S. 193). ‚Etwas für den Patienten/die Patientin tun' bedeutet jetzt primär ‚mit dem Patienten/der Patientin sein'. Vor allem in sprachzentrierten Kulturen ist schweigendes Mitsein ein Kulturwandel. Gestik, Mimik und Körperdialog ermöglichen das, was Worte nicht erreichen: eine Rückkehr zur nonverbalen Synchronie, wie sie am Anfang des Lebens spürbar war.

Stilles Mitsein kann für Fachpersonen eine Herausforderung sein (Bassett et al., 2018). Sprachlos zu sein, löst möglicherweise ein Gefühl der Hilflosigkeit und Ohnmacht aus. Sprache ermöglicht, Empfinden in Worte zu fassen und aus sich herauszugehen. Schweigen setzt voraus, mit Emotionen umgehen zu können, ohne sie in Worte zu fassen.

Letzte Gesten

Berührung kann die Anerkennung und Würde des Körpers ein letztes Mal zum Ausdruck bringen. Gesten vermitteln das Gefühl, miteinander verbunden zu sein und eine Einheit zu bilden. Berührt zu werden, wirkt wie eine letzte Würdigung des Körpers (Clément-Hryniewicz, 2009). Sie kann das Verhältnis zum eigenen Körper verändern. Oft fällt es schwer, den eigenen Körper noch anzunehmen. Er ist durch Krankheit und Schwäche gezeichnet. Häufig wird er als Feind oder Last empfunden. Durch Berührung erhält er wieder einen Wert. Es wird wieder möglich, den Körper anzunehmen. Der durch Krankheit gezeichnete Körper löst oft eine tiefe Verletzung des Selbstwertgefühls aus. Berührung durch Angehörige oder Fachpersonen wirkt wie eine Würdigung.

Der Stellenwert der Berührung am Lebensende lässt sich nicht hoch genug einschätzen. Berührungen „verleihen dem Körper des Patienten eine Identität. Sie bestätigen den Patienten in dem, was er ist: eine einzigartige Persönlichkeit, ein einzigartiger Körper" (Clément-Hryniewicz, 2009, S. 1). Berührt zu werden, ermöglicht, sich selbst bis zum Ende ‚bewohnen' zu können (Clément-Hryniewicz, 2009).

Verbundensein durch Gestik und Berührung bilden eine Brücke – um nicht allein gehen zu müssen. Die Rückkehr zur Körpersprache eröffnet eine neue Qualität und Intensität des Zusammenseins. Berührung und Gestik sprechen für sich. Alles konzentriert sich auf das Wesentliche – auf körperlich fühlbares Verbundensein.

Intensiviertes Verbundensein bildet eine sichere Basis für das Kommende. Es ermöglicht, die „große Verletzung" am Ende möglichst wenig zu spüren. Verbundensein kann Ängste vor Trennung und Verlassensein auffangen (Clément-Hryniewicz, 2009). Letzte Berührungen und Gesten „bilden eine Hülle, die den sterbenden Menschen umgeben" (Dolto, 1998, V).

Deep Seeing: Zusammenschau

Ein sensibilisierter Blick auf Verletzlichsein öffnet die Augen für folgende Aspekte:

- Parallelen zwischen Anfang und Ende des Lebens: Auf die Welt kommen – aus der Welt gehen (Clément-Hryniewicz, 2009). Beides wird durch das Erleben von Verbundensein und Umhüllung erträglich. Beides setzt eine „erste Dyade" und eine „letzte Dyade" voraus (de M'Uzan, 1977).
- Die „große Verletzung" am Ende des Lebens: Menschen erleben ihren bevorstehenden Tod als „große Verletzung" (Cupa, 2006, S. 1).
- Konfrontation mit dem ausgegrenzten Verletzlichsein: Menschen werden eingeholt von ihrem Verletzlichsein. Was sie bisher verdrängen und fernhalten konnte, strömt auf sie ein.
- Eine Zeit der Hautlosigkeit: Am Ende des Lebens bietet der geschwächte Körper oft kein Zuhause mehr. Umso wichtiger werden Beziehungsräume.
- Das Ende einer geteilten Realität: Es entsteht eine Kluft zwischen der Welt der Lebenden und der Welt des sterbenden Menschen: Wer kann seine Ängste und Befürchtungen mit ihm teilen? Wer trägt seine Situation mit ihm? Wer bildet eine relationale Einheit mit ihm?
- Letzte Dyade als intensiviertes Verbundensein: Verbundensein ermöglicht die Vorstellung, nicht allein in einer Situation zu sein. Es ermöglicht, sich bis zuletzt verbunden zu fühlen. Dies kann eine Brücke sein, um die „große Verletzung" ertragbar zu machen.
- Berührung als letzte Würdigung des Körpers (Clément-Hryniewicz, 2009): Am Ende des Lebens kommt dem taktilen Sinnessystem essenzielle Bedeutung zu.
- Palliare: Palliative Care als Sinnbild der „Hülle, die den sterbenden Menschen umgibt" (Dolto, 1998, V)

16.2 Reflexions- und Handlungsfelder

Es ergeben sich folgende Reflexions- und Handlungsfelder:

Eine Zeit massiver Verletzungen. Zu keinem Zeitpunkt des Lebens ist ein Mensch in so intensiver und gehäufter Weise mit Verletzlichsein konfrontiert wie am Lebensende. Umso wichtiger ist es, Palliative Care als Antwort auf die letzten Verletzungsverhältnisse zu konzipieren.

Das Palliative Care-Team als zweite Haut und „Enveloppe Psychique". Wie kein zweiter Begriff vermittelt „Palliare" die Essenz der helfenden Berufe. Sie bilden eine zweite Haut in einer Situation des ‚hautlosen' Verletzlichseins am Ende des Lebens.

Gemeinschaftlich umringtes Sterben ermöglichen. „Keine Gesellschaft akzeptiert den Tod. Immer bedeutet der Tod einen Bruch, eine Gewalt und eine Infragestellung der sozialen Ordnung" (Castra, 2015, S. 12). In früheren Jahrhunderten war der Tod eines Menschen ein Anlass, das verbindende soziale Band zu verstärken. Heute fehlt ein „gemeinschaftlich umringter Tod". Sterben ist eine private Erfahrung, die „vom Rest der Gesellschaft isoliert ist" (Castra, 2015, S. 12). Dies widerspricht den physischen und psychischen Bedürfnissen des Menschen. Eine letzte Lebenszeit im Zeichen des intensivierten Zusammenseins kann den Bedürfnissen entsprechen.

Ende und Anfang zusammen sehen. Die Bedürfnisse am Ende und am Anfang des Lebens haben viel Gemeinsames. Was sie verbindet ist die Notwendigkeit des Verbundenseins: Dieses „Verbundensein bildet den sensorischen Hintergrund, vor dem alle anderen Erfahrungen möglich sind. Es geht um ein Sensorium für die Anwesenheit des Anderen" (Stuart, 2012, S. 167). In diesem Sinn ist das Verbundensein jene Erfahrung, die ‚auf die Welt kommen' und ‚aus der Welt gehen' erträglich macht.

Epilog

„Wir brauchen ein Gewebe von Bindungen, die uns mit anderen vereinen" – damit wir uns vom Leben lösen können" (Kaës, 2009, S. 1).

Literatur

Bassett, L., Bingley, A. F. & Brearley, S. G. (2018). Silence as an element of care: A meta ethnographic review of professional caregivers' experience in clinical and pastoral settings. *Palliative Medicine, 32*(1), 185194. https://doi.org/10.1177/0269216317722444

Castra, M. (2015). Les transformations sociales de la fin de vie et de la mort dans les sociétés contemporaines. *Empan, 1*(97), 12–18. https://doi.org/10.3917/empa.097.0012

Clément-Hryniewicz, N. (2009). La tendresse – un lien entre les patients et leurs proches en fin de vie. *Journal des Psychologues, 8*(271), 51–54. https://doi.org/10.3917/jdp.271.0051

Cooper, M. (2013). Experiencing relational depth in therapy: What we know so far. In R. Knox, D. Murphy, S. Wiggins, & M. Cooper (Eds.), *Relational depth: New perspectives and developments* (pp. 62–76). Palgrave Macmillan.

Cupa, D. (2006). Mourir. *Revue Française de Psychosomatique, 2*(30), 147–156.

De M'Uzan, M. (1977). *De l'art à la mort*. Gallimard.

Dolto, F. (1998). *Parler de la mort*. Mercure de France.

Foucault, C. & Mongeau, S. (2004). Les besoins psychosociaux : la vie affective de la personne en fin de vie. In C. Foucault & S. Mongeau (Hrsg.), *L'art de soigner en soins palliatifs* (S. 139–160). Presses de l'Université de Montréal. https://doi.org/10.1515/9782760624320-008

Garrouteigt, C. (2022). *Paroles et silences en fin de vie : étude des réminiscences et mise en place d'un accompagnement basé sur la rétrospective de vie auprès de patients en soins palliatifs*. Université de Bordeaux.

Jacobson, K. (2020). Spatiality and agency: A phenomenology of containment. *Puncta, 3*, 54–75. https://doi.org/10.5399/PJCP.v3i2.8

Kaës, R, (2009). La réalité psychique du lien. *Le Divan Familial, 1*(22), 107–125. https://doi.org/10.3917/difa.022.0648

Kohut, H. (1984). *How does analysis cure?* University of Chicago Press. https://doi.org/10.7208/chicago/9780226006147.001.0001

Maillard, B. (2008). Face à la mort, séparation ou trépas. *Cahiers de Psychologie Clinique, 2*(31), 135–146. https://doi.org/10.3917/cpc.031.0135

Mellier, D., Houzel, D., Kaës, R., Mazéas, D., Anzieu-Premmereur, C., Ravit, M., Amado, G., Lhuillier, D. & Pinel, J.-P. (2023). *L'enveloppe psychique. Souffrance, psychopathologie et associativité*. Dunod. https://doi.org/10.3917/dunod.melli.2023.01.0169

Pinel, E. (2018). Existential isolation and I-sharing : Interpersonal and intergroup implications. *Current Opinion in Psychology, 23*, 84–87. https://doi.org/10.1016/j.copsyc.2018.01.002

Reny, J. (2020). L'intimité du couple à l'épreuve de la fin de vie : que reste-t-il de nos amours ? *Dialogue, 3*(229), 65–80. https://doi.org/10.3917/dia.229.0065

Reny, J. (2013). Les aspects corporels du contre transfert et l'engagement du corps du thérapeute en soins palliatifs. *Champs Psychologique, 1*(63), 103–117. https://doi.org/10.3917/cpsy.063.0103

Stuart, S. (2012). Enkinaesthesia: The essential sensuous background for co-agency. In Z. Radman (Ed.), *Knowing without thinking. New directions in philosophy and cognitive science* (pp. 167–186). Palgrave Macmillan. https://doi.org/10.1057/9780230368064_9

Svenaeus, F. (2000). The body uncanny. Further steps towards a phenomenology of illness. *Medicine, Health Care and Philosophy, 3*(2), 125–137.

Tamaki, T. (2024). Re-reading the Indo-Pacific as Aidagara: Watsuji Tetsurō's relevance to Japan's foreign relations. *Critical Asian Studies, 56*(3), 403–424. https://doi.org/10.1080/14672715.2024.2364341

Tornøe, K., Danbolt, L. & Kvigne, K. (2014). The power of consoling presence – hospice nurses' lived experience with spiritual and existential care for the dying. *BMC Nursing, 13*, 25. https://doi.org/10.1186/1472-6955-13-25

17 Zum Abschluss: Was bleibt vom verletzlichen menschlichen Leben?

> Es gibt etwas, das stärker ist als der Tod. Das ist die Gegenwart der Abwesenden in der Erinnerung der Lebenden. (D'Ormesson, 2017)

Das verbindende Band zwischen den Lebenden und den Nicht-mehr-Lebenden ist die Erinnerung (Lehtonen, 2020). Für die Zurückbleibenden bildet sie eine haltende Umwelt – einen Raum, in dem die Abwesenden anwesend bleiben: „Die Erinnerung ist meine Heimat. Sie kann mich schützen. [...] In der Erinnerung bist du nicht allein. Du bist von Menschen umgeben. Viele von ihnen sind nicht mehr auf der Welt. Aber sie sind gegenwärtig in deiner Erinnerung. Sie leben. Und du hörst sie. Du sprichst mit ihnen. Und wenn du sie brauchst, dann sind sie für dich da. Die Gegenwart der Toten ist auch eine Gegenwart" (Wiesel & Heffner, 2001, S. 148).

Die Erinnerung ist die Welt der inneren Bilder – eine Welt die häufig unterschätzt wird: „Unser Leben spielt sich auch in der Welt der inneren Bilder ab – nicht nur in der äußeren Welt unter den Menschen selbst. Dies ermöglicht uns, vorübergehende Trennungen zu ertragen [...]. Deshalb sind die inneren Bilder [...] mindestens genauso wichtig wie die tatsächlichen zwischenmenschlichen Interaktionen" (Hofer, 1984, S. 192). Vor diesem Hintergrund erhält Erinnerung einen hohen Stellenwert für den Menschen – als ‚Speicher' des sozialen Verbundenseins. Erinnerung ermöglicht eine Kontinuität des In-Beziehung-Seins.

Die traumatisierende Zeit

Menschen sind verletzlich, weil sie stets im Vorfeld eines drohenden Verlustes leben: Sie werden diejenigen Menschen verlieren, die für sie lebensnotwendig sind: „Die Endlichkeit der Menschen, die wir verlieren werden, traumatisiert uns" (Stolorow, 2015, S. 134). Insofern lebt der Mensch in einer traumatisierenden Zeit

(„traumatic temporality") (Stolorow, 2015, S. 123). Jede Beziehung steht von Anfang an unter dem Zeichen des Verlustes. Sie ist von Beginn an „Ankündigung einer Katastrophe, einer Abwesenheit, eines Todes" (Barthes, 1980, S. 150). Denn „von zwei Freunden geht der eine immer vor dem anderen" (Derrida, 2003, S. 101). Es gibt keine ‚neutrale' Zeit für den Menschen. Die Zeit steht immer schon im Zeichen von Verlusten: „Zeitlichkeit, insofern sie sich mit menschlicher Endlichkeit konfrontiert, ist traumatisierende Zeitlichkeit" (Stolorow & Maduro, 2019, S. 1). Stets ist die Zeit durchdrungen mit Verlustangst. Selten ist dies ein Thema. Verlustangst bleibt weitgehend verdrängt und unausgesprochen. Wer spricht darüber, dass ihm eine „fragmentierte Zukunft' („foreshortended future") vor Augen steht – eine Zukunft ohne den Anderen? (Ratcliffe et al., 2014, S. 1).

Die Gegenwart der Abwesenden

Jahrtausendelang haben Menschen versucht, Räume, Gebäude und Kunstwerke zu gestalten, die nicht von Wandel, Verfall und Vergänglichkeit bedroht sein sollten (Assmann, 2001). Es sollte einen Raum geben, auf den Tod und Endlichkeit keinen Zugriff haben. Ein Ort, der dem Tod und dem Zerfall widerstehen kann. Wo einst ein Mensch stand, ist nun eine Statue sichtbar. Denkmäler, Monumente und Statuen ermöglichten die Gegenwart der Nicht-mehr-Lebenden in der Welt der Lebenden. Dadurch blieben die Lebenden mit den Toten verbunden. Gesellschaften waren immer auch „Societies of Sorrow" (Brinkmann, 2018). Menschen kamen zusammen, um Verluste und Verletzungen, Leiden und Traumata gemeinsam zu durchleben. Gesellschaften entstanden im Kontext von Verlusten. Dies war ein Ziel und Zweck von Gemeinschaften (Lehtonen, 2020; Whitehouse & Lanman, 2014).

Das Bedürfnis nach Ewigkeit

Es gibt ein tiefes Bedürfnis des Menschen nach ‚Ewigkeit'. Die Idee der Ewigkeit bezieht sich auf „eine Zone des Seins, in der es keinen Verlust [...] geben kann" (Stolorow & Atwood, 2013, S. 274). In-Beziehung-Sein soll nicht enden. Der Tod soll es nicht zerstören. Die Vorstellung der Ewigkeit erweist sich als Schutzschild gegen den sozialen Schmerz der Abwesenheit, des Verlustes und der Verlassenheit: Ewigkeit als Unendlichkeit des Verbundenseins – als unzerstörbares, symbiotisches In-Beziehung-Sein. Das „unwandelbare Fortdauern" und das „unverrückbare Dableiben" sollen erlebbar und wahrnehmbar sein (Assmann, 2001, S. 141). Die Idee der Ewigkeit ist somit ein Schutzschild – gegen „die tragische Dimension der Beziehungen, gegen die universelle Erfahrung der Unbeständigkeit, der Entbehrung, des unvermeidlichen Verlustes und der Endlichkeit" (Slavin, 2016, S. 537).

Ewiges und Unverletzliches

Wie verändert sich das Erleben, wenn Menschen von ‚Ewigkeit' ausgehen? Ewiges ist unverletzlich und unangreifbar. Es vermittelt ein illusionäres Gefühl von Sicherheit, Gewissheit und Geborgenheit (Stolorow & Maduro, 2019). Doch dabei geht das vielleicht Wichtigste verloren: die Sensibilität für das Bedrohtsein und Gefährdetsein des anderen Menschen, des Lebens und der Welt. Menschen werden apathisch gegenüber Verletzlichsein. Zurück bleibt ein Gefühl des Unverletzlichseins – eine Form der Selbsttäuschung (Stolorow & Maduro, 2019).

Um die schmerzhafte Verlustangst mehr und mehr zu verdrängen, ist vielleicht mit der Zeit eine Illusion entstanden – eine Illusion des unverletzlichen Menschen – losgelöst von seinen lebenstragenden, fragilen, immer gefährdeten Beziehungen (Stolorow & Maduro, 2019).

Literatur

Assmann, J. (2001). Erinnerung und Identität – der ägyptische Weg. In U. Baumgärtner, W. Schreiber (Hrsg.), *Geschichts-Erzählung und Geschichts-Kultur: zwei geschichtsdidaktische Leitbegriffe in der Diskussion* (S. 137–157). München, Geschichtsdidaktisches Kolloquium.

Barthes, R. (1980). *La chambre claire. Note sur la photographie*. Gallimard.

Brinkmann, S. (2018). A society of sorrow: the constitution of society through grief. *Distinktion: Journal of Social Theory, 20*(2), 207–221. https://doi.org/10.1080/1600910X.2018.1521339

Derrida, J. (2003). *Chaque fois unique, la fin du monde*. Galilée.

D'Ormesson, J. (2017). „Il y a quelque chose de plus fort que la mort, c'est la présence des absents, dans la mémoire des vivants". Jean D' Ormesson nous quitte à 92 ans. *Un Monde Littéraire*. https://deuil.comemo.org/mort-memoire-ormessons

Hofer, M. (1984). Relationships as regulators: A psychobiologic perspective on bereavement. *Psychosomatic Medicine, 46*(3), 183–197. https://doi.org/10.1097/00006842-198405000-00001

Lehtonen, T.-K. (2020). Serres and foundations. *Theory, Culture & Society, 37*(3), 3–22. https://doi.org/10.1177/0263276419891545

Ratcliffe, M., Ruddell, M. & Smith, B. (2014). What is a "sense of foreshortened future?" A phenomenological study of trauma, trust, and time. *Frontiers in Psychology, 17*(5), 1026.

Slavin, M. (2016). Relational psychoanalysis and the tragic-existential aspect of the human condition. *Psychoanalytic Dialogues, 26*, 537–548. https://doi.org/10.1080/10481885.2016.1214465

Stolorow, R. D. (2015). The phenomenological-contextual, existential, and ethical perspective of emotional trauma. *Psychoanalytical Review, 102*(1), 123–138. https://doi.org/10.1521/prev.2015.102.1.123

Stolorow, R. D. & Atwood, G. E. (2013). The tragic and the metaphysical in philosophy and psychoananalysis. *Psychoanalytical Review, 100*(3), 405–421. https://doi.org/10.1521/prev.2013.100.3.405

Stolorow, R. D. & Maduro, P. (2019). Trauma and illusion: A conversation between Robert D. Stolorow and Peter N. Maduro. *Psychoanalytic Inquiry, 42*(6), 436–448. https://doi.org/10.1080/07351690.2022.2094687

Whitehouse, H. & Lanman, J. (2014). The ties that bind us: Ritual, fusion, and identification. *Current Anthropology, 55*(6), 674–695. https://doi.org/10.1086/678698

Wiesel, E. & Heffner, R. (2001). *Conversations with Elie Wiesel*. Schocken.

Teil 3: Perspektiven: Verletzlichsein adressieren

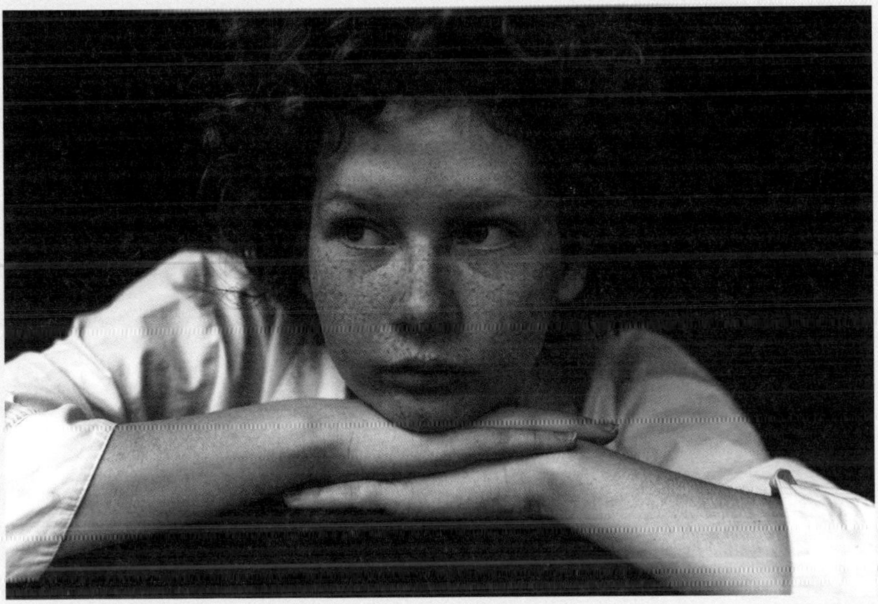

18 Bilder des verletzlichen Lebens

> Der Mensch wird herausgelöst aus der Welt unserer geteilten Existenz, abgetrennt von der Welt der Beziehungen mit anderen – abstrahiert von einer Welt des Verbundenseins, des Verlustes und der zerbrechenden Beziehungen. [Diese Herauslösung] ist eine illusorische Flucht vor der tragischen menschlichen Endlichkeit. (Stolorow & Atwood, 2013, S. 414)

Metaphern für den Menschen – sie sind wichtig, weil sie Menschenbilder anschaulich machen (Adams, 1990). In Bildern und Metaphern verdichten sich Vorstellungen und Ideen der jeweiligen Zeitepochen: Was ist der Mensch? Was kennzeichnet ihn? (Lakoff & Johnson, 2003.). Es fällt auf, dass sich Bilder und Metaphern für den Menschen immer mehr vom Bereich der natürlichen lebendigen Welt entfernt haben. Der Anthropologe Claude Lévi-Strauss (1962, S. 7) warnte vor der „verhangnisvollen Illusion", den Menschen von den Kategorien der Natur und der Lebewesen loszulösen: „Man begann damit, den Menschen von der Natur abzutrennen und ihn zu einem Souverän zu machen. Man glaubte, damit sein unwiderlegbarstes Merkmal auszulöschen, nämlich dass er in erster Linie ein Lebewesen ist". Die folgenden „Bilder des verletzlichen Lebens" greifen Kategorien der biologischen Welt auf. Sie fassen die Anthropologie des verletzlichen Menschen zusammen. Zugleich eröffnen sie Perspektiven auf den Menschen in seiner fragilen Einbettung in mitmenschliche, soziale und sozioökologische Beziehungsnetze. Die Anthropologie des verletzlichen Menschen ist somit nicht *anthropozentrisch*. Der verletzliche Mensch ist Teil der verletzlichen biologischen Welt. Die „Bilder des verletzlichen Lebens" können dazu anregen, über Menschsein anders als bisher nachzudenken – mithilfe anderer Kategorien und Metaphern. Leitmotiv der „Bilder des verletzlichen Lebens" ist das Verbundensein: „Um die Welt der Lebewesen zu verstehen, sollten wir uns auf Formen des Verbundenseins fokussieren" (Wilson & Barker, 2024, S. 1).

Menschen sind sich nicht bewusst, wie eng sie mit den physiologischen und emotionalen Prozessen ihrer Mitmenschen verbunden sind. Mit bloßem Auge ist nicht sichtbar, „wie tief wir ineinander eingebettet sind. [...] Wenn wir mit einem anderen Menschen zusammen sind, bilden wir eine gegenseitig eingebettete, intersubjektive Einheit, eine einzigartige Dyade“ (Perlitz, 2022, S. 13).

Diese Dyade ist durch Konsonanz oder Dissonanz geprägt. Sie steht im Zeichen der Dysregulation oder der Co-Regulation. Neurobiologie und Entwicklungspsychologie bringen zum Vorschein, was bisher unsichtbar war: die interpersonale Biologie und Physiologie. Dies hat weitreichende Konsequenzen: Wie sich ein Mensch fühlt, hängt von physiologischen Prozessen ab, die sein Gegenüber in ihm auslöst. Diese Prozesse erfolgen unterhalb der Bewusstseinsschwelle und basieren auf ältesten Gehirngebieten (Schore, 2012; Solomon & Tatkin, 2011)

Wie gehen Menschen miteinander um? Wie harmonisch oder dissonant wirken Mimik und Gestik aufeinander ein? Wie regulieren sie einander? Bisher stand die Selbstregulation des Menschen im Fokus des therapeutischen Geschehens. Heute wird deutlich, wie stark Menschen durch Co-Regulation in der Obhut ihres Gegenübers stehen.

Lassen sie ihr Gegenüber fallen? Fangen sie es auf? Wirken sie aufbauend aufeinander - oder erniedrigen sie einander? Erfüllen sie die Rolle des „regulierenden Anderen“? (Becker & Streeck-Fischer, 2012, S. 349). Sind sie bei der Regulation behilflich? Oder lösen sie Dysregulation aus? In diesem Kontext verändern sich auch die Bilder des Therapeutischen. Welche Bilder können der komplexen Interpersonalität gerecht werden?

18.1 Fragile Symbiosen

Die Lebensform der Symbiose stellt „das Denken in individuellen, selbständigen, räumlich und zeitlich klar abgegrenzten Individuen“ infrage (Bouchard, 2010, S. 625). Als Symbiose gilt „eine enge und dauerhafte Verbindung zwischen zwei oder mehr Organismen“ (Dimijan, 2000, S. 217). Inzwischen beschreibt die Biologie Symbiose als „Grundeinheit des Lebendigen“ (Booth, 2014, S. 1). Symbiotische Lebewesen bilden füreinander eine Umwelt (Gilbert, 2024). Sie „ermöglichen sich gegenseitig ihre Existenz“ (Clarke & Gilbert, 2022, S. 1). Damit ein Organismus am Leben bleiben und sich entwickeln kann, ist ein zweiter Organismus notwendig. Jedes Lebewesen ist angewiesen auf ein anderes Lebewesen als Lebensumgebung. Angewiesensein ist das natürliche Lebensprinzip par excellence.

Der Mensch entwickelt sich durch symbiotische Lebensprozesse: „Wir sind keine Erwachsenen, die eine symbiotische Beziehung zu anderen Erwachsenen [...] eingehen. Vielmehr basieren die Prozesse, die uns zu Erwachsenen gemacht haben, bereits auf symbiotischen Interaktionen. Ohne Symbiose würden wir nie zu Erwachsenen werden. Wir könnten nicht überleben. [...] Entwicklungssymbiosen zeigen, dass jeder von uns ein ‚Wir' ist" (Formosinho et al., 2022, S. 149). Die Vorstellung des ‚Individuums' kann der Komplexität von Lebens- und Entwicklungsprozessen nicht gerecht werden.

Eine symbiotische Sicht des Lebens verändert den Blick auf den Menschen und auf die Gesellschaft (Gilbert et al., 2012). Beziehungen rücken in den Vordergrund. Sie sind das Primäre. In diesem Kontext wird deutlich, was den Menschen verletzlich macht: Symbiosen sind fragil. Sie können abbrechen oder toxisch sein. Was auch immer symbiotisches Verbundensein trennt, irritiert oder unterbricht – das Weiterleben ist gefährdet. Verletzlichsein ist eine Konsequenz des lebensnotwendigen Verbundenseins (Ham & Tronick, 2009).

18.2 Gefährdete Co-Regulation

Durch Co-Regulation geschieht die „Abstimmung auf das Gegenüber – als Reaktion auf die Biologie und auf das Verhalten des jeweils anderen. Co-Regulation wirkt auf der biologischen Ebene (Hormon- und Nervensystem) und auf der Verhaltensebene (affektiv und kognitiv)" (Bornstein & Esposito, 2023, S. 2). Wo Co-Regulation gelingt, entsteht ein Zustand, der sich als „Gesundheit" bezeichnen lässt. Krankheit entsteht, wo Co-Regulation abbricht oder fehlt. Die Fähigkeit des Menschen zur Selbstregulation entsteht infolge einer langen, intensiven Phase der Co-Regulation: „Aufgrund begrenzter Selbstregulations- und Kommunikationsfähigkeiten benötigen Kinder die Unterstützung von anderen, um ihre Emotionen, ihre Physiologie und ihr Verhalten zu stabilisieren, wenn sie negative Affekte, physiologische Erregung oder unerfüllte Bedürfnisse äußern" (Ham & Tronick, 2009, S. 620).

Co-Regulation endet jedoch nicht mit der Kindheit. Sie ereignet sich ein Leben lang. Soziale Beziehungen wirken weiterhin als biologische Regulatoren (‚relationships as regulators'; Hofer, 1984; Field, 2012). Wo immer sich Menschen begegnen, gleichen sich ihre Nervensysteme aneinander an. Menschen vermitteln einander Sicherheit oder geben ihre Unruhe an ihr Gegenüber weiter. Sie beruhigen einander oder übertragen ihre Unsicherheit aufeinander (Coutinho et al., 2021). Auf diese Weise beeinflussen sie das Sicherheits- oder Bedrohungsempfinden ihrer Mitmenschen: „Soziale Beziehungen sind unser größter Schutz vor Stress – und zugleich unsere größte Stressquelle“ (Saxbe et al., 2020, S. 470).

Das Angewiesensein auf Co-Regulation zeigt sich in vielerlei Hinsicht. Infolge der Trennung von Bezugspersonen erhöht sich die Herzfrequenz des Kindes. Sie sinkt, sobald die Trennung endet (Roder et al., 2020). Paare erleben physiologischen „Separation Distress“, wenn sie mehrere Tage getrennt sind (Diamond et al., 2008). Die Anwesenheit eines nahestehenden Menschen lindert akutes Stress- und Schmerzerleben (Coan et al., 2006). Soziales Verbundensein senkt das Krankheitsrisiko und reduziert die Mortalität (Steptoe et al., 2013). Insensible, nicht responsive Beziehungen können Menschen krank machen (Holt-Lunstad et al., 2010; Ostlund et al., 2017). Menschen sind verletzlich, weil sie auf Regulation durch ein Gegenüber angewiesen sind. Co-Regulation als Leitmetapher kann deutlich machen, wie zentral interpersonale Lebensprozesse sind. Dies hat weitreichende Folgen für das Verständnis des Therapeutischen. Fachpersonen übernehmen eine regulatorische Funktion. Therapie basiert auf einem Bereich, der nicht kognitiv, nicht explizit und nicht verbal ist. Die regulatorische Sensibilität der Fachperson ist daher von zentraler Bedeutung (Schore, 2012).

18.3 Fließende Grenzen: Self-other-overlap

> Jeder hat einen eigenen Körper. Doch von dem, was in anderen Menschen vorgeht, sind wir nicht losgelöst. Zellen werden aktiv, [...] wenn ich wahrnehme, dass dir etwas geschieht. Dies [...] legt nahe, dass wir unsere Vorstellung von der menschlichen Natur radikal revidieren müssen. Wir sind nicht in einem so hohen Ausmaß voneinander getrennt, wie wir immer dachten. (Skoyles, 2008, S. 99)

Im menschlichen Körper gibt es Zellen, die nicht unterscheiden zwischen ‚Ich‘ und ‚Du‘. Sie bewirken, dass „das Leben und die Erfahrungen anderer Menschen für uns genauso wichtig sind wie unsere eigenen Erfahrungen“ (Skoyles, 2008, S. 99). Das menschliche Gehirn macht in bestimmten Situationen „keinen Unterschied zwischen ‚mir‘ und ‚dir‘. Die Biologie ermöglicht uns, das Erleben anderer Menschen auf unseren eigenen Körper zu übertragen. [...] Ein Teil unseres Gehirns ist blind dafür, ob der Schmerz in unserem eigenen Körper oder im Körper eines anderen auftritt. Das gibt uns [...] das Gefühl, dass das Leiden eines anderen auch uns etwas angeht“ (Skoyles, 2008, S. 110).

Im eigenen Körper vollzieht der Mensch nach, was anderen geschieht (Standish, 2013). Dies erfolgt unbewusst. Es ermöglicht, andere zu verstehen, ohne dass Kognition eine Rolle spielt (Heyes & Catmur, 2022). Es gibt eine nicht-kognitive, vorsprachliche Form des Verstehens. Sie kann „alle sprachlichen und kulturellen Barrieren überwinden“ (Rizzolatti & Sinigaglia, 2008, S. xiii).

Auf vielfache Weise ist der andere Mensch Teil der eigenen Biologie (Skoyles, 2008). Er ist teilweise „in neuronale Repräsentationen des Selbst einbezogen“ (Coan & Sbarra, 2015, S. 87). Somit ist er Teil des eigenen Selbst. Der Fachbegriff lautet „Self-Other-Overlap“. Dieses Konzept ermöglicht, „hinter den Schleier zu blicken, der das Ich vom Anderen trennt“ (Kulka, 2021, S. 141). Es überwindet die Geschlossenheit der privaten Individualität. Gegenseitiges Verflochtensein ist eine biologische Gegebenheit – eine ständige, nicht bewusste Realität, in die Menschen eingebettet sind (Kulka, 2021). Zwei Personen bilden ein biologisches System. Der andere Mensch ist Teil der eigenen Physiologie. „Ein einjähriges Kind, das gerade laufen lernte, ... konnte sich auf den Beinen halten, solange die Arme seiner Mutter nach ihm ausgestreckt waren. Ließ die Mutter ihre Arme sinken ließ, begann das Kind, sein Gleichgewicht zu verlieren. Das Kind hat die ausgestreckten Arme der Mutter als Teil seines eigenen Selbst empfunden. Dieses Beispiel könnte beschreiben, was Verbundensein und durchlässigen Grenzen bedeutet“ (Geist & Lidofsky, 2023, S. 99).

18.4 Einströmende Umwelten: Environmental Exposure

Wie beeinflusst die Umwelt, die ein Mensch bei seiner Geburt antrifft, sein späteres Leben? Diese Frage leitet die Wissenschaft der Umweltexposition („Environmental Exposure Science“). Sie untersucht, wie Umwelt und Gesundheit miteinander zusammenhängen (Lavezzi & Molina, 2023). Der Begriff „Exposom“ bringt das Exponiertsein des Organismus gegenüber der Umwelt zum Ausdruck. Er ist als Analogie zum Begriff „Genom“ entstanden. Nicht nur die Genetik beeinflusst die Entwicklung. Ebenso wichtig ist die einwirkende Umwelt. Exposom bezieht sich auf alle gesundheitsrelevanten Expositionen eines Menschen im Laufe seines Lebens (Wild, 2021).

Die Entwicklungsökologie beschreibt, wie soziale und sozioökonomische Verhältnisse sich in den Organismus einprägen (Berens et al., 2017). In diesem Sinn hinterfragt das Konzept die Trennung von „Organismen und ihrer Umgebung. Diese Trennung war für die Biomedizin von zentraler Bedeutung“ (Formosinho et al., 2022, S. 148). Dualismen wie Individuum/Gemeinschaft, Organismus/Umwelt oder innen/außen werden somit fraglich. Es kann kein umweltneutrales, ‚ortloses' Verständnis des Menschen und seiner Gesundheit geben.

Diese vier Denkbilder illustrieren das ökosystemische Verständnis des Verletzlichseins: „Menschen sind verletzlich – nicht nur, weil sie altern, krank werden und sterben. Sie sind auch abhängig von komplexen Makro- und Mikroökologien. Diese sind ihrerseits verletzungsanfällig" (Harris, 2015, S. 98). Welche Konsequenzen ergeben sich aus dieser Sichtweise für das Verständnis des Sozialen – und für die Rolle der Fachpersonen?

18.5 Fazit: Sozialer Schmerz in verletzenden Gesellschaften

Symbiose als Grundeinheit des Lebendigen erfordert „neue soziologische Grundbegriffe und Perspektiven" (Delitz, 2020, S. 20). Was geschieht, wenn Menschen keinen Zugang mehr haben zu symbiotischem Verbundensein? Welche Folgen hat das Getrenntsein von Personen, Gegenständen, Orten, Tätigkeiten und Werten, mit denen Menschen eine Einheit bilden? Was passiert, wenn Menschen ausgeschlossen sind von sozialen Strukturen, die sie zum Leben benötigen? Die Antwort lautet: „Sozialer Schmerz". Es gibt Dinge, Orte, Tätigkeiten und Werte, mit denen Menschen untrennbar verbunden sind. Von ihnen getrennt zu werden, kommt einer persönlichen Verletzung gleich (Abrutyn, 2023).

Das Konzept des sozialen Schmerzes entspricht der symbiotischen Sichtweise des menschlichen Lebens. Gesellschaften, die Menschen von sozialen Strukturen ausschließen, sind schmerzgenerierende Gesellschaften. Sozialer Schmerz entsteht, wenn Verbundensein zerbricht, wenn soziale Strukturen brüchig oder unerreichbar werden („social disconnection"; Eisenberger, 2012).

Soziale Zurückweisung und Ausschluss aus der Gemeinschaft aktivieren dieselben Gehirngebiete, die bei physischem Schmerz betroffen sind (Eisenberger, 2012). Physischen Schmerz zuzufügen, gilt als Körperverletzung. Sozialer Schmerz liegt weitgehend außerhalb des „Straftat"-Bereiches. Auf diese Situation antwortet das Konzept der „Harming Societies" (Hillyard & Tombs, 2007; Pemberton, 2015).

„Verletzend" wirken gesellschaftliche, politische und institutionelle Handlungen/Unterlassungen, die Menschen Schaden zufügen (Pemberton, 2015). Dieses Geschehen liegt jedoch nicht im engen Rahmen juristisch definierter Gewalt (Hillyard & Tombs, 2007).

Das „Social Harm"-Konzept eröffnet ein umfassenderes Bild der Ursachen menschlichen Leidens. Es geht um ein Spektrum von Verletzungen, denen Einzelpersonen, Gemeinschaften oder ganze Gesellschaften infolge politischer Handlungen/Unterlassungen ausgesetzt sind. „Social Harm" fokussiert die politische Verantwortung für das, was Menschen als Folge politischer Entscheidungen geschieht (Hillyard & Tombs, 2007).

Fachpersonen sehen nicht nur Menschen mit physischem oder psychischem Schmerz. Sie sehen immer auch *sozialen Schmerz* – Schmerz, der einen *gesellschaftlichen* Ursprung hat (Renault, 2008). Sozialer Schmerz entsteht durch die Art und Weise, wie Menschen die Gesellschaft gestalten (Pemberton, 2015). Keine andere Berufsgruppe enthält einen so tiefen Einblick in unsichtbares, verschwiegenes soziales Leiden.

Im Sinne von „Deep Seeing" erkennen Fachpersonen, wie gesellschaftliche Verhältnisse Menschen verletzen können (Masschelein, 2010). Sie sehen die „Angriffe auf die Stabilität des Ich und auf die Bedürfnisse des Ich" (Dubet, 2008, S. 1). Insofern haben sie wie kaum eine andere Berufsgruppe einen Eindruck von „social harm" durch ‚verletzende Gesellschaften' ('harming societies') (Pemberton, 2015).

Vor diesem Hintergrund stellt sich die Frage: Wie können Menschen in helfenden Berufen Verletzlichsein adressieren?

Literatur

Abrutyn, S. (2023). Towards a sociological theory of social pain. *Journal for Theory of Social Behaviour, 53*(3), 351–371. https://doi.org/10.1111/jtsb.12371

Adams, D. (1990). Metaphern für den Menschen. Die Entwicklung der anthropologischen Metaphorologie Hans Blumenbergs. *Germanica – Culture et violence dans la philosophie allemande du XXe siècle, 8*, 171–179. https://doi.org/10.4000/germanica.2442

Becker, T. & Streeck-Fischer, A. (2012). Rechtshemisphärisch aushalten statt linkshemisphärisch deuten – Projektive Identifizierung als interpersonaler Mechanismus zur Entwicklung der Fähigkeit zur Affektregulation. *Praxis der Kinderpsychologie und Kinderpsychiatrie, 61*(5), 348–359.

Berens, A., Jensen, S. & Nelson, C. (2017). Biological embedding of childhood adversity: from physiological mechanisms to clinical implications. *BMC Medicine, 15*(1), 135. https://doi.org/10.1186/s12916-017-0895-4

Booth, A. (2014). *Essays on biological individuality*. Harvard University.

Bouchard, F. (2010). Symbiosis, lateral function transfer and the saplings of life. *Biology & Philosophy, 25*(4), 623–641. https://doi.org/10.1007/s10539-010-9209-3

Bornstein, M. & Esposito, G. (2023). Coregulation: A multilevel approach via biology and behavior. *Children, 10*(8), *1323*, 1–14. https://doi.org/10.3390/children10081323

Clarke, B. & Gilbert, S. (2022). Margulis, autopoiesis, and sympoiesis. In C. Jones, N. Bell & S. Nimrod (Eds.), *Symbionts: contemporary artists and the biosphere* (pp. 63–78). MIT Press.

Coan, J., Schaefer, H. & Davidson, R. (2006). Lending a hand: social regulation of the neural response to threat. *Psychological Sciences, 17*(12), 1032–1039. https://doi.org/10.1111/j.1467-9280.2006.01832.x

Coan, J. & Sbarra, D. (2015). Social Baseline Theory: The social regulation of risk and effort. *Current Opinion in Psychology, 1*(2), 87–91. https://doi.org/10.1016/j.copsyc.2014.12.021

Coutinho, J., Pereira, A., Oliveira-Silva, P., Meier, D., Lourenço, V. & Tschacher, W. (2021). When our hearts beat together: Cardiac synchrony as an entry point to understand dyadic co-regulation in couples. *Psychophysiology, 58*(3), 13739. https://doi.org/10.1111/psyp.13739

Delitz, H. (2020). Symbiose bei Gilbert Simondon: Biologische, soziale und technische Individuationen. *Zeitschrift für Theoretische Soziologie, 9*(2), 217–237.

Diamond, L. M., Hicks, A. M. & Otter-Henderson, K. (2008). Every time you go away: Changes in affect, behavior, and physiology associated. *Journal of Personal and Social Psychology, 95*(2), 385–403. https://doi.org/10.1037/0022-3514.95.2.385

Dimijan, G. (2000). Evolving together: the biology of symbiosis, part 1. *Proceedings of Baylor University Medical Center, 13*(3), 217–226. https://doi.org/10.1080/08998280.2000.11927677

Dubet, F. (2008). *Theorie de la souffrance sociale. La vie des idées.* La Découverte.

Eisenberger, N. (2012). The pain of social disconnection: examining the shared neural underpinnings of physical and social pain. *Nature Reviews Neuroscience, 13*, 421–434.

Field, T. (2012). Relationships as regulators. *Psychology, 3*(6), 467–479. https://doi.org/10.4236/psych.2012.36066

Formosinho, J., Bencard, A. & Whiteley, L. (2022). Environmentality in biomedicine: microbiome research and the perspectival body. *Studies in History and Philosophy of Science, 91*, 148–158. https://doi.org/10.1016/j.shpsa.2021.11.005

Geist, R. & Lidofsky, D. (2023). Let the patients teach you what they need. *Psychoanalysis, Self and Context, 18*(1), 92–108.

Gilbert, S. (2024). Inter-kingdom communication and the sympoietic way of life. *Frontiers in Cell and Developmental Biology, 12*(12), 1427798. https://doi.org/10.3389/fcell.2024.1427798

Gilbert, S., Sapp, J. & Tauber, A. (2012). A symbiotic view of life: we have never been individuals. *Quarterly Review of Biology, 87*(4), 325–324. https://doi.org/10.1086/668166

Ham, J. & Tronick, E. (2009). Relational psychophysiology: Lessons from mother-infant physiology research on dyadically expanded states of consciousness. *Psychotherapeutic Research, 19*, 619–632. https://doi.org/10.1080/10503300802609672

Harris, A. (2015). Vulnerability and power in the age of the Anthropocene. *Journal of Energy, Climate & Environment, 98*, 98–161.

Heyes, C. & Catmur, C. (2022). What happened to mirror neurons? *Perspectives on Psychological Science, 17*(1), 153–168. https://doi.org/10.1177/1745691621990638

Hillyard, P., Tombs, S. (2007). From crime to social harm. *Crime Law and Social Change, 48*, 9–25.

Hofer, M. (1984). Relationships as regulators: A psychobiologic perspective on bereavement. *Psychosomatic Medicine, 46*(3), 183–197. https://doi.org/10.1097/00006842-198405000-00001

Holt-Lunstad, J., Smith, T. & Layton, J. (2010). Social relationships and mortality risk: a meta-analytic review. *PLoS Medicine, 7*(7), e1000316. https://doi.org/10.1371/journal.pmed.1000316

Kulka, R. (2021). Self psychology: The ethics of oneness. *The Psychoanalytic Review, 108*(2), 141–153.

Lakoff, G. & Johnson, M. (2003). *Metaphors we live by*. University of Chicago Press. https://doi.org/10.7208/chicago/9780226470993.001.0001

Lavezzi, A. & Molina, B. (2023). Environmental exposure science and human health. *International Journal of Environmental Research and Public Health, 20*(10), 5764. https://doi.org/10.3390/ijerph20105764

Lévi-Strauss, C. (1962). *Jean-Jacques Rousseau fondateur des sciences de l'homme.* http://www.espace-rousseau.ch/f/textes/levi-strauss1962.pdf
Masschelein, J. (2010). Educating the gaze: the idea of poor pedagogy. *Ethics and Education, 5*(1), 43–53. https://doi.org/10.1080/17449641003590621
Ostlund, B., Measelle, J., Laurent, H., Conradt, E. & Ablow, J. (2017). Shaping emotion regulation: attunement, symptomatology, and stress recovery within mother-infant dyads. *Developmental Psychobiology, 59*(1), 15–25. https://doi.org/10.1002/dev.21448
Perlitz, D. (2022). Mutual imbeddedness: The foundation for a relational world. *Psychoanalysis, Self & Context, 17*(1), 8–22.
Pemberton, S. (2015). *Harmful societies. Understanding social harm.* Oxford Academic Policy Press. https://doi.org/10.56687/9781847427960
Renault, E. (2008). *Souffrances sociales : Philosophie, psychologie et politique.* La Découverte.
Rizzolatti, G. & Sinigaglia, C. (2008). *Mirrors in the brain: How our minds share actions and emotions* (F. Anderson, Trans.). Oxford University Press.
Roder, E., Koehler-Dauner, F., Krause, S., Prinz, J., Rottler, E., Alkon, A., Kolassa, I., Gündel, H., Fegert, J., Ziegenhain, U. & Waller, C. (2020). Maternal separation and contact to a stranger more than reunion affect the autonomic nervous system in the mother-child dyad: ANS measurements during Strange Situation Procedure in mother-child dyad. *International Journal of Psychophysiology, 1*(147), 26–34
Saxbe, D., Beckes, L., Stoycos, S. & Coan, J. (2020). Social allostasis and social allostatic load: A new model for research in social dynamics, stress, and health. *Perspectives on Psychological Science, 15*(2), 469–482. https://doi.org/10.1177/1745691619876528
Schore, A. (2012). *The science of the art of psychotherapy.* Norton.
Skoyles, J. (2008). Why our brains cherish humanity: Mirror neurons and colamus humanitatem. *Avances en Psicología Latinoamericana, 26*(1), 99–111.
Solomon, M., & Tatkin, S. (2011). *Love and war in intimate relationships: Connection, disconnection, and mutual regulation in couple therapy.* Norton.
Standish, P. (2013). The vocabulary of acts: Neuroscience, phenomenology, and the mirror neuron. In P. Smyers & M. Depaepe (Eds.), *Educational research: The attraction of psychology* (pp. 105–118). Springer.
Steptoe, A., Shankar, A., Demakakos, P. & Wardle, J. (2013). Social isolation, loneliness, and all-cause mortality in older men and women. *Proceedings of the National Academy of Sciences USA, 110*(15), 5797–801. https://doi.org/10.1073/pnas.1219686110
Stolorow, R. D. & Atwood, G. E. (2013). The tragic and the metaphysical in philosophy and psychoananalysis. *Psychoanalytical Review, 100*(3), 405–421 https://doi.org/10.1521/prev.2013.100.3.405
Wild, C. (2021). Complementing the genome with an "exposome": the outstanding challenge of environmental exposure measurement in molecular epidemiology. *Cancer Epidemiology Biomarkers and Prevention, 14*(8), 1847–1850. https://doi.org/10.1158/1055-9965.EPI-05-0456
Wilson, R. & Barker, M. (2024). Biological individuals. In E. Zalta & U. Nodelman (Eds.), *The Stanford Encyclopedia of Philosophy.* https://plato.stanford.edu/archives/spr2024/entries/biology-individual/

19
Responsivität: Ich antworte dir, also bin ich

> Nichts ist schmerzhafter als nicht gehört, nicht gesehen zu werden und keine Antwort zu erhalten. (Bakhtin, 1986, S. 127)

Responsivität bedeutet *Antwortlichkeit* oder *Antwortverhalten*. Es geht darum, sich abzustimmen auf die Lebensäußerungen des Gegenübers. Wie gut stimmen sich die Eltern auf ihr Kind ab? Wie responsiv gehen Fachpersonen auf Patient*innen ein? Wie intensiv lassen sich Lehrer*innen auf Schüler*innen ein? Eine responsive Person

- erkennt die Signale des Gegenübers
- interpretiert diese Signale auf sensible Weise
- antwortet zeitnah – abgestimmt auf den momentanen Zustand des Gegenübers
- lässt sich auf einen somatischen oder verbalen Dialog ein
- spiegelt den Emotionsausdruck, die Bewegungen und Lautierungen des Gegenübers – und ermöglicht so das gemeinsame Durchleben eines Ich-Zustandes (Bornstein & Esposito, 2023).

Responsivität ermöglicht, die Ich-Zustände („Self States") eines anderen Menschen zu teilen (Bromberg, 1996). Auf diese Weise ist es möglich, „shared Wounded Humanity" fühlbar zu machen. Dies „lindert vorübergehend das Empfinden des Alleinseins in der eigenen Welterfahrung. [...] Die Überzeugung, dass man einen Moment auf die gleiche Weise erlebt wie eine andere Person, ist von großer Bedeutung" (Pinel et al., 2006, S. 244). Responsivität kann auf diese Weise das Gefühl des „fundamentales Getrenntseins von anderen Menschen" unterbrechen (Pinel, 2018, S. 86). Krankheit, Schmerz, Leiden, Verlust oder soziale Fragilität lösen ein Gefühl des Getrenntseins von anderen aus. Responsives Sharing erfüllt das Bedürfnis, sich selbst in einem anderen zu finden (Kottler, 2015). Was zunächst unerträglich ist, kann relational erträglich werden. „Being human with other humans" wird erlebbar – inmitten aller Schwäche, Krankheit, Entstellung oder Hilfebedürftigkeit (Kohut, 1984, S. 200).

19.1 Antwortlichkeit

Menschsein bedeutet, einem anderen Menschen Antwort zu geben: „Alles in mir – jede Bewegung, jede Geste, jede gelebte Erfahrung, jeder Gedanke und jedes Gefühl – alles sollte antworthaftes Handeln sein. Nur unter dieser Bedingung lebe ich wirklich" (Bakhtin, 1993, S. 44). Antwortlichkeit (responsivity) im Sinne der Philosophie von Mikhail Bakhtin (1895–1975) lässt sich wie folgt zusammenfassen (Davydov, 2021; Juzwik, 2004; Rothschild, 1993):

- Eigene Gedanken, Gefühle, Handlungen und Worte sind *Antworten* auf andere Menschen. Die Beziehung zwischen dem Selbst und dem Anderen ist *antwortend*. Antworten ist eine Lebens- und Seinsweise: Ich antworte einem anderen Menschen, also bin ich. Menschen werden allererst zu Menschen, indem sie anderen Menschen antworten. Was mich selbst zu einem Menschen macht, ist meine Fähigkeit, mich antwortend auf einen anderen Menschen einzulassen.
- Von der Antwort oder Nicht-Antwort des Gegenübers kann das Sein eines Menschen abhängen: „Nichts ist schmerzhafter, als nicht gehört, nicht gesehen zu werden und keine Antwort zu erhalten" (Bakhtin, 1986, S. 127). Antwort zu erhalten, ist somit eine Frage von Sein oder Nichtsein, von Leben und Tod: „Tod (Nicht-Sein) bedeutet, nicht gehört, nicht erkannt und nicht bedacht zu werden" (Bakhtin, 1984, S. 287).
- Antwortlichkeit ist ein ethisches Geschehen. Ethik basiert nicht auf Normen oder Prinzipien im traditionellen Sinn. Sie ereignet sich in jedem alltäglichen antwortenden Sprechakt zwischen dem Ich und dem Anderen (Juzwik, 2004). Hieraus ergibt sich die Verantwortlichkeit eines jeden Sprechakts. Sprechen ist ein antwortender, sozialer und dialogischer Akt. In einer dialogischen Begegnung ist das Wort kein Instrument der Dominanz, der Beherrschung oder der Gewalt. Beide Stimmen sind gleichwertig: „Die Sprache wird zum Monolog, wenn sie dem anderen Menschen keinen Platz einräumt. Ein Monolog gibt vor, das ‚letzte Wort' zu sein, und erwartet keine Antwort" (Bakhtin, 1984, S. 293).
- Monologische Sprache ist charakteristisch für hierarchisch und totalitär organisierte Gesellschaften. Die Sprache ist nicht antwortend und nicht auf das Gegenüber ausgerichtet. Darin liegt ihre Gewaltsamkeit (Spektor, 2017).

Die Philosophie der Antwortlichkeit kommt in den helfenden Berufen seit langer Zeit zum Tragen, beispielsweise im psychiatrischen Setting (Seikkula, 2011).

- Im Fokus steht zumächst das Mittragen der Patientenerfahrung – nicht das kognitive Verstehen. Mittragen geschieht in nonverbaler und verbaler Weise.
- Die Fachperson greift das Erleben der betroffenen Person auf – sie vermittelt ihr, dass sie gesehen und gehört wird. Der Fokus liegt auf dem Antworten.
- Die Fachperson nimmt die Lebensäußerungen der betroffenen Personen antwortend auf. Sie integriert ihre Gesten, ihre Mimik, ihren Tonfall, ihre Rhythmik und ihre Worte in ihr eigenes Ausdrucksverhalten. Dadurch ermöglicht sie der betroffenen Person ein Spiegelerlebnis. Es wirkt identitätsstärkend, anerkennend und sicherheitsgebend.
- Die Fachperson nimmt die Worte, die Sprache, die Rhythmik, das Tempo und die Prosodie der betroffenen Person auf. Die betroffene Person erlebt ein intersubjektiv geteiltes Geschehen. Sie ist mit ihrer Situation nicht allein.
- Im Zentrum der dialogischen Begleitung steht das Miteinanderteilen der emotionalen Erfahrung („shared emotional experience“).
- Die eigene professionelle Perspektive rückt in den Hintergrund. Es geht nicht darum, Diagnosen oder Hypothesen zu formulieren.
- Die Qualität der Präsenz ist wichtiger als die verbale Kommunikation. Der Fokus liegt auf Mitsein, Mittragen und nonverbalem Spiegeln (Anderson, 2007; Seikkula et al., 2006). Es kommt primär darauf an, in der Situation gegenwärtig zu sein, das eigene Handeln auf die aktuelle Situation abzustimmen.
- Ein wesentlicher Teil des Dialogs besteht im nonverbalen, körperbezogenen Synchronisieren. Der responsive, sensible Körperdialog wirkt beruhigend und psychisch entlastend auf das Nervensystem der betroffenen Personen (Seikkula et al., 2006). Ein basales Sicherheits- und Zugehörigkeitsempfinden wird möglich. Die emotionale Isolation der betroffenen Person lässt sich auf diese Weise durchbrechen.
- Zentral ist das Erleben einer Gemeinschaft inmitten einer unsicheren Situation. Das Gefühl der Solidarität befähigt alle Beteiligten, sich auf die Situation einzulassen – wie negativ diese Situation auch immer sein mag. Die betroffene Person erlebt, dass ein anderer Mensch an ihrer Seite bleibt – auch dann, wenn es sich um eine negative Lebensdimension handelt.
- Auch die verbale Kommunikation ist responsiv. Die Fachperson greift die Sprache, die Worte, den Rhythmus und das Tempo der betroffenen Person auf. Es geht darum, aufmerksam zuzuhören – ohne vorgefertigte, klassifizierende Schemata oder therapeutische Gesprächstechniken. Die Antworten sind weder als professionelle Urteile noch als diagnostische Hypothesen formuliert (Seikkula, 2011).

- Es entsteht keine Hierarchie in der Begegnung. Die betroffene Person fühlt sich nicht mehr abgeschnitten von anderen Menschen (Anderson, 2007).
- Responsivität ermöglicht geteilte Wounded Humanity.

Die Philosophie der Antwortlichkeit lässt sich ergänzen durch das Konzept der „Therapeutischen Präsenz" (Geller & Porges, 2014). Es basiert auf neurobiologischen Prämissen und bietet eine weitere Möglichkeit, Responsivität in den helfenden Berufen umzusetzen. Antwortlichkeit und Therapeutische Präsenz sind Konzepte, die neurobiologisch unbewusste Co-Regulation in ein bewusstes, strukturiertes Geschehen überführen.

19.2 Therapeutische Präsenz

Fachpersonen wirken durch responsive Anwesenheit auf das autonome Nervensystem ihrer Patient*innen (Porges, 2022). Sie übermitteln ein Sicherheitssignal. Zu den sicherheitsgebenden Signalen zählen offene Körperhaltung, direkter Blickkontakt, ruhiger Atem, responsive Mimik, ein entspannter Stimmklang und eine lebendige Sprachmelodie. Diese Signale ermöglichen einen „Calming Effect" (Porges, 2022, S. 4). Aus einem Zustand der erschöpfenden Selbstregulation kehren Patient*innen zurück in die soziale Co-Regulation

Therapeutische Präsenz basiert auf dem Vorgang der Neurozeption (Porges, 2022). Permanent sondiert das Gehirn die Umgebung auf Anzeichen von Gefahr, Bedrohung oder Sicherheit. Neurozeption ist ein ständiger, unbewusster Aufmerksamkeitsprozess. Das autonome Nervensystem prüft kontinuierlich: Ist diese Situation sicher? Droht hier Gefahr? Falls Sicherheitssignale überwiegen, setzt ein vagaler Entspannungszustand ein (Geller & Porges, 2014).

Gesehen, gehört und verstanden zu werden, ist essenziell für Patient*innen. „Das Gefühl, umsorgt zu sein („experience of feeling cared about") reduziert die Ausschüttung von Stresshormonen und versetzt das neuroendokrine System in einen Zustand der Homöostase" (Adler, 2002, S. 883). Therapeutische Präsenz hat somit eine physiologische Basis. „Je mehr Betroffene sich einer sicherheitsgebenden Person anvertrauen können [...], desto mehr reduzieren sich ihre Stresssymptome" (Adler, 2002, 883).

Responsive Nähe, Sharing und Synchronie haben einen physiologischen Effekt. Sie wirken entlastend und entspannend. Vieles spricht dafür, dass das Erleben von „Caring" und „Personenzentrierung", von „Anerkennung" und „Würde" hier einen physiologischen Ursprung hat (Scalabrini, 2024).

Therapeutische Präsenz basiert weitgehend auf nonverbalem Körperdialog. Dies ist eine Rückkehr auf die vorsprachliche Interaktionsebene der frühen Kindheit. Sobald Sprache und Handlung in den Hintergrund treten, ist „relationale Tiefe" möglich (Cooper, 2013). Das beruhigende, sicherheitsgebende Gefühl geteilter biologischer Rhythmen wird spürbar. Durch therapeutische Präsenz bilden Fachperson und Patientin/Patient ein gemeinsames physiologisches und intersubjektives System (Orange, 2009, S. 237). Dabei ist essenziell, dass Fachpersonen ihre eigene ruhige Physiologie einbringen können.

Wortloses Mitsein

„Es gibt Situationen, in denen es wichtig ist, einfach nur ‚da zu sein' und ‚präsent zu sein'. Präsenz ist wichtiger als das, was wir sagen oder machen. Um dem Patienten das Gefühl zu vermitteln: Die Pflegenden sind an meiner Seite. Sie sind bei mir. Und sie gehen diesen ganzen Weg mit mir" (Morberg Jämterud, 2016, S. 116). Für Patient*innen ist das Präsentbleiben der Fachpersonen eine Schlüsselerfahrung: „Sie waren einfach nur bei mir. Ohne etwas zu sagen. Ohne etwas zu machen. Sie waren einfach nur da. Dadurch fühlte ich mich besser" (Hessel, 2009, S. 278).

Patient*innen machen die Erfahrung, dass sie einer Situation nicht allein ausgesetzt sind. Insbesondere in Krisen und Grenzsituationen halten Fachpersonen das Präsentsein für essenziell: „Ich setze mich zur Patientin und bleibe bei ihr im Zimmer – in dieser Situation der Machtlosigkeit [...] Das bedeutet für mich, die Grenzen anzuerkennen, in der wir uns als Menschen manchmal befinden. [...]. Das kann unerträglich sein. Wir sollten präsent sein, um die Situation mit dem Patienten zu teilen" (Morberg Jämterud, 2016, S. 116). Oft fällt es nicht leicht, anwesend zu bleiben: „Es kann sein, dass man nicht die Kraft hat. Etwas hält einen zurück. Aber dann sage ich mir: Ich werde dableiben. Wir gehen mit dem Patienten – den ganzen Weg. Wir bleiben in seiner Nähe. Wir verlassen den Patienten nicht. Dadurch bewahren wir die menschliche Würde" (Morberg Jämterud, 2016, S. 216).

Therapeutische Präsenz erweist sich als Rückkehr zu einer Beziehungsqualität, die in der frühen Kindheit erreichbar war. Sobald Worte und Handlungen in den Hintergrund treten, entsteht Raum für eine andere Erfahrungsqualität. Wortloses Mitsein, gleiche Rhythmen, mimisches und gestisches Feedback – all das erinnert an die „frühesten Wurzeln des menschlichen Erlebens, als zwei Lebewesen eine biologische Einheit bildeten" (Shore, 2004, S. 1).

Es ist eine Rückkehr zum ursprünglichen symbiotischen Zustand – erlebbar als „Being with" (Zusammensein), „Safety" (Sicherheit), „Holding" (Halten) und

„Affirmation" (Bestätigung). Patient*innen erleben dies als einen „Raum, der sie hält" (Finlay & Evans, 2022, S. 36). In diesem Raum können Patient*innen sie selbst sein – mit ihrem Verletzlichsein, ihrer Erschöpfung, ihrem Nicht-mehr-können.

Ein relationales Zuhause

In Situationen der Krankheit, des Traumas oder des Verlustes fühlen Menschen sich ‚hautlos' und exponiert. Die Vorstellung des eigenen Unversehrtseins und der schützenden Grenzen ist zerbrochen. Umso wichtiger ist es, dass sie ein responsives Gegenüber erleben. Gefragt ist eine Fachperson, die bereit ist, sich in ihre negative Lebensdimension hineinzubegeben: „Wir dürfen uns nicht von der negativen Erfahrung eines anderen abwenden, indem wir falsche Zusicherungen machen – über die Zeit, die alle Wunden heilt, oder leere Phrasen über Loslassen und Weitermachen. Dies sind Abwehrreaktionen. So reagieren wir, wenn uns ein anderer Mensch mit unserer eigenen Endlichkeit und Verletzlichkeit konfrontiert. Daher distanzieren wir uns" (Stolorow, 2013, S. 388). Für Patient*innen tritt ein Wendepunkt ein, wenn Fachpersonen sich nicht gegen das negative Erleben sträuben. Verletzende, unerträgliche Gefühle werden schrittweise erträglicher, wenn ein responsives Gegenüber sie auffängt. Es geht darum, dem verletzten Menschen ein relationales Zuhause für sein Erleben zu bieten. Die Fachperson begibt sich hinein in die Welt der Patientin/des Patienten und nimmt an ihrem und seinem Erleben teil (Stolorow, 2015). Dies setzt voraus, dass die Fachperson sich mit ihrem eigenen Verletzlichsein konfrontiert.

In Situationen der ‚Hautlosigkeit' und ‚Exponiertheit' benötigen Patient*innen eine „Geschwister-Erfahrung" (Kohut, 1984; Kottler, 2015). Es kommt darauf an, dass sie sich in einem Anderen wiederfinden können. Sie suchen eine Erfahrung von „Alikeness" (Kottler, 2015). Im Moment des geteilten Verletzlichseins „konstituieren zwei Individuen eine [...] Einheit" (Buck, 1994, S. 266).

Therapeutische Präsenz bietet Raum für exzessiv negative Erlebnisdimensionen – die Patientin/der Patient darf sie selbst sein – inmitten ihrer Schwäche, ihrer Angst, ihrer Panik, ihrer gefühlten Aussichtslosigkeit. Sie muss nicht befürchten, alleingelassen zu werden (Stolorow & Atwood, 2013; Orange, 2009). Therapeutische Präsenz lindert Gefühle der emotionalen Isolation, des Ausgegrenztseins und des Andersseins. Dadurch werden diese Erfahrungen ‚bewohnbar'. Fachpersonen bringen Menschen „von den Rändern des ‚Andersseins' und dem Gefühl der Entfremdung" zu einem Ort, an dem sie sein können (Kottler, 2015, S. 387). Dieses Zuhause ist nicht ihr eigenes Selbst oder ihr eigener Körper. Das Zuhause ist die soziale Nähe und Responsivität eines anderen Menschen. Ein Zuhause entsteht dort,

- wo die psychischen und physischen Bedürfnisse eines Menschen geteilt und angenommen werden
- wo die emotionale Situation einer Patientin/eines Patienten durch Resonanz beantwortet und gespiegelt wird
- wo ein Mensch sich anerkannt fühlt – so wie er ist, in seinem Verletzlichsein, seiner Schwäche und Hilfebedürftigkeit
- wo die emotionale Isolation eines Menschen durchbrochen wird – weil ein anderer Mensch sich hineinbegibt in sein Erleben, statt sich abzuwenden (Finlay & Evans, 2022).

Ein relationales Zuhause verringert das Empfinden der Hautlosigkeit und des Exponiertseins. Die Patientin/der Patient erlebt eine zweite Haut (Ciccone, 2001).

Die präsente Fachperson

Präsent sein bedeutet, mit einer Person so in Kontakt zu sein, dass sie sich gesehen, gehört und verstanden fühlt (Hessel, 2009). Präsenz lässt sich nicht erzwingen – es handelt sich weder um eine Technik noch um eine Therapiemethode (Geller & Greenberg, 2012). Therapeutische Präsenz umfasst folgende Aspekte:

- **Ungeteilte, absolute Aufmerksamkeit für den anderen Menschen:** Es sollte keinerlei mentale Ablenkung erfolgen (keine Konzentration auf Handlungen, auf Kommunikation, auf vorangegangene Ereignisse des Tages, auf Verpflichtungen im weiteren Tagesverlauf etc.). Neurozeption beruht auf der individuellen Lebenserfahrung. Fehlende Präsenz aktiviert Erinnerungen an frühere Situationen des Nicht-Beachtet-Werdens und der fehlenden Aufmerksamkeit. Dies geschieht beispielsweise, wenn die Fachperson auf die Uhr schaut, den Monitor fixiert, emotional unerreichbar ist oder oberflächlich kommuniziert. Therapeutische Präsenz wirkt als korrigierende Beziehungserfahrung (Malet et al., 2022). Wahrnehmungs- und Erlebensmuster können sich verändern. Durch nachträgliches Sicherheitserleben können neue Nervenzellverbindungen entstehen.
- **Abstandnehmen von kognitiven Schemata und Klassifizierungen:** Einschätzen, Einordnen, Strukturieren und Klassifizieren verhindern therapeutisches Präsentsein. Eine offene Wahrnehmung ist zentral: „Präsenz [...], erfordert, ‚leer' zu sein von persönlichen Bedürfnissen, von der Vorausplanung eigener Reaktionen, Aussagen und Handlungen. Erst dann ist es möglich, sich ausschließlich auf eine einzige Person zu konzentrieren" (Hessel, 2009, S. 278).

Patient*innen nehmen sehr genau wahr, ob Fachpersonen präsent sind. Sie bemerken sofort, dass sie in Eile sind oder auf Distanz gehen. Die Strukturen des Systems bieten jedoch selten Raum für wahre Präsenz.

- **Sichere Verankerung im eigenen Selbst:** Entscheidend ist die Fähigkeit der Fachperson, sich mit negativen Lebensdimensionen zu konfrontieren – ohne dadurch überwältigt zu werden. Wer sicher im eigenen Selbst verankert ist, kann den emotionalen Schmerz des Gegenübers annehmen und mittragen („Containing"). Diese Elastizität im Umgang mit leidvollen Emotionen wirkt haltgebend und strukturierend auf Patient*innen (Shore, 2004).
- **Übergang auf die nonverbale Kommunikationsebene:** Die Beziehungsgestaltung erfolgt über Blickkontakt, Gesichtsausdruck, Gestik und Bewegungsdynamik – gesteuert durch die rechte Gehirnhälfte. Therapeutische Präsenz verlässt die Ebene des Sprachlich-Kognitiven (verbunden mit der linken Gehirnhälfte). Gefragt ist die „Fähigkeit, im Gesicht eines anderen Menschen den Schmerz zu lesen, den er empfindet. Es geht darum, seinen emotionalen Zustand zu verstehen – obwohl er nicht in Worten zum Ausdruck kommt" (Shore, 2004, S. 1).

Je deutlicher Mimik, Gestik und Rhythmik zwischen Fachpersonen und Patient*innen aufeinander abgestimmt sind, desto intensiver ist die erlebte Beziehungsqualität („nonverbale Synchronie"; Ramseyer & Tschacher, 2011). Vor diesem Hintergrund lassen sich mehrere Aspekte einer therapeutischen Haltung zusammenfassen.

Aspekte einer therapeutischen Haltung

- Sich öffnen in absoluter Aufmerksamkeit für die Patientin/den Patienten
- Sich einlassen auf das Erleben und die Empfindungswelt der Patient*innen
- Sich hineinbegeben in negative Lebensdimensionen und Erlebenssituationen der Patient*innen
- Sich an die Seite der Patientin/des Patienten stellen in einer Haltung des Raumgebens, des Aufnehmens, des Auffangens, des Miteinanderteilens, der Resonanz, der Spiegelung, und der Stützung.

Haltung als „therapeutische Präsenz" bedeutet:

- Eine haltende Umwelt für die Patientin/den Patienten gestalten.
- Halt geben, wenn tragende Lebens- und Ich-Strukturen brüchig werden oder wegbrechen.

- Die Klientin/der Klient kann sich so zeigen, wie sie/er ist – körperlich, gedanklich und emotional.
- Eine ‚zweite Haut' bilden, wenn Patient*innen sich ‚hautlos' fühlen.

Die zentrale ‚therapeutische' Botschaft lautet: „Es gibt keine Erfahrung, die nicht gemeinsam getragen und dadurch transformiert werden kann" (Smolenski, 2016, S. 66).

19.3 Soziale und politische Responsivität für Verletzlichsein

Nicht-responsive soziale und politische Umwelten haben „im Lauf der Geschichte dazu beigetragen, Verletzlichsein zu verstärken und sogar zu schaffen" (Le Gall, 2021, S. 343). Somit stellt sich die Frage: Wie könnte Responsivität für Verletzlichsein zum ‚innersten Kern' des Politischen werden? Wie könnte es zur „Daseinsberechtigung der Politik" werden? (Le Gall, 2021, S. 423). Wie könnten responsive Organisationen und Institutionen aussehen?

Um diese Gedankengänge anzuregen, kann das Bild der ‚haltenden' oder ‚umhüllenden' Funktion leitend sein (Mellier et al., 2023). Wann ist gewährleistet, dass eine Institution oder eine Gesellschaft haltende oder umhüllende Funktionen übernehmen kann? Wie können Institutionen und Gesellschaften eine Kontinuität des Lebens sicherstellen, nachdem die psychische Hülle oder die familiäre Hülle eines Menschen zerrissen ist? Wie können sie die Funktion einer zweiten Haut übernehmen? Ausgehend von diesem Denkbild ergeben sich Anforderungen an Gesellschaften und an politische Systeme.

Regime, Systeme und Gesellschaften können als chronische Stressoren wirken. Dies trifft zu, wenn sie keine haltenden Strukturen für menschliche Verletzungsverhältnisse bereitstellen. In Gesellschaften mit hoher Dominanzorientierung hat der sozioökonomische Status entscheidenden Einfluss auf die Gesundheit (Sapolsky, 2004). Dies gilt besonders für stressbezogene Erkrankungen. Je geringer der sozioökonomische Status, desto zahlreicher sind die Stressoren, denen Menschen ausgesetzt sind (Sapolsky, 2004). Ihre Exposition an Stress erfolgt häufiger, länger und intensiver. Eine chronische Aktivierung der Stressreaktion ist die Folge.

Gesellschaften und Regime, die keine haltenden und responsiven Strukturen bereitstellen, setzen einen großen Teil der Bevölkerung unter chronischen Stress. Institutionelle und politische „Hüllen" haben eine stresslindernde Funktion. Sie bilden eine „institutionelle Haut" und bieten eine haltende Umwelt. Die stresslindernde Hüllenfunktion gesellschaftlicher, politischer und staatlicher Institutionen steht im Gegensatz zur weltweiten Zerstörung der Infrastruktur im Sozial- und Gesundheitswesen (Bloom & Farragher, 2013). Gesellschaften und politische Systeme, die Teile der Bevölkerung von lebenswichtigen Sozial- und Gesundheitsstrukturen fernhalten, fügen Menschen eine Verletzung zu. Dies ist kaum ein Untersuchungsfeld für die Rechtswissenschaft oder die Soziologie.

Ein Versuch, zu sensibilisieren, stellen Begriffsbildungen wie „sozialer Schmerz", „soziales Leiden" oder „politische Traumatisierung" dar. Sie lenken die Aufmerksamkeit auf das Verletzungsgeschehen als Wounded Humanity (Abrutyn, 2023; Javakhishvili, 2018; Renault, 2008; Sztompka, 2000).

19.4 Das soziale Mandat der helfenden Berufe

Menschen in helfenden Berufen haben ein einzigartiges soziales Mandat. Sie sind immer auch Zeug*innen menschlicher Verletzungsverhältnisse. Zeugenschaft ist keine passive, neutrale Rolle (Redfield, 2006). Durch Mitsein teilen Zeug*innen bis zu einem gewissen Grad die Situation des betroffenen Menschen. Zeug*innen werden zu Miterlebenden und Miterleidenden. Sie leisten eine „Würdigung der Person und ihrer Geschichte sowie eine Anerkennung des Erlittenen" (Schauer et al., 2017, S. 306).

Zeugenschaft hat auch eine politische Dimension. Sie ist mit öffentlichem „Speaking out" verbunden (Redfield, 2006). Es geht darum, die sozialen und politischen Ursachen anzusprechen, die zu Verletzungen, Erkrankungen und Traumatisierungen führen: „Menschliche Körper [zeigen] nur die Wahrheit ihrer Leiden – nicht die Wahrheit der Verhältnisse, die zu diesem Leiden führten und weiteres Leiden zur Folge haben werden" (Fassin, 2004, S. 91). Zeug*innen sind in einer einzigartigen Position. Sie nehmen wahr, was *hinter* dem privaten Leiden steht. Es geht um die sozialen und politischen Ursachen, die zu sozialem Leiden führen: „Menschen zu helfen – das ist die eine Seite. Es geht aber auch darum, die Öffentlichkeit aufmerksam zu machen" (Fassin, 2004, S. 74).

Zeug*innen können Verletzungsgeschichten unterbrechen. Dies setzt voraus, dass therapeutische Interventionen eine Fortsetzung finden – in sozialen und soziopolitischen Interventionen. Auf diese Weise fokussieren Zeug*innen nicht nur den einzelnen Menschen in seiner Situation. Sie beziehen auch soziale und politische Ursachen in ihre Aufmerksamkeit ein. Zeug*innen sehen das Problem der sozialen und politischen Responsivität gegenüber menschlichem Verletzlichsein in seiner gesamten Tragweite. Somit ist es zentral, dass Fachpersonen sich nicht nur als Wissenschaftler*innen verstehen. Die Wissenschaft richtet ihr Auge primär auf Fortschritt. Somit scheint es nie Zeit zu geben, um einen Blick zurückzuwerfen (Heath, 2017). „Wie können wir im Gesundheitswesen etwas aus der Geschichte lernen? Wir sollten auch denjenigen Aufmerksamkeit schenken, die unter historischen Ereignissen besonders gelitten haben" (Heath, 2017, S. 1969). Politisch-historische Traumatisierung ereignet sich, wenn Ideologien und Konzepte über die Bedürfnisse realer Menschen gestellt werden. Eine kaum thematisierte Gefahr des menschlichen Verletzlichseins geht von Ideologien aus – wenn eine kollektive soziale Einheit (beispielsweise ein Staat, eine Klasse, eine Nation, eine Religionsgemeinschaft oder eine Ethnie) ihre abstrakten Ideen über die Bedürfnisse realer Menschen stellt. Dadurch wird das Leben des einzelnen Menschen gewaltsam entwertet. Während des 20. Jahrhundert starben schätzungsweise 231 Millionen Menschen als Folge von Krieg, Genozid oder politischem Terror („killed or allowed to die by human decision") (Leitenberg, 2006, S. 9; Hobsbawn, 1995). Bis in die Gegenwart dienen Ideologien und politische Utopien zur „Rechtfertigung" für politische Gewalt. Somit sind Fachpersonen immer auch mit „regime-related traumata" konfrontiert (Javakhishvili, 2018). Es ist wichtig, dass sie eine historische und politische Perspektive einnehmen. Was Menschen geschieht, ist häufig kein privates Einzelschicksal. Es ist die Folge politischer und historischer Verletzungsverhältnisse.

Deep Seeing: Das Fragile, Brüchige, Verletzende der menschlichen Existenz

Neues Wissen „ermöglicht, neue Narrative zu schreiben für das, was wir sind" (Freud, 2022, S. 1). Kommen viele neue Narrative zusammen, „entsteht eine neue Erzählung [...]. Doch wir können keine neuen Narrative mit einem alten Lexikon schreiben. Es gibt Worte, die wir hinter uns lassen müssen. Und es gibt Worte, die so machtvolle Narrative in sich bergen, dass sie die neuen Narrative, die wir schreiben möchten, verdrängen und die neue Erzählung korrumpieren werden" (Freud, 2022, S. 1).

Machtvolle Narrative können im Lauf der Zeit starr werden. Wann können neue, kontrastierende Informationen einfließen? Wie viel Zeit muss vergehen, bis sie zum Tragen kommen? Wie lange dauert es, bis „Veränderungen im Selbstverständnis der Menschen" eintreten? Wann setzt ein Menschenbildwandel ein?" (Schlitz et al., 2010, S. 19). Hinzukommendes Wissen bewirkt noch keine Transformation. Wie lange dauert es, bis sich die Art und Weise verändert, in der Menschen sich selbst verstehen? (Schlitz et al., 2010).

Geht es um einen Wandel des Menschbildes, liegt die machtvollste Grenze in der menschlichen Psyche. Sie besteht im Bedürfnis, „das Fragile, Brüchige, Verletzende der menschlichen Existenz zu übertünchen – das Ausgesetztsein an Verletzung und Gebrochenheit, an Entbehrung und Zerstörbarkeit“ (Ruti, 2008, S. 483).

Menschen in helfenden Berufen sehen Tag für Tag dem Fragilen, Brüchigen, Verletzenden des menschlichen Lebens ins Auge. Ihr Menschenbild entscheidet über tiefes Sehen („deep seeing“) oder oberflächliches Sehen („superficial seeing“) (Shapiro et al., 2006, S. 266). Deep Seeing ermöglicht, sich mit dem Gesehenen „verbunden zu fühlen“ (Masschelein, 2010, S. 44). In diesem Sinn bedeutet Deep Seeing: „Wir sind diejenigen, die jetzt Teil jeder Einsamkeit, jedes Leidens, jeder Trauer und jeder Trennung sind. Wir sind diejenigen, die im Dunkeln sind. [...] Wir sind alle und niemand. Wir sind vielfache Identitäten. Wir sind jeder“ (Cholič, 2022, S. 42).

Literatur

Abrutyn, S. (2023). Towards a sociological theory of social pain. *Journal for Theory of Social Behaviour, 53*(3), 351–371.

Adler, H. (2002). The sociophysiology of caring in the doctor-patient relationship. *Journal of General Internal Medicine, 17*, 883–890.

Anderson, H. (2007). In the space between people. Seikkula's Open Dialogue approach. *Journal of Marital and Family Therapy, 28*(3), 279–281.

Bakhtin, M. (1993). *Towards a philosophy of act*. University of Texas Press. https://doi.org/10.7560/765344-004

Bakhtin, M. (1986). *Speech genres and other late essays*. University of Texas Press. https://doi.org/10.7560/720466

Bakhtin, M. (1984). *Problems of Dostoevsky's poetics*. University of Minnesota Press. https://doi.org/10.5749/j.ctt22727z1

Bloom, S. & Farragher, B. (2013). *Destroying sanctuary: The crisis in human service delivery systems*. Oxford University Press.

Bornstein, M. & Esposito, G. (2023). Coregulation: A multilevel approach via biology and behavior. *Children, 10*(8), 1323. https://doi.org/10.3390/children10081323

Bromberg, P. (1996). Standing in the spaces: The multiplicity of self and the psychoanalytic relationship. *Contemporary Psychoanalysis, 32*, 509–535. https://doi.org/10.1080/00107530.1996.10746334

Buck, R. (1994). The neuropsychology of communication: Spontaneous and symbolic aspects. *Journal of Pragmatics, 22*, 265–278. https://doi.org/10.1016/0378-2166(94)90112-0

Cooper, M. (2013). Experiencing relational depth in therapy: What we know so far. In R. Knox, D. Murphy, S. Wiggins & M. Cooper (Eds.), *Relational depth: New perspectives and developments* (pp. 62–76). Palgrave Macmillan.

Cholič, V. (2022). Le cri qui cherche la bouche. In P. Chamoiseau, M. Le Bris (Hrsg.), *Refusons l'inhumaine ! Les écrivains aux côtés des migrants* (S. 209–214). Philippe Rey.

Ciccone, A. (2001). Enveloppe psychique et fonction contenante : modèles et pratiques. *Cahiers de Psychologie Clinique, 2*(117), 81–102. https://doi.org/10.3917/cpc.017.0081

Davydov, J. (2021). *«Трагедия культуры» и ответственность индивида (Г. Зиммель и М. Бахтин). Вопросы литературы.* https://voplit.ru/2021/01/14/tragediya-kultury-i-otvetstvennost-individa-g-zemmel-i-m-bahtin/

Fassin, D. (2004). La cause des victimes. L'Humanitaire. *Les Temps Modernes, 59*(627), 73–91. https://doi.org/10.3917/ltm.627.0073

Finlay, L. & Evans, J. (2022). The transformative experience of finding a relational home with a psychotherapist. *European Journal of Qualitative Research in Psychotherapy, 12*, 29–46.

Freud, B. (2022). *Writing new narratives for a new system.* Education Reimagined. https://education-reimagined.org/writing-a-new-narrative-for-a-new-system/

Geller, S. & Porges, S. (2014). Therapeutic presence: Neurophysiological mechanisms mediating feeling safe in therapeutic relationships. *Journal of Psychotherapy Integration, 24*(3), 178–192. https://doi.org/10.1037/a0037511

Geller, S. & Greenberg, L. (2012). *Therapeutic Presence: A mindful approach to effective therapy.* American Psychological Association. https://doi.org/10.1037/13485-000

Heath, I. (2017). The missing person: The outcome of the rule-based totalitarianism of too much contemporary healthcare. *Patient Education and Counselling, 100*(11), 1969–1974.

Hessel, J. (2009). Presence in nursing practice: a concept analysis. *Holistic Nursing Practice, 23*(5), 276–281. https://doi.org/10.1097/HNP.0b013e3181b66cb5

Hobsbawn, E. (1995). *Age of extremes: The short twentieth century* 1914–1991. Abacus.

Javakhishvili, J. (2018). *Trauma caused by the repressions of totalitarian regime in Georgia and its transgenerational transmission.* Ilia State University.

Juzwik, M. (2004). Towards an Ethics of Answerability: Reconsidering Dialogism in Sociocultural Literacy Research. *College Composition and Communication, 55*(3), 536–567. https://doi.org/10.58680/ccc20042765

Kohut, H. (1984). *How does analysis cure?* University of Chicago Press. https://doi.org/10.7208/chicago/9780226006147.001.0001

Kottler, A. (2015). Feeling at home, belonging, and being human: Kohut, self psychology, twinship, and alienation. *International Journal of Psychoanalytic Self Psychology, 10*(4), 378–389. https://doi.org/10.1080/15551024.2015.1074000

Le Gall, Y. (2021). *Le roman britannique contemporain au défi de la vulnérabilité : M. Amis, J. Coe, J. McGregor, D. Mitchell, P. Neate.* Université Paul Valéry Montpellier III.

Leitenberg, M. (2006). *Deaths in wars and conflicts in the 20th century.* Cornell University Peace Studies Program.

Malet, P., Bioy, A. & Santarpia, A. (2022). Clinical perspectives on the notion of presence. *Frontiers of Psychology, 2*(13), 783417. https://doi.org/10.3389/fpsyg.2022.783417

Masschelein, J. (2010). Educating the gaze: the idea of poor pedagogy. *Ethics and Education, 5*(1), 43–53. https://doi.org/10.1080/17449641003590621

Mellier, D., Houzel, D., Kaës, R., Mazéas, D., Anzieu-Premmereur, C., Ravit, M., Amado, G., Lhuillier, D. & Pinel, J.-P. (2023). *L'enveloppe psychique. Souffrance, psychopathologie et associativité.* Dunod. https://doi.org/10.3917/dunod.melli.2023.01.0169

Morberg Jämterud, S. (2016). *Human Dignity: A Study in Medical Ethics.* Dissertation, Uppsala University.

Orange, D. (2009). Intersubjective systems theory: a fallibilist's journey. *Annuals of the New York Academy of Sciences, 4*(1159), 237–248.

Pinel, E. (2018). Existential isolation and I-sharing: Interpersonal and intergroup implications. *Current Opinion in Psychology, 23*, 84–87. https://doi.org/10.1016/j.copsyc.2018.01.002

Pinel, E., Long, A., Landau, M., Alexander, K. & Pyszczynski, T. (2006). Seeing I to I: A pathway to interpersonal connectedness. *Journal of Personality and Social Psychology, 90*, 243–257. https://doi.org/10.1037/0022-3514.90.2.243

Porges, S. (2022). Polyvagal Theory: A science of safety. *Frontiers of Integrative Neuroscience, 10*(16), 871227. https://doi.org/10.3389/fnint.2022.871227

Ramseyer, F. & Tschacher, W. (2011). Nonverbal synchrony in psychotherapy: coordinated body movement reflects relationship quality and outcome. *Journal of Consultation in Clinical Psychology, 79*(3), 284–295. https://doi.org/10.1037/a0023419

Redfield, P. (2006). A less modest witness: Collective advocacy and motivated truth in a medical humanitarian movement. *American Ethnologist, 33*(1), 3–26. https://doi.org/10.1525/ae.2006.33.1.3

Renault, E. (2008). *Souffrances sociales: Philosophie, psychologie et politique*. La Découverte.

Rothschild, H. (1993). Waiting for answerability: Bakhtin and composition studies. *Composition and Communication, 44*(3), 331–348. https://doi.org/10.58680/ccc19938825

Ruti, M. (2008). The fall of fantasies: A Lacanian reading of lack. *Journal of the American Psychoanalytical Association, 56*(2), 483–508. https://doi.org/10.1177/0003065108319687

Sapolsky, R. (2004). Social status and health in humans and other animals. *Annual Review of Anthropology, 33*, 393–418.

Scalabrini, A. (2024). Through the cracks of consciousness – The relevance of temporal dynamics for the psychological baseline of the self and its dissociative counterpart: A commentary on "Beyond task response-Pre-stimulus activity modulates contents of consciousness" by Northoff, Zilio, and Zhang. *Physics of Life, 50*, 100–102. https://doi.org/10.1016/j.plrev.2024.07.002

Schauer, M., Elbert, T. & Neuner, F. (2017). Narrative Expositionstherapie (NET) für Menschen nach Gewalt und Flucht: Ein Einblick in das Verfahren [Narrative Exposure Therapy (NET) for survivors of violence and forced migration. A glimpse at the intervention]. *Psychotherapeut, 62*(4), 306–313. https://doi.org/10.1016/B978-3-437-24571-8.00024-1

Schlitz, M., Vieten, C. & Miller, E. (2010). Worldview transformation and the development of social consciousness. *Journal of Consciousness Studies, 17*(7–8), 18–36.

Seikkula, J. (2011). Becoming dialogical: Psychotherapy or a way of life? *The Australian and New Zealand Journal of Family Therapy, 32*(3), 179–193. https://doi.org/10.1375/anft.32.3.179

Seikkula, J., Aaltonen, J., Alakare, B., Haarakangas, K., Keranen, J., & Lethinen, K. (2006). Five-year experience of first-episode nonaffective psychoses in open-dialogue approach: Treatment principles, follow-up outcomes, and two case studies. *Psychotherapy Research, 16*(2), 214–228. https://doi.org/10.1080/10503300500268490

Shapiro, J., Rucker, L. & Beck, J. (2006). Training the clinical eye and mind: using the arts to develop medical students' observational and pattern recognition skills. *Medical Education, 40*(3), 263–268. https://doi.org/10.1111/j.1365-2929.2006.02389.x

Shore, A. (2004). *Bindung, Rechtshirn und Lebensbewaltigung*. ZIST GmbH.

Smolenski, N. (2016). *The psychoanalytic method of George Atwood*. http://www.georgeatwood.com/uploads/7/3/4/6/7346190/the_psychoanalytic_method_of_george_atwo.pdf

Spektor, A. (2017). In search of the human: Mikhail Bakhtin's wartime notebooks. *Slavic and East European Journal, 61*(2), 233–254. https://doi.org/10.30851/612005

Stolorow, R.D. (2015). The phenomenological-contextual, existential, and ethical perspective of emotional trauma. *Psychoanalytical Review, 102*(1), 123–138. https://doi.org/10.1521/prev.2015.102.1.123

Stolorow, R.D. (2013). Intersubjective Systems Theory. A phenomenological-contextualist psychoanalytic perspective. *Psychoanalytic Dialogues, 23*, 383–389. https://doi.org/10.1080/10481885.2013.810486

Stolorow, R.D. & Atwood, G. (2013). The tragic and the metaphysical in philosophy and psychoanalysis. *Psychoanalitical Review, 100*(3), 405–421. https://doi.org/10.1521/prev.2013.100.3.405

Sztompka, P. (2000). The ambivalence of social change – triumph or trauma? *Polish Sociological Review, 131*, 275–290.

Teil 4: Fragile Narrative

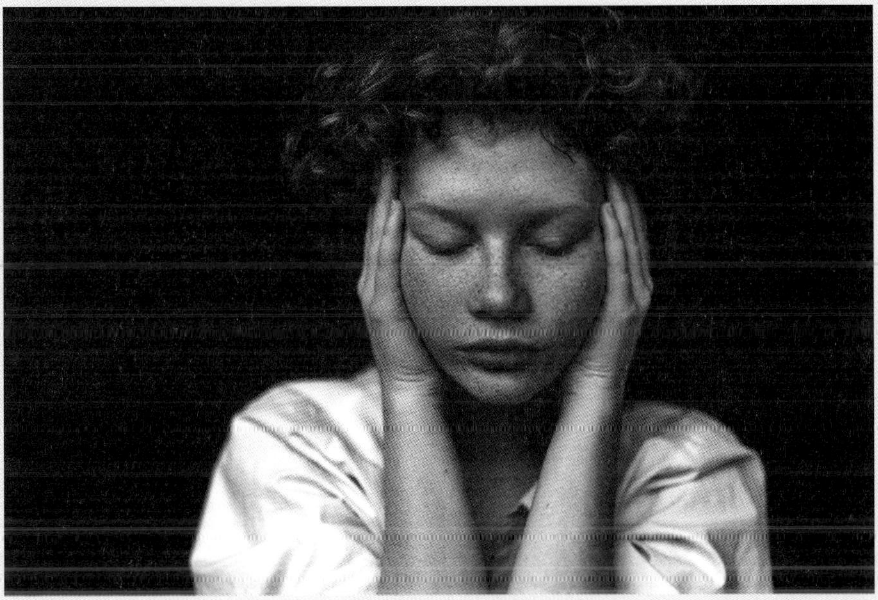

20 Zerbrechliche Gegengeschichten

Zur Fragilität des Menschen gehören „fragile Narrative". Sie stellen die traditionellen, dominanten Erzählungen in Frage (Lyotard, 1979) Zugleich laden sie dazu ein, Gegengeschichten zu gestalten – zu den kulturell dominierenden Erzählungen (‚master narratives') (Lindemann-Nelson, 2001). Es geht es um das Hörbarmachen jeder einzelnen, fragilen Stimme – um Menschenerzählungen und Menschenschicksale zu einer bestimmten Zeit, an einem bestimmten Ort. Jeder Mensch kann seine eigene Geschichte nur selbst erzählen. Umso wichtiger ist es, dass Fachpersonen die Hörer*innen und Empfänger*innen dieser Geschichten sind. „Neue Narrative für das, was wir sind", beginnen jeden Tag, jede Stunde (Freud, 2022). Sie setzen ein, sobald Fachpersonen und Patient*innen füreinander ein Spiegel ihres eigenen Menschseins werden.

Vor diesem Hintergrund sind die zusammenfassenden Thesen der Anthropologie des verletzlichen Menschen zu verstehen. Sie sind als Anregung gedacht. Jede Leserin, jeder Leser kann sie auf ihrer eigene Weise schreiben, weiterschreiben und immer wieder neu schreiben.

20.1 Zusammenfassende Thesen

> Ich fühlte mich existenziell, körperlich und emotional verletzlich. Doch diese Verletzlichkeit fand kein Obdach, kein Zuhause … (Coburn, 2019, S. 142).

1. Der Mensch ist verletzlich, weil er ein symbiotisches Lebewesen ist. Die Gesellschaft behandelt den Menschen als autonomes Individuum. Doch die Biologie, die Physiologie und die Bedürfnisse des Menschen lassen sich als symbiotisch charakterisieren (Gilbert, 2014). Individualisierende Kulturen steigern das Ver-

letzlichsein des Menschen ins Extreme. Dies ist „das große Drama der nicht realisierten Beziehungen in der Welt“ (Kickasola, 2004, nach Troy, 2017).

2. Der Mensch ist verletzlich, weil seine Lebensprozesse auf eine ‚soziale Ökologie‘ ausgerichtet sind (Beckes & Sbarra, 2022). „So sehr wir uns auch als selbstgenügsame Individuen sehen – unser Gehirn erzählt eine andere Geschichte. [...]. Wir bemühen uns, so zu tun, als könnten wir allein funktionieren. Doch die Neurowissenschaft erinnert uns immer wieder daran: Soziales Verbundensein ist in der Architektur unseres Gehirns tief verankert“ (Neff, 2025, S. 1). Responsive soziale Nähe und Co-Regulation bilden den Grund- und Ruhezustand des menschlichen Gehirns. Trennung, Verlust und Abwesenheit führen zu Dysregulation und unterbrechen Entwicklungsprozesse. Es sind die Trennungen und Verluste, die dem menschlichen Leben seine tragische Struktur verleihen – „durch die universelle Erfahrung der Unbeständigkeit, der Entbehrung, des unvermeidlichen Verlustes und der Endlichkeit“ (Slavin, 2016, S. 537).

3. Der Mensch ist verletzlich, weil Gesundheit responsive soziale Nähe voraussetzt (‚Relational Health‘) (Garner & Yogman, 2021). Soziale Nähe senkt die kardiovaskuläre Erregung, hemmt die Ausschüttung von Stresshormonen und reduziert die bedrohungsbedingte neuronale Aktivierung. Hingegen sind soziale Exklusion, Isolation, Dominanz und Demütigung starke Quellen von Stress (Beckes & Coan, 2011). Individualisierte Kulturen erschöpfen den Menschen (Ehrenberg, 1998). Gesellschaften und politische Systeme ohne Responsivität für Verletzlichsein wirken als Stressoren (Sapolsky 2004).

4. Der Mensch ist verletzlich, weil er keine schützende Körpergrenze hat. „Ohne die Erfahrung einer sicher schützenden Haut kann ein Mensch nicht überleben“ (Lafrance, 2013, S. 1). Das Vorstellungsbild eines ‚Haut-Ich‘ und eines ‚Enveloppe Psychique‘ verhindern das Gefühl, hautlos zu sein. Doch ein ‚Enveloppe Psychique‘ kann zerbrechen – durch schwere Krankheit, Traumatisierung, invasive Therapien, Verluste, Trennungen oder soziale Fragilität. Dann ist der Mensch auf institutionelle Hüllen angewiesen. Oft fehlen sie, sind porös oder zu schwach (Mellier et al., 2023). Dadurch erhöht sich das Verletzlichsein des Menschen ins Extreme. Ein „Universum des Verletzlichseins“ entsteht (Soulet, 2009, S. 75).

5. Der Mensch ist verletzlich, weil sein Ich fragil und dissoziativ ist (Bromberg, 1996; Howell, 2005). Ob ein Ich stabil oder fragil ist, hängt von seinem Gegenüber ab (Orange et al., 2001). Findet ein Ich bei seinem Gegenüber ein responsives, relati-

onales Zuhause, erreicht es Stabilität. Je fragiler ein Ich ist, desto häufiger war es mit unresponsiven Umwelten konfrontiert. Um mit psychischen Verletzungen leben zu können, entstehen permanent neue „Self-States“ (Bromberg, 1996). Je nach Beziehungsqualität kann ein Mensch von sich sagen: „Heute bin ich eine Einheit. Morgen werde ich wieder zersplittern ...” (Bromberg, 1996, S. 515).

6. Der Mensch ist verletzlich, weil er auf Synchronisierung angewiesen ist. Bevor er zur Welt kommt, macht er eine prägende Erfahrung: „Die Abstimmung biologischer und verhaltensbezogener Rhythmen ..., die Angleichung der Herzfrequenz, der Atemfrequenz und der Körpermotorik“ (Novotny & Bente, 2022, S. 487). Die Angleichung zweier biologischer Systeme hat einen starken Effekt: Sie aktiviert Gehirnbereiche, die Zufriedenheit und Sicherheit auslösen (Novotny & Bente, 2022). Synchronisierung wirkt physiologisch entlastend: „Wer synchrone Handlungen wahrnimmt und ausführt, benötigt nur minimale neuronale Energie im Vergleich mit einer Person, die asynchrone Handlungen sieht und vollzieht“ (Novotny & Bente, 2022, S. 488). Synchronisierung vermittelt die Erfahrung: Ich bin nicht allein. Was ich brauche, kommt mir hilfreich entgegen.

7. Der Mensch ist verletzlich, weil er auf eine ‚Geschwister‘-Erfahrung angewiesen ist, um sich als Mensch wahrgenommen zu fühlen (Kohut, 1984; Kottler, 2015). Er benötigt die Vorstellung, dass ein anderer Mensch seine Lebenssituation ähnlich erlebt wie er („I-Sharing“; Pinel et al., 2006). Das Bedürfnis nach einer gemeinsamen Realität ist besonders intensiv in Situationen der Krankheit, des Traumas, des Verlustes und des Sterbens. Wer ist das Gegenüber, das „die Dunkelheit teilt“? (Stolorow, 2015, S. 136).

8. Der Mensch ist verletzlich, weil er ein dialogisches Wesen ist. „Sein ganzes Leben lang nimmt er am Dialog teil – mit seinen Augen, Lippen, Händen, mit seiner Psyche und seinem Verstand, mit seinem Körper und seinen Handlungen“ (Bakhtin, 1984, S. 293). Der Mensch hat das Bedürfnis nach Antwort von seinem Gegenüber. Dieses Antwortbedürfnis hat tiefe biologischen Wurzeln. Sie liegen im Erleben der frühen antwortenden Synchronie. Ein Leben lang ist für den Menschen „nichts schmerzhafter, als nicht gehört und nicht gesehen zu werden – und keine Antwort zu erhalten“ (Bakhtin, 1986, S. 127). In jeder Sekunde ereignen sich Antwortlichkeit oder Nicht-Antwortlichkeit gegenüber einem anderen Menschen – in jeder Gestik und Mimik, in jedem Wort und in jeder Handlung. Nicht ‚Was ist der Mensch?‘ lautet die zentrale Frage der Anthropologie – sondern ‚Wie gehen Menschen miteinander um? Wie antworten sie einander?‘

20.2 Was ist das ‚Therapeutische'?

„Die Interaktion zwischen Patienten und [Fachpersonen] ... gilt oft als ‚Kunst', die sich kaum beschreiben lässt. Auf welchen neuronalen Mechanismen basiert diese Interaktion? Die Antwort war bis vor kurzem unbekannt" (Ellingsen et al., 2020, S. 1). Heute stellen die Neurowissenschaften wertvolle Konzepte zur Verfügung, um das ‚Therapeutische' zu beschreiben. Zu diesen Konzepten gehören Co-Regulation, der „regulierende Andere", Synchronisierung, Neurozeption oder „Optimale Responsivität". An diesen Konzepten orientieren sich die folgenden Thesen zur Frage: Was ist das ‚Therapeutische'?

1. Therapeutisch wirkt die Rückkehr aus einem erschöpfenden Zustand der Selbstregulation in einen entlastenden Zustand der Co-Regulation.

2. Das Erleben responsiver, bedrohungsfreier sozialer Nähe bildet den Kern der therapeutischen Erfahrung. Ein befreiender Wechsel vom Selbstschutz zum relationalen Schutz wird dadurch möglich (Geist, 2016).

3. Als Basis des ‚Therapeutischen' wirkt die Neurozeption (Porges, 2022). Das Nervensystem ortet kontinuierlich Signale der Bedrohung und der Sicherheit. Fachpersonen vermitteln Signale der Sicherheit durch Mimik, Gestik, Augenkontakt und Sprachmelodie. Diese Signale wirken stresslindernd. Sie reduzieren die angespannte Wachsamkeit der Patient*innen. Ein physiologischer Zustand setzt ein, der Offenheit ermöglicht – Offenheit für die stresslindernde, emotionsregulierende Präsenz der Fachperson. Sie kann ihren eigenen beruhigten Zustand auf die Patientin/den Patienten übertragen. Ein physiologisches Milieu für energieaufbauende, regenerierende, heilsame Prozesse entsteht (Porges, 2022).

4. Synchronisierung wirkt therapeutisch. Wer Synchronie erlebt, kann in einen physiologisch entlastenden Zustand übergehen - der Energieaufwand lässt nach. Synchronie aktiviert Gehirngebiete, die Zufriedenheit auslösen (Novotny & Bente, 2022). Insbesondere in Krankheits- und Krisensituationen ist entlastende Synchronie wichtig.

5. „Optimale Responsivität" hat einen hohen therapeutischen Stellenwert (Bacal, 1985). Die Patientin/der Patient erlebt, dass „das Echo empathischer Resonanz in dieser Welt tatsächlich vorhanden ist" (Kohut, 1984, S. 78). Durch responsive therapeutische Präsenz bilden Fachperson und Patientin/Patient „eine biologische Einheit" – ein gemeinsames physiologisches und interaffek-

tives System (Buck, 1994, S. 266; Becker & Streeck-Fischer, 2003). Das Therapeutische wäre somit eine vorübergehende Rückkehr zu den responsiven Regulationsprozessen, die sich am Beginn des Lebens ereigneten.

6. Nonverbales Mitsein ist eine unterschätzte therapeutische Erfahrung. Sobald verbale Kommunikation und gezielte Interventionen wegfallen, entsteht Raum für „relationale Tiefe“ (Cooper, 2013). Patient*innen erleben „eine außerordentliche Tiefe des menschlichen Kontakts“ (Wiggins et al. 2012, S. 2). Sie erfahren ein „Verbundensein ohne Worte“ – wie in der präverbalen Phase der Kindheit (Wiggins et al., S. 2). „Relationale Tiefe“ ermöglicht Patient*innen, ‚aus sich herauszugehen‘ und sich anvertrauen. Das Gefühl, sich selbst schützen zu müssen, lässt nach (Wiggins et al. 2012).

7. Therapeutische Präsenz bedeutet, mit einer Person so in Kontakt zu sein, dass sie sich gesehen, gehört und verstanden fühlt (Hessel, 2009). Dies setzt voraus, sich als Fachperson auf das Erleben der Patientin/des Patienten einlassen zu können. Es ist eine Schlüsselerfahrung für Patient*innen, wenn Fachpersonen auf ihre negativen Lebensdimensionen eingehen. Dies erleben sie als „Ausdruck des gemeinsamen Betroffenseins“ (Becker & Streeck-Fischer, 2012, S. 357). Sie machen eine „Geschwistererfahrung“ (Kohut, 1984). Auch die extremsten, dunkelsten Erfahrungen lassen sich teilen (Stolorow, 2015)

Literatur

Bacal, H. (1985). Optimal responsiveness and the therapeutic process. In A. Goldberg (Ed.), *Progress in self psychology* (Vol. I, pp. 202–227). Analytic Press.

Bakhtin, M. (1984). *Problems of Dostojevskij's poetics: Theory and history of literature*. Manchester University Press.

Bakhtin, M. (1986). *Speech genres and other late essays*. University of Texas Press.

Becker, T. & Streeck-Fischer, A. (2012). Rechtshemisphärisch aushalten statt linkshemisphärisch deuten – Projektive Identifizierung als interpersonaler Mechanismus zur Entwicklung der Fähigkeit zur Affektregulation. *Praxis der Kinderpsychologie und Kinderpsychiatrie, 61*(5), 318–359.

Becker, T. & Streeck-Fischer, A. (2003). *Rechtshemisphärisch aushalten statt linkshemisphärisch deuten – Projektive Identifizierung als interpersonaler Mechanismus zur Entwicklung der Fähigkeit zur Affektregulation*. Vandenhoeck & Ruprecht.

Beckes, L. & Coan, J. (2011). Social baseline theory: the role of social proximity in emotion and economy of action. *Social and Personality Psychology Compass, 5*, 976–988. https://doi.org/10.1111/j.1751-9004.2011.00400.x

Beckes, L. & Sbarra, D. (2022). Social baseline theory: State of the science and new directions. *Current Opinion in Psychology, 3*(43), 36–41. https://doi.org/10.1016/j.copsyc.2021.06.004

Bromberg, P. (1996). Standing in the spaces: The multiplicity of self and the psychoanalytic relationship. *Contemporary Psychoanalysis, 32*, 509–535.

Buck, R. (1994). The neuropsychology of communication: Spontaneous and symbolic aspects. *Journal of Pragmatics, 22*, 265–278. https://doi.org/10.1016/0378-2166(94)90112-0

Coburn, W. (2019). An imaginative turn in psychoanalysis: Commentary on Peter Maduro's "In defense of illusion: Creative agency, or the imagination, in the tolerance of existential anxiety and grief." *Psychoanalysis, Self and Context, 14*(2), 137–145. https://doi.org/10.1080/24720038.2019.1586907

Cooper, M. (2013). Experiencing relational depth in therapy: What we know so far. In R. Knox, D. Murphy, S. Wiggins & M. Cooper (Eds.), *Relational depth: New perspectives and developments* (pp. 62–76). Palgrave Macmillan.

Ehrenberg, A. (1998). *La fatigue d'être soi. Dépression et société*. Odile Jacob.

Ellingsen, D., Isenburg, K., Jung, C., Lee, J., Gerber, J., Mawla, I. & Napadow, V. (2020). Dynamic brain-to-brain concordance and behavioral mirroring as a mechanism of the patient-clinician interaction. *Science Advances, 6*(43), eabc1304.

Freud, B. (2022). *Writing new narratives for a new system*. Education Reimagined. https://education-reimagined.org/writing-a-new-narrative-for-a-new-system/

Garner, A. & Yogman, M. (2021). Preventing childhood toxic stress: partnering with families and communities to promote relational health. *Pediatrics, 148*, e2021052582

Geist, R. (2016). From self-protection to relational protectiveness: The modification of defensive structures. *International Journal of Psychoanalytic Self Psychology, 11*(4),368–380.

Gilbert, S. (2014). Symbiosis as the way of eukaryotic life: The dependent co-origination of the body. *Journal of Biosciences, 39*(2), 201–209. https://doi.org/10.1007/s12038-013-9343-6

Hessel, J. (2009). Presence in nursing practice: a concept analysis. *Holistic Nursing Practice, 23*(5), 276–281.

Howell, E. (2005). *The dissociative mind*. Analytic Press.

Kohut, H. (1984). *How does analysis cure?* University of Chicago Press. https://doi.org/10.7208/chicago/9780226006147.001.0001

Kottler, A. (2015). Feeling at home, belonging, and being human: Kohut, self psychology, twinship, and alienation. *International Journal of Psychoanalytic Self Psychology, 10*(4), 378–389. https://doi.org/10.1080/15551024.2015.1074000

Lafrance, M. (2013). From the skin-ego to the psychic envelope. An introduction to the work of Didier Anzieu. In M. Lafrance (Ed.), *Skin, Culture and Psychoanalysis* (pp. 16–44). Springer.

Lindemann-Nelson, H. (2001). *Damaged identities, narrative repair*. Cornell University Press.

Lyotard, J.-F. (1979). *La condition postmoderne*. Edition de Minuit.

Mellier, D. (2023). *L'enveloppe psychique. Souffrance, psychopathologie et associativité*. Dunod.

Neff, M.-A. (2025). *Neurodivergent Notes: We are wired for connection*. https://neurodivergentinsights.com/wired-for-connection/?srsltid=AfmBOoqxTa5HoxSo1F-2-7TnV4whfYa_ioc63UTXYqACcW1in-WroeWq

Novotny, E. & Bente, G. (2022). Identifying signatures of perceived interpersonal synchrony. *Journal of Nonverbal Behaviour, 46*, 485–517.

Orange, D., Atwood, G. & Stolorow, R.D. (2001). *Working intersubjectively. Contextualism in psychoanalytic practice*. Routledge.

Pinel, E.C., Long, A.E., Landau, M.J., Alexander, K. & Pyszczynski, T. (2006). Seeing I to I: A pathway to interpersonal connectedness. *Journal of Personality and Social Psychology, 90*, 243–257.

Porges, S. (2022). Polyvagal Theory: A science of safety. *Frontiers of Integrative Neuroscience, 10*(16), 871227. https://doi.org/10.3389/fnint.2022.871227

Sapolsky, R. (2004). Social status and health in humans and other animals. *Annual Review of Anthropology, 33*, 393–418.

Slavin, M. (2016). Relational psychoanalysis and the tragic-existential aspect of the human condition. *Psychoanalytic Dialogues, 26*, 537–548. https://doi.org/10.1080/10481885.2016.1214465

Soulet, M.-H. (2009). La vulnerabilité – un problème social paradoxal. In V. Châtel & S. Roy (Hrsg.), *Penser la vulnerabilité. Visages de la fragilization sociale* (S. 65–87). Presses de l'Université de Québec.

Stolorow, R. D. (2015). The phenomenological-contextual, existential, and ethical perspective of emotional trauma. *Psychoanalytical Review, 102*(1), 123–138. https://doi.org/10.1521/prev.2015.102.1.123

Troy, E. (2017). Deleuze and Kieślowski: On the cinema of exhaustion. *Film-Philosophy, 21*(1). https://www.euppublishing.com/doi/10.3366/film.2017.0030 https://doi.org/10.3366/film.2017.0030

Wiggins, S., Elliott, R., & Cooper, M. (2012). The prevalence and characteristics of relational depth events in psychotherapy. *Psychotherapy Research, 22*(2), 139–158.

Teil 5: Epilog

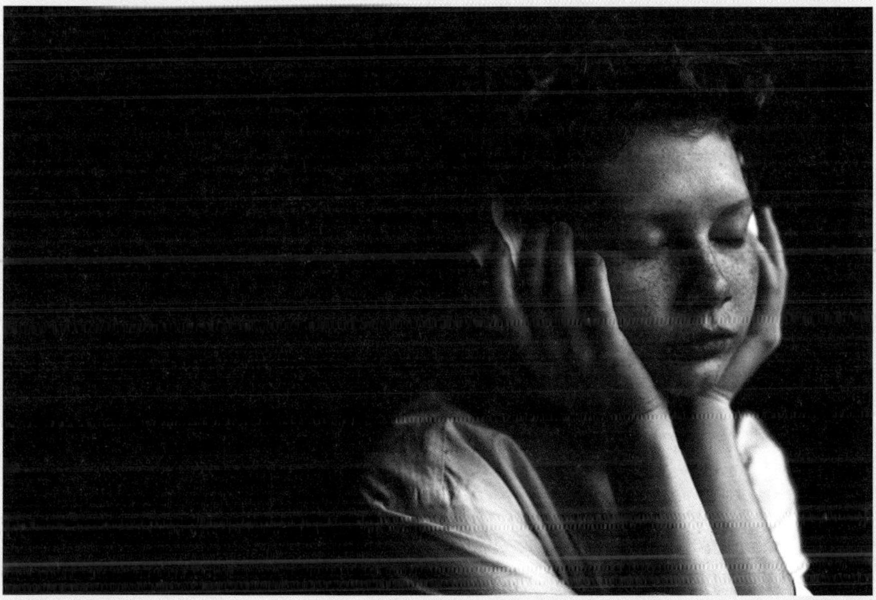

Menschsein und die Gefahren der „digitalen Dehumanisierung"

> „Was bedeutet Menschsein in seiner irreduzibelsten Form? In einer Zeit der Unmenschlichkeit – vielleicht größer, zerstörerischer und schneller in ihren Auswirkungen als je zuvor – ist es gut, sich [...] auf das Wesentliche zu besinnen ..." (Appignanesi, 2025, S. 1).

Unmenschlichkeit beginnt oft still, unscheinbar und unbemerkt. Sie nimmt ihren Lauf, wenn eine „Kultur scheinbar blind geworden ist für das, was sie macht" (Laura & Hannam, 2017, S. 1). Diese Blindheit besteht heute für die Folgen der Technologisierung des menschlichen Lebens.

Je höher Technologie geschätzt wird, desto mehr sinkt die Wertschätzung des Menschen in seiner Unvollkommenheit, Gefährdetheit und Endlichkeit. Künstliche Intelligenz scheint dem menschlichen Wunsch nach einem „Doppelgänger zu entsprechen, der eine vollständigere Version von uns selbst verspricht" (Wolff Bernstein, 2025, S. 1). Somit eröffnet Technologisierung eine „Flucht vor der eigenen Fragilität" (Tietjen, 2023, S. 220). Künstliche Intelligenz ermöglicht ein grandioses, unverletzliches Identitätsgefühl (Tietjen, 2023). Ungewissheit, Fehlbarkeit und Begrenztheit zu verdrängen, gehört zu den „ältesten, stärksten und dringendsten Wünsche der Menschheit" (Freud, 1930/1968, S. 352).

In dieser Sichtweise ist „KI nur die neueste Ausprägung des menschlichen Wunsches, mit großem Enthusiasmus [...] Technologien zu erfinden, die den Menschen nachahmen, um ihn letzten Endes zu ersetzen. Der Mensch scheint die einzige Spezies zu sein, die ihre eigene Auslöschung erfindet. Was treibt uns Menschen dazu?" (Wolff Bernstein, 2025, S. 1).

Technologische Tools sind heute Teil des eigenen Selbst – eine Selbstvervollständigung. „Wir sind eingetaucht in die technologisierten Strukturen unseres Lebens. Daher bemerken wir nicht, wie tiefgreifend sie sich auf jeden Aspekt unseres Lebens auswirken – auch auf unsere Beziehungen zueinander" (Laura & Hannam, 2017, S. 3).

Menschsein hat sich noch nie so einschneidend verändert wie durch Technologisierung. Ein neues Selbstempfinden entsteht. Es lässt sich beschreiben als „Digital Disembodiment" – losgelöst sein vom eigenen Körper, vom Raum und von der Zeit (Waterworth, 2025). Menschen verbringen heute mental mehr Zeit an Orten, an denen sie körperlich nicht präsent sind. Dadurch entwickelt sich eine neue Wahrnehmung der Wirklichkeit, des eigenen Körpers und der eigenen Person. „Das traditionelle Konzept des Körpers als zusammenhängende Einheit löst sich auf. Ein Körper, der sich an einem Ort befindet, steht der Geschwindigkeit perfekter Produktivität im Weg. [...]. Digitale Technologien hingegen verkörpern erfolgreich die erwartete Produktivität“ (Munn, 2015, S. 18). Technologie bildet ein ‚Modell‘ für das, was Menschen leisten sollten, physisch jedoch nicht leisten können. Somit führt sie „uns das Versagen unseres somatischen Selbst vor Augen“ (Munn, 2015, S. 18). Auch Künstliche Intelligenz ist ein Modell – es verdeutlicht uns das Versagen unseres kognitiven Selbst.

Der verlorene „Human Moment"

Der schärfste Einschnitt durch Technologisierung zeigt sich in mitmenschlichen Beziehungen. „Digitale Depersonalisierung“ geschieht, wenn face-to-face-Begegnungen zunehmend verloren gehen – oder unterbrochen werden. Dadurch fehlt der „Human Moment“ (Laura & Hannam, 2017). Ein „Human Moment“ kann nur entstehen, wenn Menschen physisch im selben Raum sind (Hallowell, 1999). Was passiert, wenn der persönliche Kontakt mehr und mehr durch „Virtualität“ verdrängt wird? Vieles weist darauf hin, dass durch fehlende physische Nähe elementare co-regulierende Signale nicht mehr zum Tragen kommen. Aus Sicht der Neurobiologie ist der „Human Moment“ das Erleben nonverbaler Synchronie und Co-Regulation bei physischer Nähe („being with another body“). Gefährdet ist auch die Fähigkeit, die emotionale Situation von Mitmenschen wahrnehmen zu können. „In einem Feldversuch verbrachten Kinder fünf Tage in einem Camp ohne digitale Medien. Nach fünf Tagen physischer, nicht-digitaler Interaktion verbesserte sich die Erkennung nonverbaler Emotionen“ (Uhls et al., 2014, S. 387). Sensibilität für emotionale Signale eines anderen Menschen betrifft das Zentrum der Humanität. Lässt diese Sensibilität nach, ist die ‚Schranke gegen die Unmenschlichkeit‘ gefährdet (Gruen, 1997).

Den Gesichtsausdruck des Gegenübers lesen zu können, ist die Basis mitmenschlicher Empathie und prosozialen Handelns (Naumann et al., 2023). „Noch bevor Menschen miteinander sprechen, schauen sie einander an. Sie versuchen, anhand ihrer Mimik, ihrer Körperhaltung und ihrer Bewegungen herauszufinden, was im anderen vorgeht“ (Dumas, 2010, S. 345). Im Fokus steht der Austausch feinster biologischer Signale in Bruchteilen von Sekunden - unterhalb der Bewusstseinsschwelle (Schore, 2012). Signalgebend wirken Körperbewegung, Mimik, Gestik, Stimmklang und Augenkontakt. Menschen sind entwicklungsgeschichtlich auf face-to-face-Begegnungen vorbereitet: „Die Übertragung biologischer Signale ist [...] mit physischer Präsenz verbunden“ (Schwartz, 2024, 1). Es geht darum, permanent „Mikroveränderungen“ am Gegenüber zu erkennen. Was passiert, wenn dieser Erkennungsprozess immer seltener in Präsenz stattfindet?

Digitale Tools vermitteln nur eine schwache „Interbrain Synchrony“ (Schwartz, 2024). „Interbrain Synchrony“ entsteht, wenn Menschen „die eigenen biologischen Rhythmen auf die Rhythmen eines anderen Menschen abstimmen. Dadurch entsteht nicht nur ein gemeinsamer Beziehungsmoment, sondern auch eine gemeinsame Biologie“ (Feldman, 2007, S. 329).

„Technoference“ ist ein Fachbegriff, der die Störung sozialer Nähe durch Technologie beschreibt (Sbarra et al., 2019). Tools halten Menschen davon ab, physisch mit anwesenden Personen zu interagieren – und auf deren Bedürfnisse einzugehen (McDaniel et al., 2018). Allgegenwärtige Technologie absorbiert den größten Teil der Aufmerksamkeit. Dies bewirkt eine Unterbrechung interpersonaler Regulationsvorgänge. In einer Studie war die Aufmerksamkeit von Eltern bis zu 75 % auf ihr Smartphone gerichtet, während sie mit ihren Kindern zusammen waren (McDaniel et al., 2025). Dadurch reduziert sich die elterliche Sensitivität. Mütter und Väter zeigen weniger responsives, emotional warmes Verhalten. Durch „Technoference“ gelingt es Eltern bedeutend weniger, die Emotionen ihrer Kinder aufzufangen. Die Interaktionsqualität lässt nach. Kinder reagieren mit negativen ‚Self States‘. Sie ziehen sich zurück, versuchen, sich selbst zu trösten (‚Self Comforting‘) oder reagieren aggressiv-hyperaktiv (McDaniel et al., 2025). „Technoference“ macht somit eine evolutionäre Diskrepanz (‚evolutionary mismatch‘) fassbar (Sbarra et al., 2019). Durch Technologisierung entsteht eine Umwelt, auf die der Mensch durch seine Evolutionsgeschichte nicht vorbereitet ist. Bisherige Entwicklungs- und Regulationsprozesse können nicht mehr stattfinden (Sbarra et al., 2019). Die Digitalisierung der menschlichen Beziehungen ist ein gesellschaftliches Experiment mit offenem Ausgang (Christakis & Hale, 2025). Was geschieht, wenn Menschen ihre natürlichen Fähigkeiten mehr und mehr der Technologie überlassen? Was passiert, wenn sie ihre Empfindungsfähigkeit und ihre Kognition brachliegen lassen? Welche Folgen hat es, wenn das Virtuelle höhere Priorität erhält als die direkte Erfahrung? (Baudrillard, 1981; Baudrillard, 1999). Bestätigen sich die Hinweise auf Desensibilisierung? (Uhls et al., 2014). Das „gigantische technologische Projekt zur Beseitigung der natürlichen Welt in all ihren Formen“ – wohin wird es führen? (Baudrillard, 1999, S. 23).

Es ergibt sich eine paradoxe Situation. Noch nie hatte die Wissenschaft ein so klares Bild von den interpersonalen Bedürfnissen der Menschen (Dupré & Nicholson, 2018). Genau zu diesem Zeitpunkt ist diese tiefe Interpersonalität mehr als zuvor gefährdet: „Menschen gehen gedankenlos dazu über, genau die technologischen Werkzeuge wertzuschätzen, die [ihre] Beziehungen entpersönlichen und entmenschlichen“ (Laura & Hannam, 2017, S. 1).

Ein Bild des fragilen Menschen

Im Kontrast zur technologischen „Flucht vor der eigenen Fragilität“ steht das Menschenbild von Sigmund Freud. Es „steht konträr zu technizistischen Menschenbildern. Es zeichnet ein Bild des Menschen, der sich seiner Ohnmacht [...], seiner Traumatisierbarkeit und Vulnerabilität bewusst werden kann [...]“ (Wirth, 2022, S. 2). Das Menschenbild von Sigmund Freud widerspricht der Illusion des Unverletzlichseins und des kognitiv- souveränen Individuums. Es enthält die weiten Bereiche des Unbewussten, des Unwillkürlichen und des Nicht-Sprachlichen. Psychischen Verletzungen, Kindheitserfahrungen und Ängste sind zentrale Themen. In diesem Bild spiegelt sich die Tragik des menschlichen Lebens – all das, was dem Menschen zustößt, was sich seiner Kontrolle entzieht, was er nicht ‚meistern‘ kann.

Neurowissenschaften und Entwicklungspsychologie haben inzwischen viele Themen vertieft, die bei Sigmund Freud angelegt waren: „Der derzeitige Paradigmenwechsel [...] vollzieht sich von bewussten, expliziten, analytischen, verbalen und rationalen [Prozessen] zu unbewussten, integrativen, nonverbalen, körperbasiert-emotionalen Prozessen“ (Schore, 2008, S. 1). Die Neurowissenschaft bestätigt die Bedeutsamkeit unbewusster Prozesse: „Freuds Modell des Unbewussten als primärer Einflussfaktor auf das tägliche Leben ist auch heute noch spezifischer und detaillierter als jedes andere Modell, das in der zeitgenössischen kognitiven oder sozialen Psychologie zu finden ist“ (Bargh & Morsella, 2008, S. 73).

In der öffentlichen Wahrnehmung hat sich jedoch wenig verändert: „Vorbehalte gegenüber der zentralen Rolle unbewusster Prozesse sind ähnlich wie zur Zeit Freuds. Ebenso erfolgt eine Abwertung emotionaler Prozesse“ (Schore, 2010, S. 1). Diese Situation widerspiegelt sich „in unserem aktuellen kulturellen Umfeld, das bewusste verbale und Verhaltensprozesse in der Forschung, in Programmen zur psychischen Gesundheit und in der Bildung überbewertet“ (Schore, 2010, S. 1).

Die Therapieforschung zeigt: Das ‚Therapeutische‘ hat seine primäre Basis im Bereich des Nonverbalen, Unbewussten und Körperlichen (Tschacher & Meier, 2023). Der Art und Weise des Mitseins mit Patient*innen kommt ein entscheidender Stellenwert zu (Schore & Bullard, 2015). Signale, die unterhalb der Bewusstseinsschwelle wahrnehmbar sind, beeinflussen die Qualität der therapeutischen Begegnung besonders stark. Zentral ist daher die Offenheit der Fachperson für feinste nonverbale Patientensignale – Tonfall, Tempo, Rhythmus, Klangfarbe, Sprachmelodie und Körpersprache (Schore, 2007). Gefragt ist die Fähigkeit der Fachperson, ihr „eigenes Unbewusstes wie ein empfängliches Organ auf das sendende Unbewusste des Patienten zu richten.“ (Freud, 1912, S. 115). An den nonverbalen Reaktionen der Fachpersonen lesen Patient*innen ab, welches Echo sie auslösen. Fühlt die Fachperson mit? Geht sie mit? Distanziert sie sich? Wirkt sie gleichgültig? Je mehr sich die Patientin/der Patient ‚in Synchronie' fühlt, desto spürbarer wird ihr Stresserleben nachlassen.

Mit der Dunkelheit arbeiten – nicht gegen sie

Verletzliche und verletzte Menschen benötigen Fachpersonen, die „mit [ihnen] in der Dunkelheit gehen, anstatt [sie] schnell ins Licht zu ziehen" (Grossmark, 2016, S. 699). Es ist nicht das Ziel, gegen die Dunkelheit zu arbeiten: „Was wäre, wenn die Dunkelheit [...] ein grundlegender Teil von uns ist?" (Grossmark, 2016, S. 699). Mitgehen bedeutet im Kontext von Krankheits- und Krisensituationen „tiefer in die Welt [...] unserer Patienten einzutauchen" (Grossmark, 2016, S. 699). Für die Fachperson heißt dies: In die „Dunkelheit" eintreten, sich selbst verletzlich machen. Dazu gehört, die Dunkelheit „in das Bild zu integrieren, das [sie] von sich selbst hat" (Atwood, 2023, S. 1). Diese Integration ist auch im großen Maßstab wichtig. Die „Dunkelheit" des Verletzlichseins gehört in das Bild, das eine Gesellschaft von sich hat. Verletzlichsein ist ein „grundlegender Teil" von ihr - keine „Randerscheinung". Erst dann kann eine Gesellschaft auf Wounded Humanity antworten.

Literatur

Appignanesi, L. (2025). *Menschsein.* https://www.freud-museum.at/de/menschsein/articles/lisa-appignanesi-menschsein

Atwood, G. (2023). *The unbearable and the unsayable.* http://www.georgeatwood.com/the-unbearable-and-the-unsayable.html

Bargh, J. & Morsella, E. (2008). The unconscious mind. *Perspectives on Psychological Science, 3*, 73-79.

Baudrillard, J. (1999). *L'échange impossible.* Galilee.

Baudrillard, J. (1981). *Simulacres & Simulations.* Galilée.

Christakis, D. & Hale, L. (2025). *Handbook of children and screens. Digital media, development, and well-being from birth through adolescence.* Springer.

Dumas, G., Nadel, J., Soussignan, R., Martinerie, J. & Garnero, L. (2010). Inter-brain synchronization during social interaction. *PLoS One, 5*(8), e12166.

Dupré, J. & Nicholson, D. (2018). A manifesto for a processual philosophy of biology. In D. Nicholson & J. Dupré (eds.). *Everything Flows: Towards a processual philosophy of biology.* Oxford University Press.

Feldman, R. (2007). Parent-infant synchrony and the construction of shared timing; physiological precursors, developmental outcomes, and risk conditions. *Journal of Child Psychology & Psychiatry, 48*, 329-354.

Freud, S. (1912). Recommendations to physicians practicing psycho-analysis. In J. Strachey (Ed.). *The standard edition of the complete psychological works of Sigmund Freud.* (*Vol. 12*). Hogarth Press.

Freud, S. (1930/1968). Das Unbehagen in der Kultur. In S. Freud, *Gesammelte Werke* (Bd. XIV, S. 419–506). S. Fischer.

Grossmark, R. (2016). Psychoanalytic Companioning. *Psychoanalytic Dialogues, 26*(6), 698–712.

Gruen, A. (1997). *Der Verlust des Mitgefühls*. Klett Cotta.

Hallowell, E. (1999). *The Human Moment at Work*. Harvard University Press.

Laura, R. & Hannam, F. (2017). The technologisation of education and the pathway of depersonalisation and dehumanisation. *Asian Journal of Social Science Studies, 2*(2), 1–9.

McDaniel, B., Linder, L., Vanden Abeele, M., Ventura, A., Coyne, S. & Barr, R. (2025). Technoference in parenting and impacts on parent-child relationships and child development. In D.A. Christakis & L. Hale (Eds.), *Handbook of children and screens* (pp. 411–417). Springer.

McDaniel, B. & Radesky, J. (2018). Technoference: Parent distraction with technology and associations with child behaviour problems. *Child Development, 89*(1), 100–109.

Munn, L. (2015). *Digital disembodiment*. Auckland University of Technology.

Naumann, S., Bayer, M., Kirst, S., van der Meer, E. & Dziobek, I. (2023). A randomized controlled trial on the digital socio Emotional competence training Zirkus Empathico for preschoolers. *NPJ Science Learning, 8*(1), 20.

Sbarra, D.A., Briskin, J.L. & Slatcher, R.B. (2019). Smartphones and close relationships: The case for an evolutionary mismatch. *Perspectives on Psychological Science, 14*(4), 596–618.

Schore, A. & Bullard, D. (2015). *Allan Schore on the science of the art of psychotherapy*. Psychotherapy.net. https://www.psychotherapy.net/interview/allan-schore-neuroscience-psychotherapy

Schore, A. (2012). *The science of the art of psychotherapy*. Norton.

Schore, A. (2010). *On Freud's work: It's all in "the right mind"*. https://casacarlini.com/allan-schore-on-freuds-work-its-all-in-the-right-mind/?srsltid=AfmBOoopN1nHrZSb_G5khsVmSVRWA7R-MvI409WMmwQG1ZjQFpmW4L7c

Schore, A. (2008). *Paradigm shift: The right brain and the relational unconscious*. https://yellowbrickprogram.com/papers/paradigm-shift-the-right-brain-and-the-relational-unconscious/

Schore, A. (2007). Progress and Process: Developmental affective neuroscience and clinical practice. *Psychologist-Psychoanalyst, 2*, 6 –15.

Schwartz, L., Levy, J., Hayut, O., Netzer, O., Endevelt-Shapira, Y. & Feldman, R. (2024). Generation WhatsApp: inter-brain synchrony during face-to-face and texting communication. *Science Reports, 14*(1), 2672.

Tietjen, R. (2023). Fear, fanaticism, and fragile identities. *Journal of Ethics, 27*(2), 211–230.

Tschacher, W. & Meier, D. (2023). Embodiment in der therapeutischen Kommunikation. *Psychotherapie, 68*, 5–12.

Uhls, Y., Michikya, M., Morris, J., Garcia, D., Small, G., Zgourou, E. & Greenfield, P. (2014). Five days at outdoor education camp without screens improves preteen skills with nonverbal emotion cues. *Computers in Human Behavior, 39*, 387–392.

Waterworth, J. (2025). *The displaced self. Impacts of digital embodiment on quality of life*. Springer.

Wirth, H.-J. (2022). Pessimismus im Menschenbild der Psychoanalyse. In M. Zichy (Hrsg.), *Handbuch Menschenbilder* (S. 99–115). Palgrave Macmillan.

Wolff Bernstein, J. (2025). *Künstliche Intelligenz: Entsteht sie aus unserer Liebe zur Täuschung?* https://www.freud-museum.at/de/menschsein/articles/jeanne-wolff-bernstein-kuenstliche-intelligenz-entsteht-sie-aus-unserer-liebe-zur-taeuschung

Anhang

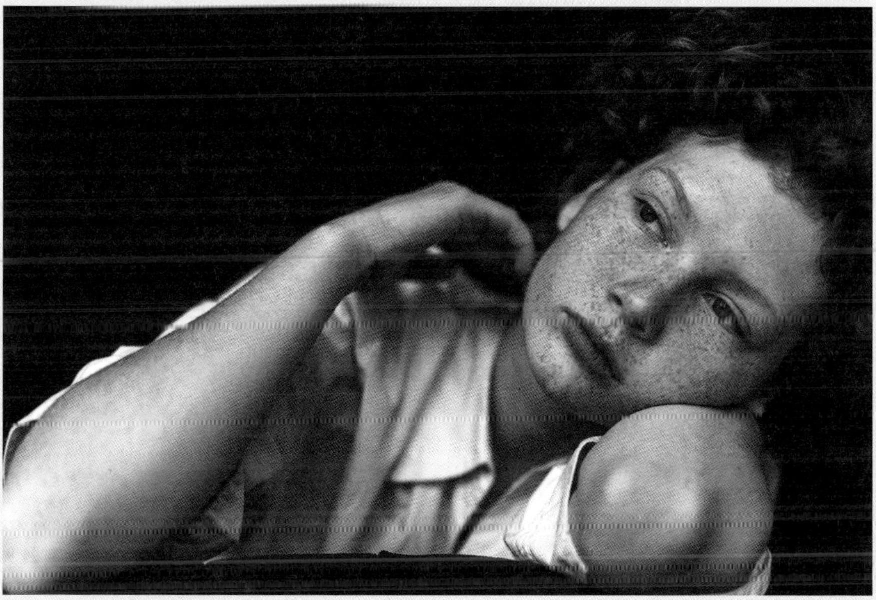

Kontexte der Anthropologie des verletzlichen Menschen

> Das Vulnerability-Konzept bietet eine neue Art des Sehens, des Seins, des Verstehens und hoffentlich auch eine Möglichkeit, besser auf das Leiden der gesamten Lebensordnung zu reagieren. (Timmer et al., 2021, S. 192)

Ist es gelungen, durch Vulnerability-Konzepte eine „neue Art des Sehens, des Seins und des Verstehens" zu erreichen? (Timmer et al., 2021, S. 192). Die Begriffe ‚vulnerabel' und ‚Vulnerabilität' sind heute mehr denn je problematisch (Thomas, 2010; Stålsett, 2020). Ein scheinbar schützendes (protektives) Konzept wirkt inzwischen zunehmend stigmatisierend und ausgrenzend. Menschen werden als ‚vulnerabel' identifiziert, kategorisiert und klassifiziert (Munari et al., 2021; Timmer et al., 2021). Von ‚vulnerablen Gruppen' ist die Rede. Dies legt nahe, dass der größte Teil der Bevölkerung nicht vulnerabel ist. Unverletzlichkeit gilt offensichtlich als Norm. Wer unter die Kategorie ‚vulnerabel' fällt, ist häufig konfrontiert mit massiver sozialer Kontrolle und Bevormundung (Dunn et al., 2008). Oft dient ‚Vulnerabilität' als Rechtfertigung, um in das Leben von ‚gefährdeten' Menschen einzugreifen. Unter dem Vorwand des Schutzes schreiten Expert*innen und staatliche Institutionen ein (Timmer et al., 2021). Somit besteht Anlass, Vulnerability-Konzepte äußerst kritisch zu betrachten.

Die Problematik der ‚Vulnerability Studies'

Vulnerability Studies führten zu einer nahezu unüberschaubaren Vielfalt an Differenzierungen: ‚inherent vulnerability', ‚ontological vulnerability', ‚situational vulnerability', ‚pathogenetic vulnerability', ‚linguistic vulnerability', ‚racial vulnerability' bis zu ‚empowered vulnerability' (Cole, 2016). Eine „verbale Inflation rund um das Thema Vulnerabilität" ist entstanden (Thomas, 2010, S. 12). Viele Fachpersonen sehen diese Entwicklung kritisch (Brown, 2014). Der Begriff hat kaum noch analytische Schärfe und wird hochgradig instrumentalisiert. Ein Konzept, das ursprünglich „transformatorische Kraft" entfalten sollte, bewirkt heute oft das Gegenteil. Es wendet sich gegen diejenigen Menschen, denen es ursprünglich zugutekommen sollte (Brown, 2012, S. 48). Wie konnte es dazu kommen? Drei problematische Entwicklungen lassen sich beschreiben.

Instrumentalisierte ‚Vulnerabilität'

Es fällt auf, dass Vulnerabilität in vierfacher Weise instrumentalisiert wird:

(1) „Othering": Wer als vulnerabel klassifiziert wird, gilt als ‚anders' und wird ‚anders behandelt'. Es entsteht eine Trennung zwischen ‚Vulnerablen' und ‚Nicht-Vulnerablen'. Häufig werden Menschen oder Personengruppen auf ihre ‚Vulnerabilität' reduziert.

(2) Individualisierung: Vulnerabel zu sein, gilt fast ausschließlich als Eigenschaft und Merkmal eines Individuums. Den Maßstab bildet der autonome, fähige Mensch (homme capable, ableism, agency). Vulnerabilität gilt als Defizit – ein Mensch ist unfähig, autonom zu sein. Zugleich besteht die Auflassung, Vulnerabilität sei jederzeit überwindbar. Strukturelle Ursachen erhalten kaum Aufmerksamkeit, beispielsweise die „Erosion der soziopolitischen haltenden Umwelten" (Applegate, 2013, S. 13).

(3) Expert*innenperspektive: ‚Vulnerabilität' gilt als das, was Expert*innen darunter verstehen. Die Erfahrung der Betroffenen bleibt weitgehend unberücksichtigt (Fawcett, 2009).

Alle drei Entwicklungen erfordern Aufmerksamkeit, um die Problematik des Konzepts zu verstehen.

„Othering"

Menschen und Gruppen als „vulnerabel zu klassifizieren, kann stigmatisierend sein. Dieser Prozess kann mit staatlicher Kontrolle und einer Stärkung der professionellen Macht verbunden sein" (Brown, 2012, S. 49). Vulnerabilität gilt als etwas, das ausschließlich bestimmte Menschen oder Gruppen betrifft. Fachpersonen schreiben Menschen Vulnerabilität zu. Dadurch gelten sie als anders, als von der ‚Norm' abweichend. Das Vulnerability-Konzept wird zu einem Instrument für Othering-Prozesse (Fawcett, 2009). Menschen werden ‚zu anderen gemacht' und abgegrenzt von der Mehrheit der anscheinend ‚Nicht-Vulnerablen'. Auf diese Weise erfolgt eine Abwertung des menschlichen Verletzlichseins – und zugleich eine Stabilisierung des autonomiezentrierten Menschenbildes. Othering als ‚fremd machen' verhindert gesellschaftliche Solidarisierung (Stålsett, 2020). „Shared vulnerability" bleibt dadurch aus.

Individualisierung der Vulnerabilität

Weitgehend gilt Vulnerabilität als intrinsisches Merkmal und Eigenschaft eines Individuums. Soziale und politische Ursachen des Verletzlichseins rücken in den Hintergrund (Munari et al., 2021). Welche Rahmenbedingungen sind für die Vulnerabilität eines individuellen Menschen verantwortlich? Diese Frage erhält kaum Aufmerksamkeit (Munari et al., 2021, S. 197). Daher entsteht der Eindruck, Vulnerabilität sei ein Problem des Individuums. Auf diese Weise erfolgt eine Entpolitisierung der Vulnerabilität. Die Individualisierung der Vulnerability verdeckt strukturelle Ursachen. Ausgeblendet bleiben soziopolitischen Systeme: Inwieweit tragen sie dazu bei, dass Vulnerabilität entsteht und andauert? (Soulet, 2009).

Fremdeinschätzung und soziale Kontrolle

Vulnerability-Assessments basieren oft auf externen und scheinbar objektiven Kriterien (Dunn et al., 2008). Im Fokus stehen häufig Risikofaktoren. Der Fokus liegt auf Sicherheit als höchster Priorität. Aus Expert*innensicht gilt Sicherheit als Höchstwert. Als Beispiel kann folgende Situation dienen: „Ein 90-jährige Frau wird zunehmend vergesslich. Sie hält an ihrer Gewohnheit fest, eine Freundin mit öffentlichen Verkehrsmitteln zu besuchen. Ein Fachperson könnte sie als ‚vulnerabel' einschätzen. Im Interesse der ‚Sicherheit' könnte sie diese Besuche nicht mehr zulassen" (Dunn et al., 2008, S. 476). Die Folgen sind einschneidend: Soziale und emotionale Isolation, fehlendes emotionales Sharing, sozialer Schmerz über den Verlust von Nähe, Erleben von existenzieller Einsamkeit und Sinnlosigkeit, nachlassendes Vertrauen in die eigenen Fähigkeiten, Demotivation und intensiviertes Vergesslichsein.

Fachpersonen fühlen sich häufig verpflichtet, Sicherheit um jeden Preis zu gewährleisten. Bedürfnisse nach sozialer Nähe werden der Sicherheit untergeordnet. Die Werte und Prioritäten der ‚vulnerablen' Menschen finden oft keine Beachtung. Das Leben wird reduziert auf eine Reihe von Risikofaktoren (Fawcett, 2009). Im Beispiel wird ‚Vulnerabilität' instrumentalisiert – als Rechtfertigung, um in das Leben eines Menschen einzugreifen und ihn ‚unter Schutz zu stellen'. Die Expert*innenperspektive dominiert. Es besteht ein reduziertes Verständnis von ‚Vulnerabilität' – im Sinne von Sicherheitsmanagement (Dunn et al., 2008). Ein Menschenbild und eine Anthropologie des verletzlichen Menschen fehlen.

Entschärfung, Umwertung und Trivialisierung

Neu definieren, was Vulnerabilität ist – darum geht es fast allen Autor*innen der Vulnerability Studies. Ihnen ist es wichtig, dass „Vulnerabilität nicht mehr ein Ausdruck von Schwäche ist. Vulnerabilität ist eine große Chance des Werdens"

(Shildrick, 2002, S. 215). Der Fokus liegt auf einer Entschärfung: Vulnerabilität ist „nicht nur ein Zustand, der uns einschränkt – sondern ein Zustand, der uns befähigen kann" (Gilson, 2011, S. 126). Das Ziel besteht darin, „zu lernen, uns zu verändern und über unsere derzeitigen Grenzen hinauszuwachsen" (Gilson, 2011, S. 127). Hier ist Vulnerabilität der Ausgangspunkt einer heroischen Selbststeigerung. Zielbild bleibt stets der autonome, fähige Mensch. Es entsteht der Eindruck, dass Vulnerabilität sich jederzeit überwinden lässt – durch „Resilienz" (Fineman, 2017), durch „Widerstand" (Butler et al., 2016) oder durch „Werden" (Shildrick, 2002).

Aus Sicht der Autor*innen soll ‚Vulnerability' nicht länger gleichgesetzt werden mit „einer Opferrole (victimhood), mit Entbehrung (deprivation), mit Abhängigkeit (dependency) und mit Pathologie (pathology)" (Fineman, 2008, S. 8). Vulnerabilität neu zu denken, erfordert, „die Art und Weise zu verstehen, wie Vulnerabilität in Handlungsfähigkeit (agency) mündet" (Butler et al., 2016, S. 25).

Der Mensch im Zustand des Nicht-mehr-Könnens und der physischen Schwäche scheint das Undenkbare und Unmögliche zu sein. Es entsteht der Eindruck, Vulnerabilität sei eine Art Option, für die sich ein Mensch entscheiden oder nicht entscheiden kann. Auffallend ist die fehlende Erfahrungsnähe zu Menschen, die real und akut mit Vulnerabilität konfrontiert sind.

Beschämende Vulnerabilität

„Dieses vulnerable Selbst ist kein Opfer ...Die Person kann handeln, sowohl individuell als auch kollektiv" (Fineman & Grear, 2013, S. 3). Vulnerability Studies sind häufig geprägt von einer Diffamierung menschlicher Leidenssituationen. Sobald ein Mensch seine Handlungsfähigkeit verliert, entsteht ein Moment der Scham. Nicht handeln, nicht entscheiden, nicht sprechen und nicht denken zu können – dies gilt in Vulnerability-Diskursen als beschämende, erniedrigende Erfahrung. Es entsteht der Eindruck, dass jeder Mensch autonom sein kann. Er benötigt scheinbar nur den Mut, sich selbst „zu verändern und über [seine] derzeitigen Grenzen hinauszuwachsen" (Gilson, 2011, S. 127). Somit spielen Vulnerability-Diskurse der Autonomie-Ideologie in die Hände.

Vulnerabilität als „Potenzial" und „Chance" zu beschreiben, ist für real betroffene Menschen ein Affront (Cole, 2016). So stellt sich die Frage: Welchen Nutzen haben verletzte und verletzliche Menschen von Diskursen zum Thema ‚Vulnerability'? (Cole, 2016).

Radikale Vulnerabilität bei Emanuel Levinas

‚Passiver als alle Passivität', das ‚Gesicht in seiner Vulnerabilität und Nacktheit', das Gesicht des Anderen in seiner ‚schonungslosen Vunerabilität' – es war der Philosoph Emanuel Levinas, der ‚radikale Vulnerabilität' und Passivität in das philosophische Denken einführte. Seine Texte sind bis heute einzigartig in Bezug auf ihre Körperlichkeit und Erfahrungsnähe. Menschliches Nicht-mehr-Können wird hier zum Thema der Philosophie. Für Emanuel Levinas ist Verletzlichsein der Ausgangspunkt des Denkens über den Menschen und die Basis der Ethik. Seine Philosophie liest sich wie eine Antwort auf die Katastrophen des 20. Jahrhundert: Warum ließen sich solche Katastrophen nicht verhindern? Weder Ethik noch Kultur konnten eine Schranke gegen die Unmenschlichkeit bilden (Anderson, 2016). Ethik kann nicht wirken, wenn sie auf abstrakten philosophischen Normen basiert – und nicht auf der körperlichen Realität des menschlichen Lebens. In der Philosophie von Emmanuel Levinas gibt es nur ein einziges ethisches Gebot. Es ist der wortlose Ruf, der vom Gesicht eines verletzlichen Menschen ausgeht (Levinas, 1984, 1987).

Bioethik: Verlust der anthropologischen Fragen

Weltweit werden Fachpersonen der helfenden Berufe auf der Basis bioethischer Prinzipien geschult. Die medizinische Bioethik klammert die großen ethischen und anthropologischen Fragen aus (Holm, 2024). Durch ihren weltweiten Einfluss hat die Bioethik zur Reduktion der ethischen und anthropologischen Fragen auf reine Verfahrensfragen beigetragen.

In der Bioethik dominiert das Prinzip der Autonomie. Das Verhältnis zwischen Fachperson und Patient*in ist heute ausgerichtet auf den ‚Respekt vor der Autonomie'. Die Bioethik bietet keinen Referenzrahmen für die Reflextion des Verletzlichseins in den helfenden Berufen. Was bedeutet es, „das Leben eines Menschen in den Händen zu halten"? (Løgstrup, 2010, S. 25). Was sehe ich in einem Menschen? Ein Wesen auf der Suche nach Autonomie? Oder ein verletzliches Wesen?

Die „Pathosophie" von Viktor von Weizsäcker

„Es ist eine erstaunliche, aber nicht zu leugnende Tatsache, daß die gegenwärtige Medizin eine eigene Lehre vom kranken Menschen nicht besitzt. Sie lehrt Erscheinungen des Krankseins, Unterscheidungen von Ursachen, Folgen, Heilmitteln der Krankheiten, aber sie lehrt nicht den kranken Menschen" (von Weizsäcker, 1926, S. 12). Auch nach hundert Jahren sind diese Sätze noch aktuell. Im Berufsleben sind Fachpersonen nicht mit Krankheiten als solchen konfrontiert, sondern mit Menschen, die erkrankt sind. Sie begegnen einem Menschen, der sagt: „Ich bin krank" (von Weizsäcker, 1926, S. 18.).

Viktor von Weizsäcker begründete eine medizinische Anthropologie. Der leidende, erkrankte Mensch auf der Suche nach Hilfe bei einer Fachperson sollte im Zentrum stehen. Bewusst lenkte von Weizsäcker (1986, S. 62) den Blick auf das Fragile, Endliche und Sterbliche: Der Mensch ist „von allem Anfang an unzulänglich [...] oder ohnmächtig, in jedem Falle also [...] nicht ewig, sondern zeitlich". Daher formulierte er eine ‚pathische Anthropologie' (pathos = Leiden). Ins Zentrum stellte er die ‚Pathik des Daseins': Leben ist nicht nur Sein, sondern auch Erleiden. Das Ziel bestand darin, die Medizin auf der Grundlage einer „Lehre vom kranken Menschen" zu gestalten.

Die kritische medizinische Anthropologie (Critical Medical Anthropology)
Einen Schritt weiter geht die „Critical Medical Anthropology" (Singer & Baer, 1995). Sie nimmt die Erfahrung des verletzlichen, leidenden Menschen zum Anlass, um soziale und politische Fragen zu stellen. Welche sozialen und politischen Strukturen liegen der menschlichen Leidenserfahrung zugrunde? Der Fokus liegt zwar auf der Mikroerfahrung des Einzelnen – jedoch im Kontext der sozialen und politischen Makrostrukturen. Diese Anthropologie konzentriert sich nicht nur auf die Mikrosphäre des individuellen menschlichen Lebens. Die Aufmerksamkeit für die Makrosphäre ist wichtig: Welche Ursache haben Verletzungen und Leiden? Inwieweit prägen sich verletzende Erfahrungen, soziale Konflikte und fragile Lebensverhältnisse in den Körper des Menschen ein? (Singer & Baer, 1995). Diese Perspektive verdeutlicht: Gesundheit, Gesellschaft und Politik lassen sich nicht trennen. „Gesundheit ist politisch, weil ihre sozialen Determinanten für politische Interventionen zugänglich sind und damit von politischem Handeln (oder Nichthandeln) abhängen" (Bambra et al., 2005, S. 87).

Vulnerabilität und Menschenrechte
„Menschenrechte haben eine wichtige Rolle gespielt, um viele Dimensionen des menschlichen Leidens [...] aufzudecken [...]. Dennoch hat die Berufung auf [Menschenrechte] nicht dazu geführt, dass vielen verletzlichen menschlichen und nichtmenschlichen Wesen auf sinnvolle Weise Gerechtigkeit widerfahren ist. [...] Die Menschenrechte waren nicht in der Lage, die Lebensrealität vieler Menschen zu verbessern, die materielle und formale Gleichstellung voranzubringen und Diskriminierung [...] zu bekämpfen" (Timmer et al., 2021, S. 192).

Daher ist es erforderlich, das Konzept der Menschenrechte zu überdenken. Hier kommt dem Vulnerability-Konzept eine zentrale Rolle zu. Bisher war Vulnerability ein anthropozentrisches Konzept. Heute stellt sich die Frage nach dem Verletzlichsein der gesamten Lebensordnung („entire living order") (Timmer et al., 2021, S. 192). Gefragt ist ein Konzept, das sozioökologisch strukturiert ist. Es geht davon aus, dass „Menschen nicht nur verwundbar sind, weil sie altern, krank werden und sterben, sondern weil ihr Überleben von komplexen Makro- und Mikroökologien abhängt, die ihrerseits alle verletzlich sind“ (Harris, 2015, S. 47).

In diesem Zusammenhang kommt dem Vulnerability-Konzept wachsende Bedeutung zu: „Das Verletzlichsein der gesamten Lebensordnung erfordert eine Neudefinition der Menschenrechte. Dies könnte die Vulnerability Theory leisten. Sie ermöglicht einen [...] Positionswechsel – weg von einem menschenzentrierten westlichen Verständnis der Menschenrechte, hin zum Verständnis des Verletzlichseins der gesamten lebenden Ordnung“ (Kotzé, 2019, S. 64). Vulnerabilität könnte in Zukunft zu einem Leitprinzip werden, wenn es darum geht, Menschenrechte auszuweiten und auf die gesamte verletzliche Lebensordnung zu beziehen (Timmer, 2021).

Literatur

Anderson, I. (2016). *Ethics and suffering since the Holocaust: Making ethics first philosophy in Levinas, Wiesel and Rubenstein*. Routledge.

Applegate, G. (2013). The erosion of the holding environment. In E. Rudderman & C. Torsone (Eds.), *The holding environment under attack* (pp. 13–18). Springer.

Bambra, C., Fox, D. & Scott-Samuel, A. (2005). Towards a politics of health. *Health Promotion International*, *20*(2), 187–193. https://doi.org/10.1093/heapro/dah608

Butler, J., Gambetti, Z. & Sabsay, L. (2016). *Vulnerability in resistance*. Duke University Press.

Brown, K. (2014). Questioning the Vulnerability Zeitgeist: Care and Control Practices with ‘Vulnerable’ Young People. *Social Policy and Society, 13*(3), 371–387. https://doi.org/10.1017/S1474746413000535

Brown, K. (2012). ‘Re-moralising “vulnerability”. *People, Place and Policy online, 6*(1), 41–53. https://doi.org/10.3351/ppp.0006.0001.0005

Cole, A. (2016). All of us are vulnerable, but some are more vulnerable than others: The political ambiguity of vulnerability studies, an ambivalent critique. *Critical Horizons, 17*(2), 260–277 https://doi.org/10.1080/14409917.2016.1153896

Dunn, M., Clare, I. & Holland, A. (2008). To empower or protect? Constructing the “vulnerable adult” in English law and public policy’. *Legal Studies*, *28*(2), 234–253. https://doi.org/10.1111/j.1748-121X.2008.00085.x

Fawcett, B. (2009). Vulnerability: Questioning the certainties in social work and health. *International Social Work, 52*(4), 473–484. https://doi.org/10.1177/0020872809104251

Fineman, M. (2017). Vulnerability and inevitable inequality. *Oslo Law Review, 4*(3), 133–149. https://doi.org/10.18261/issn.2387-3299-2017-03-02

Fineman, M. & Grear, A. (2013). Vulnerability, advanced global capitalism and co-symptomatic injustice: Locating the vulnerable subject. In M. Fineman & A. Grear (Eds.), *Vulnerability: Reflections on a New Ethical Foundation for Law and Politics* (pp. 335–339). Burlington.

Fineman, M. (2008). The vulnerable subject: Anchoring equality in the human condition. *Yale Journal of Law and Feminism, 20*, 1–24.

Gilson, E. (2011). Vulnerability, ignorance, and oppression. *Hypatia, 26*(2), 308–332. https://doi.org/10.1111/j.1527-2001.2010.01158.x

Harris, A. (2015). Vulnerability and power in the age of the Anthropocene. *Journal of Energy, Climate & Environment, 98*, 98–161.

Holm, S. (2024). Bioethics without theory? *Cambridge Quarterly of Healthcare Ethics, 33*(2), 159–166. https://doi.org/10.1017/S0963180123000348

Kotzé, L. (2019). The Anthropocene, earth system vulnerability and socio-ecological injustice in an age of human rights. *Journal of Human Rights and the Environment, 62*, 62–85. https://doi.org/10.4337/jhre.2019.01.04

Levinas, E. (1987). *Humanisme de l'autre homme*. Livre de Poche.

Levinas, E. (1984). *Ethique et infini*. Points.

Løgstrup, K. (2010). *Den etiske fordring*. Klim.

Munari, S., Wilson, A., Ngaree, J., Hoer, C. & Ward, J. (2021). Rethinking the use of 'vulnerable'. *Australian & New Zealand Journal of Public Health, 45*(3), 197–199. https://doi.org/10.1111/1753-6405.13098

Shildrick, M. (2002). *Embodying the monster: Encounters with the vulnerable Self.* Sage. https://doi.org/10.4135/9781446220573

Singer, M. & Baer, H. (1995). *Critical medical anthropology*. Bayswood Publishing.

Soulet, M.-H. (2009). La vulnerabilité – un problème social paradoxal. In V. Châtel & S. Roy (Hrsg.), *Penser la vulnerabilité. Visages de la fragilization sociale* (S. 65–87). Presses de l'Université de Québec.

Stålsett, S. (2020). Naming vulnerability: A diaconal dilemma of designation. *Diaconia, 11*(2), 125–140. https://doi.org/10.13109/diac.2020.11.2.125

Thomas, H. (2010). *Les vulnérables: la démocratie contre les pauvres*. Éditions du Croquant.

Timmer, A., Baumgärtel, M., Kotzé, L. & Slingenberg, L. (2021). The potential and pitfalls of the vulnerability concept for human rights. *Netherlands Quarterly of Human Rights, 39*(3), 190–197. https://doi.org/10.1177/09240519211048009

Von Weizsäcker, V. (1986). *Gesammelte Schriften*. Suhrkamp.

Von Weizsäcker, V. (1926). Der Arzt und der Kranke. *Gesammelte Schriften* (Bd. 5, S. 9–26). Suhrkamp.

Über die Autorin

Dr. phil. Diana Staudacher, Studium der Humanmedizin, Germanistik und Slawistik an der Universität Tübingen. Forschungsaufenthalte in Rom, Moskau und St. Petersburg. Verlagsausbildung in Stuttgart und Bern.

Diana Staudacher arbeitet als wissenschaftliche Assistentin in der Direktion Pflege und MTTB im Universitätsspital Zürich sowie als Lektorin und Dozentin für wissenschaftliches Schreiben an der Fachhochschule St. Gallen (OST) im Departement Gesundheit. Sie ist als freie Publizistin tätig und verfasst Buchbeiträge/Artikel im Themenbereich „Gesundheit“ zur Förderung des Transfers zwischen Wissenschaft und Praxis

Die Autorin ist offen für Anfragen zu Workshops/Vorträgen, die Themen dieses Buches betreffen (diana.staudacher@gmail.com).

Sachwortverzeichnis

C

D

E

W

Z